Jane Johnson, MSc
Chartered Physiotherapist
Health and Care Professions Council
Chartered Society of Physiotherapy
United Kingdom

The Big Back Book
Tips and Tricks for Therapists

躯干诊疗要诀

编　著　〔英〕简·约翰逊

主　译　李　放

天 津 出 版 传 媒 集 团
天津科技翻译出版有限公司

著作权合同登记号:图字:02-2018-138

图书在版编目(CIP)数据

躯干诊疗要诀 / (英)简·约翰逊(Jane Johnson)
编著;李放主译. —天津:天津科技翻译出版有限公
司,2022.3
　　书名原文:The Big Back Book: Tips and Tricks
for Therapists
　　ISBN 978-7-5433-4154-8

　　Ⅰ.①躯… Ⅱ.①简… ②李… Ⅲ.①物理疗法
Ⅳ.①R454

中国版本图书馆 CIP 数据核字(2021)第 222918 号

中文简体字版权属天津科技翻译出版有限公司。

授权单位:Georg Thieme Verlag KG
出　　　版:天津科技翻译出版有限公司
出 版 人:刘子媛
地　　　址:天津市南开区白堤路 244 号
邮政编码:300192
电　　　话:(022)87894896
传　　　真:(022)87893237
网　　　址:www.tsttpc.com
印　　　刷:天津新华印务有限公司
发　　　行:全国新华书店
版本记录:890mm×1240mm　32 开本　15 印张　250 千字
　　　　　2022 年 3 月第 1 版　2022 年 3 月第 1 次印刷
　　　　　定价:120.00 元

(如发现印装问题,可与出版社调换)

译者名单

主　译　李　放

副主译　刘光华

译　者　(按姓氏汉语拼音排序)

　　　　　高志强　复旦大学附属华山医院宝山分院

　　　　　金丽霞　复旦大学附属华山医院

　　　　　李　放　复旦大学附属华山医院

　　　　　刘光华　复旦大学附属中山医院

　　　　　裴　松　复旦大学附属华山医院宝山分院

　　　　　沈雪彦　复旦大学附属华山医院

中文版前言

当我在陈妍华编辑处见到这本 *The Big Back Book* 时,并没有提起强烈的翻译兴趣,原因有二:一,它不是我接触过的诸如 *Delisa's Physical Medicine and Rehabilitation* 和 *Braddom's Physical Medicine and Rehabilitation* 那样的巨著;二,它是治疗师的指导用书,我这个医生如接手,有跨界的别扭。

出于对肌肉骨骼疾病的兴趣,我还是认真地将原文看了一遍。合卷之后,想法变了。原著在讲解脊柱问题时,绝少高谈阔论,作者通篇以治疗师的身份,朴实而细致地将自己大量的珍贵经验娓娓道来。虽不是鸿篇巨制,但胜在有理有据,短小精悍,次序井然。在接下来的日子里,我多次用该书传授的诀窍,充当治疗师的角色为患者诊治,每每收到奇效。

在康复医学界内,说起医生和治疗师的角色和执业范围,往往会涉及团队工作,显得多少有些壁垒。然而在疾病面前,最安全有效的方法就是好方法,只要不牵扯基本的行业规范,并不必太理会这个方法是由医生还是由治疗师实施。医生不了解治疗师的工作是万万不行的,治疗师不了解医生的工作也是万万不行的,两者差别只在于知识、技术和经验的高下,不存在鸿沟天堑。依本人愚见,医生做几下手法不必横加指责,治疗师看看肌骨超声也属天经地义。不久前,依旧是出于多角度理解肌肉骨骼疾病的考虑,我曾在意大利米兰整骨学院讲习班断断续续接受了一年的整骨术基础训练,这使我获益匪浅。本书的翻译工作,又使我能较为系统地将西方按摩治疗师和整骨医师(Doctor of Osteopathic Medicine,DO)的方法进行了初步的比照，感到颇有进益。

　　本书的翻译，极大程度上得力于副主译刘光华医生，他在 *Physical Medicine and Rehabilitation Board Review* 的翻译上，就已表现出非凡的文字驾驭能力。我也要衷心感谢金丽霞博士、沈雪彦博士、裴松治疗师和高志强医生为本书所付出的辛勤工作，相信他们也从这些工作中获得了有价值的回报。

李放

前　言

　　此书的付梓，源于我多年来的颈部及背部诊疗系列讲习班授课。这些讲习班均基于一个前提，即分享我多年来作为物理治疗师和按摩治疗师而总结出的诀窍。讲习班倾向于招收那些缺乏自信，或自认为在诊疗领域没有接受过系统培训的治疗师，而他们又需要靠这些技术来吸引有这类需求的患者。讲习班也吸纳那些因自我感觉未能妥善治疗患者而倍感沮丧，以及渴望寻求相关治疗技术的治疗师。治疗师们来参加讲习班，或因感觉自己缺乏知识，或因希望改变治疗方式，而这些讲习班则促成了相互辩论和理念共享。为了在讲习班阐述新理念及拓深探讨，我开始着笔行文，并产生了写作有关颈椎、胸椎和腰椎这三部分内容的念头，以传授治疗师们有关的诀窍。

　　在讲习班中，参与的治疗师们会受邀提出和吸纳不同的评定和治疗技巧，此过程大大促进了我自己的实践经验的积累，这也是要将此书献给治疗师们的缘故。每每在讲习班结束后，我只会茫然面对学员的提问，而这会燃起我求索知识的热情。我被问得越多，实践得越多，就越感到所知甚少。我不懈地丰富我的笔记。有一点显而易见，参加讲习班的治疗师们常常对他们所热衷的技巧反响不一，甚至意见完全相左。而这，就是读者会发现纵贯全书的"建议"二字的缘故——仅仅是建议而已。我谨慎地避免对诊疗方法做出规定性的描述。

　　我曾尝试着自行出版颈椎和胸椎这两部分的内容，很高兴 Thieme 医学出版社同意购买相关内容，再合并腰椎内容而终成此书。

我始终认为我需要在这些领域不断学习。然而，此书涉及的问题均是我在讲习班上进行的答复，这些内容也均为我多年实践验证。我希望能在我职业生涯早期就拥有这样一本书。

简·约翰逊

致　谢

我要感谢 Lee Lawrence 为书稿和插图进行版式设计,他对本书插图准确和精美的呈现贡献良多,还对书稿进行了多次修改和润色,并作为我和编辑部之间的桥梁,承担了本书出版过程中技术方面的细节工作。

感谢 Jair Herculano,他高效并按时完成了本书大量线条图的绘制工作。

我也要感谢 Thieme 医学出版公司的 Angelika Findgott,她对本书的反馈及时而热忱。同样感谢 Thieme 团队的信任,他们和我一样,相信治疗师们会因本书的出版而受益。

简·约翰逊

向常年为我提供学习和实践反馈的学生和治疗师致意,是你们丰富了我的评估知识与治疗技术;也向如实反馈治疗效果的患者致意,你们的反馈是如此珍贵。

目　录

第 1 部分　颈部 ···································· 1

第 1 章　颈部评估 ···································· 3

第 2 章　颈部治疗 ···································· 55

第 3 章　颈部养护 ···································· 115

第 2 部分　胸背部 ·································· 147

第 4 章　胸背部评估 ·································· 149

第 5 章　胸背部治疗 ·································· 221

第 6 章　胸背部养护 ·································· 295

第 3 部分　腰部 ···································· 325

第 7 章　腰部评估 ···································· 327

第 8 章　腰部治疗 ···································· 367

第 9 章　腰部养护 ···································· 399

参考文献 ·· 455

索引 ·· 461

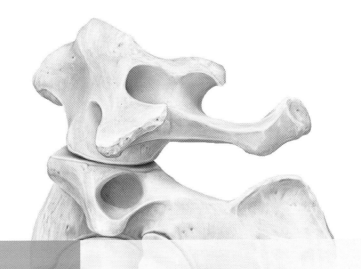

第 1 部分

颈部

由于颈部神经众多,很多治疗师会觉得治疗某些颈椎疾病时困难重重。治疗师接受的教导通常是:治疗颈椎时要非常小心。因此,一些治疗师在治疗颈椎时只敢用非常温和的手法。

当然,温和的推拿手法,如轻抚法和揉捏法有时候也是需要的。但很多时候,这样的治疗只能使症状在短时间内缓解,并不能持续改善患者的问题。另外,如何给出合适的建议,来帮助患者进行自我管理也是一个重要问题。在这个部分中,我将就常见的颈部疼痛或僵硬,来进行评估、治疗和养护等方面的阐述。

如果你对如何治疗颈痛存有疑问,或者希望提高自己的诊疗水平,那么建议你学习这个部分的内容。

本部分内容所列举的技巧是安全且有效的,同时,这也是一个合格的治疗师应该掌握的技能。如果你是一个新手,那么学习这些内容将帮助你更好地理解和掌握颈部问题,并让你更有自信。如果你是一个经验丰富的治疗师,那也希望你能在阅读中有所收获。

开始评估和治疗前,你需要征得患者的同意。需要询问基本病史,并判断患者是否适合相应的评估和治疗。

这个部分包括三章,每一章都由一系列的技巧组成。另外,文中还包括一些其他技巧;常见问题及解答则以框的形式列出,更加清晰直观。

第 **1** 章

颈部评估

技巧 1：关节活动度的评估　　　　　　　　　6

技巧 2：如何判断关节活动度是否正常　　　　9

技巧 3：使用量角器测量颈椎活动度　　　　　13

技巧 4：使用卷尺测量颈椎活动度　　　　　　19

技巧 5：记录 ROM 测量结果　　　　　　　　20

技巧 6：检查关节活动的质量　　　　　　　　21

技巧 7：记录不适　　　　　　　　　　　　　22

技巧 8：鉴别诊断测试　　　　　　　　　　　24

技巧 9：测量颈肩距离　　　　　　　　　　　27

技巧 10：在自己身上定位 C7　　　　　　　　28

技巧 11：确定患者的 C7　　　　　　　　　　29

技巧 12：熟练定位 C7　　　　　　　　　　　31

技巧 13：在自己身上定位斜角肌　　　　　　32

技巧 14：如何在患者身上观察斜角肌　　　　35

技巧 15：如何在患者身上定位斜角肌　　　　36

技巧 16：舌的测试　　　　　　　　　　　　37

技巧 17：充分认识颈部和上肢的关系　　　　38

技巧 18：颈部的"结"是什么　　　　　　　　39

技巧 19：枕下肌群的重要性　　　　　　　　40

技巧 20：枕下肌群的触诊　　　　　　　　　41

技巧 21：患者对疼痛的认识　　　　　　　　42

技巧 22：颈部残疾指数　　　　　　　　　　43

技巧 23：姿势评估的注意事项　　　　　　　49

技巧 24：功能性力量测试　　　　　　　　　53

第 **1** 章

颈部评估

这一部分,我们将学习如何评估颈部不适的患者。他们的主诉可能常常是颈部僵硬、颈部酸痛或是长时间伏案工作后感觉到颈部紧张。甚至可能是多年前的颈部外伤后,遗留下的偶尔出现的"轻微疼痛"。患者中有长期来随访和治疗的,也有第一次前来就诊的。

下面列出的技巧和诀窍并没有一个特定的排列顺序,我也不希望用本书的建议去代替你曾经接受的训练。相反,我希望它能更好地提升你已有的技术。本书也会有一些你之前没有接触过的方法,这些方法我已经用了很多年,我希望

这些方法也对你的实践有所帮助。当然,有些方法可能是你很熟悉的,但是我希望你能在这些方法中发现一些新东西,能让你思索:"嗯,虽然我没有用过这个方法,但是这些方法可能也是有用的。"

绝大多数治疗师都应该清楚地知道,这些评估不能用于急性颈部外伤的患者,如挥鞭伤。由于这些评估对于绝大部分患者都是安全的,因此本书在安全性方面的提示极少。在特别需要提醒的地方会有所标注。因此,在进行评估前,需要对书中内容进行全面的阅读。

5

技巧 1：关节活动度的评估

　　当患者因为颈部问题来就诊时，在询问完病史后，首先要观察他们能完成和不能完成的颈部活动。我想你可能已经知道，这就是关节活动度（range of motion，ROM）的评估，是最简单的评估。要求患者自己完成这些动作，这就是"主动关节活动度测试"。由治疗师来帮助患者完成这些动作，则称为"被动关节活动度测试"。但在这里，我们只要求进行主动关节活动度的测试。

　　颈部有 6 个方向的活动度评估：屈与伸，右侧屈与左侧屈，右旋转与左旋转。

　　评估开始前，你需要让患者清楚地知道，他们需要做什么。然后，在他们做的时候，观察他们的完成情况并记录他们的描述。

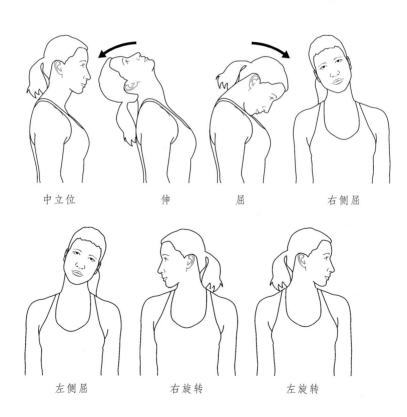

中立位　　　　　伸　　　　　屈　　　　右侧屈

左侧屈　　　　右旋转　　　　左旋转

问题:先做哪个方向的活动有差别吗?

没有。如果你刚开始学习评估,我建议你始终按一个顺序进行。如先屈后伸,再回到中立位;再右侧屈、左侧屈,再回到中立位;再右旋转、左旋转,再回到中立位。这样,你就不容易漏掉某一项检查。但是,有时候你需要做一些调整。比如,一位患者已经告诉你,他做某个特定的活动时会不舒服,如右旋转时会疼痛。那么,一个比较好的顺序是,让他最后做这个动作。这样做的原因是,如果患者在一开始评估时就出现疼痛,他会不愿意再进行下去,你就无法获知他的活动度。因此,如果患者告诉你在他倒车的时候,头向右旋转时出现疼痛,那么你评估的时候应该先评估其他 5 个方向的活动度,最后评估右旋转。

技巧:

一定要确保患者在做关节活动度测试时肩部保持不动。颈痛或颈部僵硬的患者总是习惯于扭动他们的躯干,去替代颈部的旋转。同样的,当侧屈时,他们也会倾向去抬肩,而不是去侧屈。例如,如果他们向右侧屈困难,那么他们就会抬起左肩以期达到侧屈的效果,但实际上这不是他们颈部的活动度,而是他们躯干的活动度。因此,需要特别注意这些带有"欺骗性"的动作。如果在检查中发现有这些动作,需要帮助患者纠正这些动作后再重新测定。保持患者肩部固定的情况下所测得的颈部活动度,才能真正反映患者的颈部病情。

问题:做颈部关节活动度检查时,检查者应该站在哪里?

做颈部关节活动度检查时,某些治疗师喜欢站在患者的背后。站在背后的优点是能更好地观察颈椎的活动。缺点是,虽然这个测试时间很短,但"背后站了一个人",仍可能会引起患者的不安情绪。人总是习惯于去保护自己的颈部,特别是在患者存在颈部疼痛或既往有过颈部疾患的情况下。与患者面对面进行评估,可以更好地观察患者的面部表情,同时也有利于与患者建立融洽的关系。

问题：主动关节活动度测试安全吗？

主动关节活动度测试对于绝大多数患者来说是安全的。因为，人们在日常生活中都会在活动范围内活动头部。但在一些特殊的情况下，如外伤后或者颈部手术后的患者，实施主动关节活动度测试是需要谨慎的。本书介绍的评估方法不适于颈椎外伤后的患者。同时，还有一部分患者需要注意，如内耳疾病患者（如梅尼埃病），以及主诉抬头看天花板时头晕的患者。

问题：当需要给上述患者做活动度测试时，有什么需要特别提醒的事项？

需要叮嘱他们缓慢地活动头部，如果觉得头晕或有其他不适，则应立刻停止活动。

技巧 2：如何判断关节活动度是否正常

当你按照上述的方法帮患者完成关节活动度测试后，你需要知道这个关节活动度是否正常。很多书会有相关的介绍，如美国矫形外科医师学会 1994 年出版的《关节活动度的临床评估》(*The Clinical Measurement of Joint Motion*, Green 和 Heckman) 一书，就有非常详细的说明，并附带高清插图，非常容易理解。

测试大量患者也是很好的方法，熟能生巧。当你做了足够多的测试之后，你就会在自己的脑海里建立起情景化的数据库，可以帮助你判断哪些活动度是正常的，哪些是不正常的。当你看到一些患者头部只能轻微侧屈时，你就会知道他们的活动度是下降的。相反，如果一位患者可以很轻松地将耳朵触碰肩部，那么你就会知道，这个活动度过大了。

正常关节活动度		
关节活动度	中立位	举例
屈 从中立位开始，测量范围 0°~90° 正常 :38°左右 也可以通过测量下颏到锁骨的厘米数来粗略地测量	0°	这位患者的屈曲角度为 45°，下颏到胸骨的距离小于 1cm。其颈部屈曲角度大于正常值
伸 从中立位开始，测量范围 0°~90° 正常 :38°左右 也可以通过测量下颏到锁骨的厘米数来粗略地测量	0°	这位患者的后伸角度为 30°，下颏到胸骨的距离约为22.5cm。其颈部后伸角度小于正常值
侧屈 从中立位开始，测量范围 0°~90° 正常 :43°左右 也可以通过测量耳朵到肩膀的厘米数来粗略地测量	0° 90° 90°	这位患者的左侧屈角度为 22°，小于正常值
旋转 从中立位开始，测量范围 0°~90° 正常 :45°左右	0° 90° 90°	0° 45° 90° 90°

　　下面的表格可以帮助你记录颈椎的活动度。表格的最上面有 6 个活动度方向的图示，可以用于检查提示。表中列举了 Brown 女士(64 岁)的信息作为参考。活动度情况:屈 30°，伸 20°，右旋转 30°，左旋转 25°，右侧屈 10°，左侧屈 20°。

技巧：

　　评估 10 个专职司机或开车时间很久的人，10 个 70 岁以上的老人，10 个在过去 5 年内曾有挥鞭伤的人(当然，需要保证他们现在做活动度测试是安全的)，10 个长期久坐的人，以及 10 个定期练习瑜伽的人。虽然是随机的选择，但是在评估了这些不同的群体后，你会发现同类群体内很有趣的共性。比如，你会发现随着年龄的增长，我们颈椎的主动活动范围会慢慢减少。再如，如果受伤后没有得到适当的康复，一个或多个方向的颈椎活动度也会下降。定期练习瑜伽的人群较相同年龄的人群，颈椎活动度会增加。

测试者	屈	伸	右旋转	左旋转	右侧屈	左侧屈
Brown 女士 (64 岁)	30°	20°	30°	25°	10°	20°

　　不是说所有老年人的颈部活动度都会下降，有些老年人的活动度反而会增大。这可能是因为他们是健身爱好者，平常会做一些颈部伸展的活动，也可能是他们年轻时颈部活动度就比较大。因此，我们不是要限定框架，而是当我们发现患者存在活动度过大或者过小时，我们可以结合他们的年龄、职业、生活习惯和健康因素等进行综合考虑。

　　测量颈椎活动度存在的问题是：颈椎的不同部位会形成"铰链"，即在一些椎体被"卡住"的时候，未被"卡住"的椎体活动度会增加，因而，每个椎体对颈部活动度的贡献并不均等。椎体间并不形成铰链关节，但有时候对一些人进行活动度测试时发现，其活动度受损有可能表现为铰链运动。

问题：患者因颈椎活动不利就诊，但是关节活动度测试却提示他们的颈椎活动度正常，不管是在伸、屈、侧屈还是旋转上都是正常的，或者仅有轻微的不适，我们要怎么处理？

引起颈椎不适的原因有很多，活动障碍只是其中的一个原因。需要记住的是，我们的日常活动是结合了很多不同运动的。例如，如果你需要去阅读低于视线的文字，那么你的颈部就需要稍微前屈。如果你保持颈部前屈，再看向右肩，这就结合了屈和右旋转的动作了。同样的，如果你抬头看天空中飞过的飞机，你的颈部就会伸展，并跟随飞机的移动方向有一定程度的旋转。当你试着将左耳贴近左肩时，就是把左侧屈和旋转结合在了一起。因此，患者的症状可能不是由一个动作导致的，而是由一系列组合的动作引起的。我们需要记住这一点，它能给我们提供更多的线索，帮助我们更好地处理病情。

技巧 3：使用量角器测量颈椎活动度

如果你想要更精确地测量颈椎关节活动度，那么你就需要一个量角器。患者取坐位，背靠支撑物，双足平放。然后按照下文提供的方法放置量角器，并测量各个方向的活动度，包括屈、伸、侧屈和旋转。

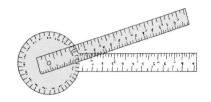

需要问自己的问题

我觉得使用量角器测量颈椎 ROM 容易吗？

是否有发现某特定方向的测量比其他方向更容易？比如测量旋转角度比测量侧屈角度容易？

下次我可以做什么改进，以提高使用量角器测量颈椎 ROM 的技术？

使用一个较大或者较小的量角器会更好吗？

患者的体位摆放是否正确？我能否通过改变姿势，以使得测量更容易或更准确？

我在指导患者上做得够好了吗？他们明白我说的吗？下次我有什么可以改进的？

记录测量结果容易吗？

需要问的关于患者的问题

他们的 ROM 测量结果和同年龄、同性别的人相比如何？

左右读数有区别吗？

这些测量结果是否随着时间而改变？如果是肯定的回答，那么是以什么样的方式改变？

对于这位患者来说，ROM 的改变和他的日常生活方式有什么联系？ROM 的减少（或者增加）是否影响他的日常生活？

改变患者的 ROM 是否能改善其生活质量？例如，如果他们有较大的颈椎旋转活动度，是否利于他们在倒车时方便向后看？

我怎样才能以令人信服的方式向患者解释他的 ROM 结果？

使用量角器测量颈椎屈曲角度

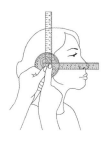

(1)将量角器的中心置于外耳道口处。

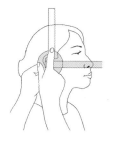

(2)确保量角器的固定臂和地面垂直。

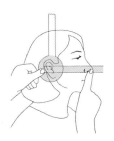

(3)将量角器的移动臂和鼻孔对齐。

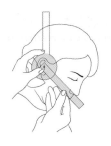

(4)让患者尽可能地将下颏贴近胸部，保持量角器的固定臂不动，移动量角器的移动臂始终与鼻孔对齐。在完成动作时记录测量角度。

使用量角器测量颈椎伸展角度

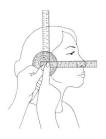

(1)将量角器的中心置于外耳道口处。

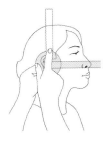

(2)确保量角器的固定臂和地面垂直。

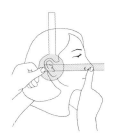

(3)将量角器的移动臂和鼻孔对齐。

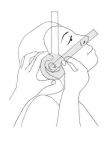

(4)请患者尽可能地将头后仰,使头靠近他们的背部,保持量角器的固定臂不动,移动量角器的移动臂并始终与鼻孔对齐。在完成动作时记录测量角度。

使用量角器测量颈椎侧屈角度

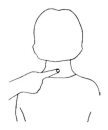

(1)确定 C7 的棘突。

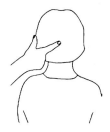

(2)确定枕骨隆突和胸椎的棘突。

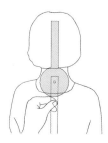

(3)将量角器的中心定位在 C7 棘突上,将量角器的固定臂置于胸椎棘突上,移动臂置于枕骨隆突上方。

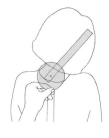

(4)让患者保持肩部固定,尽可能地用一侧的耳朵去碰同侧的肩部。确保量角器的移动臂始终与枕骨隆突对齐,在完成动作时记录测量角度。用同样的方法测量另一侧。

另一种使用量角器测量颈椎侧屈角度的方法

也可以站在患者前方,用量角器测量侧屈活动度。

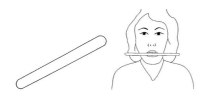

(1)首先要求患者咬住一个压舌板(很多药店里都能买到压舌板,也很便宜)。

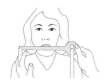

(2)将量角器平行于压舌板放置。

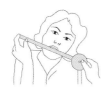

(3)让患者用耳朵去碰固定臂所在侧的肩部。确保移动臂保持和压舌板平行。在完成动作时记录测量角度。

使用量角器测量颈椎旋转角度

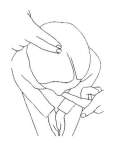

(1)确定头顶和肩峰的位置。

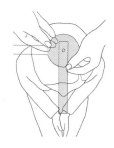

(2)将量角器的中心固定在头顶中心处,固定臂平行于肩峰放置,移动臂平行于鼻尖放置。

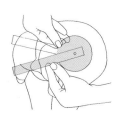

(3)保持患者肩部和躯干固定,让患者尽可能地转头去看一侧肩部。移动量角器的移动臂,始终与鼻尖对齐,完成动作时记录测量角度。用同样的方法测量另一侧。

记录测量结果

记录测量日期

记录患者在做 ROM 测试时的体位

记录你所使用的工具

记录你的测量数据

例如:

- 屈 50°
- 伸 10°
- 右旋 20°
- 左旋 30°
- 右侧屈 25°
- 左侧屈 30°

还可以记录任何你觉得有意义的事,例如,"该患者不能向右旋转,除非让他(她)抬起他(她)的右侧肩部"。

技巧 4：使用卷尺测量颈椎活动度

屈

测量从下颏到胸骨上切迹的距离。

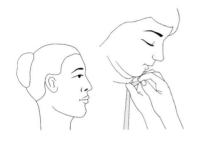

侧屈

测量从乳突到肩峰的距离。

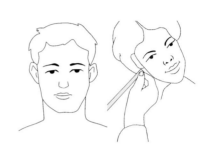

伸

测量从下颏到胸骨上切迹的距离。

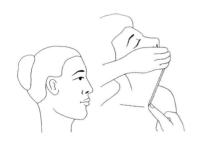

旋转

标记患者的肩峰。测量从下颏到转向侧肩峰的距离。

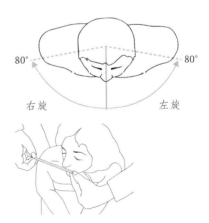

技巧 5：记录 ROM 测量结果

我们以一个主诉颈部僵硬的患者为例。当你评估完主动 ROM 后，你需要确定一个适当的治疗方案。假设你的治疗目标是减轻颈部的僵硬感和（或）增加颈部的主动活动范围，那么你首先需要记录患者目前受限的 ROM，以及治疗后增加的 ROM。下面有一些记录的方法。

主法 1：画一个小小的草图。用一个小椭圆形代表头部，就像下面的卡通图所示。

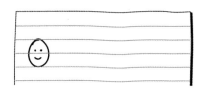

主法 2：画一条线叠加在草图上，也可以单独表示。

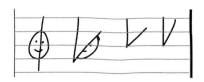

方法 3：大概估计活动范围减少的度数。例如，如果你认为该患者旋转减少了 5°，那么你可以画一条代表旋转的线，然后在旁边写上"−5°"。

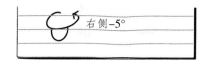

可以尝试用不同的方法记录 ROM，直到你觉得某个方法特别适合你。最重要的是，你需要清楚地知道自己所记录的是什么意思，以方便日后翻阅。

技巧 6：检查关节活动的质量

有的时候患者虽然能完成全范围的活动，但是他们的完成质量却很差。比如，有的患者在完成的过程中会皱眉，或者有痛苦的表情（这是面对患者进行 ROM 测试的另一个优势），也有的患者活动时需要停顿，或者活动时犹豫不决。或许你能感受到他们在谨慎地进行自我保护。这个现象在挥鞭伤患者中比较常见，虽然损伤已经修复，但是患者会害怕再次受伤。无法流畅地完成颈椎主动 ROM 测试，可描述为动作质量"低"。记录动作完成的质量很重要，因为它描述了活动是怎么完成的，这是 ROM 评估的另一个要点。

就像记录 ROM 一样，你需要找到一种方法来记录你认为的活动质量。"低""犹豫""保护？"等词，都可以用来描述。注意"保护"后面有一个问号，这是故意标示的，因为"保护"是我们观察患者活动时的一个主观评估，我们无法确定患者是否真的有保护自己的意图。

问题：患者能完成全范围的颈椎主动活动度动作，但是在活动时有皱眉表现，我们应该怎么记录？

你可以这样记录：

"全范围活动度——疼痛？"

你觉得这样记录如何？

技巧 7：记录不适

患者来就诊，是希望能够缓解其颈部不适症状的。如果你是一位经验丰富的治疗师，我想你一定知道患者来就诊时，并不总是用"疼痛"来描述他们的不适。你是否曾经遇到有患者用"牵扯感""发紧""咔嚓响"来形容他们的颈部，或者有人用"酸痛"或"颈部有点嘎吱作响"来描述。你是否记得，你是会重复患者所用的词汇，还是会直接回应他们说，"那么是哪里疼痛呢？"要尽量避免使用"疼痛"这个词。"疼痛"一词包含了太多的描述性词义，如前面所列出的几个词，再如"僵硬""酸痛"和"刺痛"等。为什么这一点很重要呢？为什么不应该使用"疼痛"一词来描述患者的问题呢？因为准确的描述非常重要。首先，如果我们用患者的症状是否改善来判断治疗的有效性，那么准确描述患者的症状就非常重要。例如，如果"牵扯感"或者"嘎吱作响"是患者想要减轻的症状，那么我们在随访中问他"你的疼痛减轻了吗？"就是没有意义的。我们应该问患者"牵扯感"或者"嘎吱作响"的症状是否有所减轻。

另一个应该使用患者所说的词汇进行记录的原因是，这样的行为能让患者感到，他们是被"倾听"的。这本身就可以让患者和医生之间的关系更加融洽。第三个原因是，这样能够避免评估变得混乱。如果你过多使用"疼痛"来描述症状，患者也会受影响而去使用这个词汇。这容易导致误诊和不恰当的治疗。

最后一个重要的原因是，人们倾向于使用相似的词汇去描述相似的疾病，因此使用更精确的词汇，能帮助我们得出一个更准确的诊断。例如，一般来说，神经痛患者经常使用"锐痛""抽击痛"或者"麻痛"来描述症状，而骨骼肌肉相关疼痛的患者较多使用"深部疼痛""钻痛"或者"酸痛"。有一些挥鞭伤患者在描述颈部症状时，会使用一些很特别的词汇。作为治疗师，我们要客观记录患者使用的任何词汇，这也可以增加我们对特定疾病所表现症状的了解。这个观点在 Patrick Wall 所著的 *Pain：The Science of Suffering*(1999)这本书中有深入的探讨。

技巧：

　　尽量避免提示患者使用"疼痛"这个词，可以写出一些替代的问题，例如：

　　"你能描述得再详细点吗？"

　　"这是一种什么样的不适感？"

　　"你第一次注意到它是什么时候？"（而不是问"你第一次感到疼痛是什么时候？"）

　　"当你说不舒服的时候，你能讲得更具体些吗？"

　　使用这些开放性的问题，可以鼓励患者寻找更准确的词汇去描述他们的症状，这也能帮助你更好地发现疾病的本质。

技巧 8：鉴别诊断测试

　　下面的测试非常简单，甚至有点粗糙，但是对于明确诊断非常有帮助。它有助于鉴别是单纯由肌肉引起的问题，还是有潜在的骨骼、韧带相关问题。这是个非常实用的测试，因为如果你怀疑患者有颈椎本身的问题或者有韧带相关的问题，而经评估发现这个问题是在你的专业范围以外的，那么你就能合理地将患者转诊到相应的理疗师、整脊师或者脊柱治疗师，进行进一步的治疗。

　　进行这个测试时，你需要站在患者的后面。虽然我们在前面技巧1中提到过，站在患者后面检查会有一些缺点。但是在这个测试中，我们必须站在患者的后面。这个测试基于患者的表述，所以倾听患者使用的描述性词汇非常重要。

　　首先，请患者取坐位。测试他们的 ROM，让他们做技巧 1 中描述的屈、伸、侧屈和旋转动作，观察各个方向的活动度和活动质量，并询问活动过程中的感受。

　　记录这些数据。要记得技巧 7中的提醒：要让患者使用准确的词

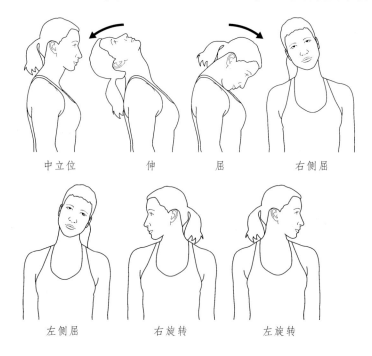

中立位　　　　伸　　　　屈　　　　右侧屈

左侧屈　　　　右旋转　　　　左旋转

汇来描述他们的不适感,如"牵扯""箍紧""卡住""抓住""挤压"等。

随后,患者依然取坐位,检查者还是站在患者的后方,将其肩部被动抬起,并支撑住其肘部。检查者在做这个动作的时候,要保护好自己的腰,避免拉伤。保持这个姿势,请患者再次做颈椎主动 ROM 测试,观察并记录。

被动抬高肩部可以减少跨越颈肩部肌肉的一部分张力,并减少相关筋膜的拉力。因此,如果肩部被动抬高时,疼痛、僵硬或不适感减少,ROM 增加,那么这位患者的颈部问题很可能是和上斜方肌、肩胛提肌或小菱形肌相关的,症状是由这些肌肉和(或)相应筋膜的缩短引起的。

相反,如果进行上述测试时疼痛、僵硬或不适感没有减少,或者 ROM 没有增加,那么这位患者的症

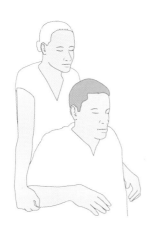

状可能和颈椎、椎间盘或者韧带相关。这个推论的理论基础是:如果颈肩部的不适是由软组织的紧张引起的,那么当减少这些跨越颈肩部肌肉的张力时,我们可以预见颈肩部的不适可以得到适当的缓解。如果症状没有减轻,那么这些症状就不是由这些软组织结构引起的。但是,还存在下面一种可能,就是当有潜在的关节问题时,一些肌肉也会紧张,并可能伴有运动障碍,这时候肌肉张力的增高和(或)软组织的缩短,也会引起一小部分的症状。

我们从另一个角度来看,如果问题出在颈椎关节,那么无论肩关节被动上抬与否,结果都将是一样的:颈椎关节依然得活动。而如果有一些软组织问题,则被动抬高肩部可以降低肌肉张力,增加颈部活动范围。如果关节受累,上抬动作就可能增加问题关节的张力,导致症状进一步加重。实际上确实也是如此,已知有颈椎关节问题的患者,会反馈说这个测试不仅不能改善他们的症状,反而会增加不适感。而肌肉紧张的患者会反馈说,他们不适的症状得到了缓解,正如上文我们预期的那样,虽然可能只是轻微的改变。

技巧：

　　有一个方法可以验证此评估手段是否有意义，即你可以将其用于已确诊为骨骼与韧带源性颈痛的患者，前提是患者没有评估禁忌。

　　肩部被动抬高也会减少颈部主动旋转时斜角肌的张力。自己试试看：看向你的右肩，同时注意颈部左前方的感觉。复原后，请一位同事将你的肩部被动抬起，重复上述的动作。你是否发现，当被动抬高肩关节同时颈部向右旋转时，左侧斜角肌的张力较正常时减少了？

技巧 9：测量颈肩距离

还有一个有趣的评估方法，就是测量患者头部最宽处至肩部最远端之间的水平距离。这个测量可以为患者提供一个很有用的直观体验，帮助他们认识到睡觉时应保持正确的颈部姿势。

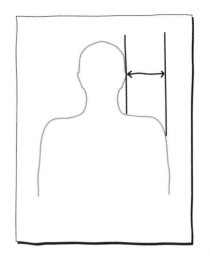

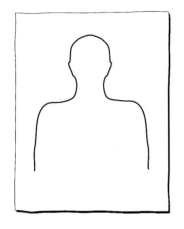

做这个评估需要一个足够大的空间，以便患者可以躺下，并有足够空间让你蹲在其身边。取 大张纸（或几张小的纸连在一起），让患者仰卧在纸上，确保患者的头部和肩部在纸上（腰部以下不需要在纸上）。然后让笔垂直于纸张，尽量贴着患者的身体，画出身体的轮廓。画好后让患者站起。

接下来，将纸拿起，测量患者头部最宽处（齐耳水平）至肩部最外侧点之间的水平距离。检查头至双肩的距离，左右两侧对比看其差值。也可以直接测量每一侧的头肩距离。是不是会惊讶绝对距离竟然这么大？患者左右两侧距离是否不一样？

这个评估可以给你和患者一个直观的体验，去认识头部和颈部的关系，可以让你更好地帮助患者认识到在睡觉时如何保持颈部的姿势。更多的信息，请参阅第 3 章技巧 6。

技巧 10：在自己身上定位 C7

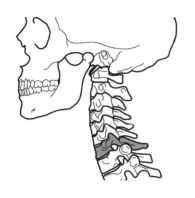

转头时颈后部疼痛，痛点在 C7 水平棘突右侧约 2cm 处"。

有时候患者主诉颈部不适，但是在查体时却发现患者描述的部位在高位胸段水平。这就需要你先确定 C7 水平，然后就能确定 C7 以下的部位了。因此，定位 C7 是非常有用的，它可以帮助我们定位不适的部位。

尝试在自己身上定位 C7，来帮助我们更好地找到这个骨性隆起：将手指放在你的颈部，颈部前屈，你会摸到一节棘突变得特别突出的椎体。而当你从 C7 摸到 C6、C5 时，棘突又变得不那么明显了，也很难和邻近的棘突区分开来。根据上面的描述，你能确定你颈后最突出的点了吗？这应该就是 C7 的棘突了。

在治疗师的培训中，你肯定学过很多关于解剖学的内容，其中包括椎骨的命名，即颈椎、胸椎、腰椎、骶骨、尾骨。你也肯定已经学过用字母和数字的组合来给它们编号，颈椎用字母 C 来表示，并从上到下编号为 1 到 7。第 1 颈椎，也被称为寰椎，记为 C1；第 2 颈椎，也被称为枢椎，记为 C2。第 7 颈椎，即 C7，它还有一个很形象的名字，叫"隆椎"，因为它是颈椎中最突出的，也是最容易被定位的颈椎，这一点非常有用。定位这个骨性隆起，可以帮助我们评估和治疗颈部的疾病。比如，我们可以清楚地定位痛点平面是在 C7 以上，还是 C7 以下。当你需要给其他治疗师转介患者时，你可以清楚地描述相关的部位。比如，"患者主诉向右

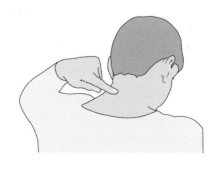

技巧 11：确定患者的 C7

当患者取站位或坐位时，很容易定位 C7，但当患者俯卧位时，定位 C7 就比较难了。

在站位或坐位定位 C7

站在患者的侧面，观察他们的颈部，大部分患者颈部底部可见一个明显的凸起，当他们颈椎前屈看向地板的时候，这个凸起会更明显。这个凸起就是 C7。当你触诊颈背部的时候，C7 的棘突是最明显的。过于肥胖或驼背的患者，颈背部脂肪过多，会导致 C7 难以识别。当然，在天生棘突凸起不明显的人群中，定位 C7 棘突也是比较困难的。

在俯卧位定位 C7

患者取俯卧位，同时保持头面部中立位，而不是偏向一侧，颈部略微伸展，此时棘突是相互靠近的，这也会使得单独区分某个椎体变得困难。按照下面简单的步骤，可以帮你较好地在俯卧位定位 C7。

（1）检查者站在治疗床的头侧，面向患者头部，将右手拇指放在你认为是 C7 的地方。

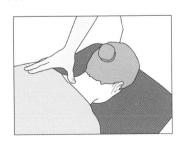

（2）将左手拇指放在你认为是 C6 的地方。

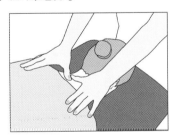

（3）保持拇指的位置不动，让患者缓慢地将头部抬离治疗床。

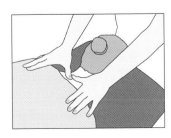

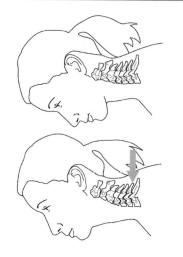

如果你的右手拇指确实是在C7上，那么你会发现本来在左手拇指下的C6棘突"消失"了。这是因为在颈椎伸展时，颈椎棘突相互靠近，使得触诊困难。C7在颈胸交界处，相对来说是固定的。你仍然可以感受到C7的轻微活动，但是这个活动范围是远远小于C6的。

这个定位的方法，引自Shin等（2011）的著作。

技巧 12：熟练定位 C7

在不同的个体中，C7 的形状和棘突的凸起是有所不同的。刚开始定位的时候，会不确定是否正确定位了椎体。有 3 个方法可以帮助你更好地定位。

俗话说得好，熟能生巧。学习定位 C7 最好的方法就是多多练习。尝试在各式各样的人身上练习，触摸并定位 C7。

提高技能的第二个方法，是在触诊前做好标记。使用体表标记笔，在患者坐位时，在 C7 处画一个圆点。站位时，这个点会更加突出。它可以给我们视觉上的线索，帮助我们在俯卧位下不那么突出的情况下，定位 C7 棘突。然而需要注意的是，这个皮肤上的标记点在坐位和俯卧位下不是完全对应

的，它会随着椎体的移动而有少许的变化。但是这个标记点至少能给你粗略的提示。

第三，使用技巧 11 的方法定位，然后在同一个患者身上，故意将手指放在错误的位置，比如将你的右手拇指放在 T1 而不是 C7 上，左手拇指放在 C7 而不是 C6 上。同样令患者抬头，然后再换回到正确的位置（右手拇指在 C7，左手拇指在 C6）。比较正确位置和错误位置的不同感受。通过比较不同部位的差异，你可以判断最可能是 C7 的位置。最可能的位置就是俯卧位下，当左手拇指感受到 C6 的棘突消失时，右手拇指触及的位置。

技巧 13：在自己身上定位斜角肌

斜角肌是一组有意思的肌肉，它们会引起其他部位，如肩胛骨内侧缘（菱形肌的位置）、肩部或上肢等处的牵涉痛。神经、血管通过由锁骨、肋骨、胸小肌和斜角肌围成的一小片区域，往下走行至上肢。

斜角肌

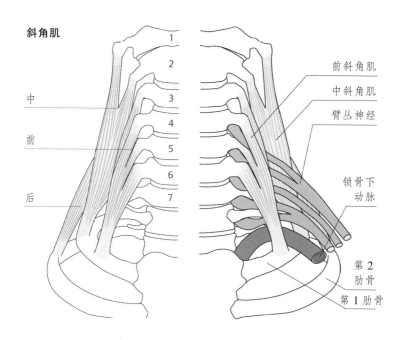

中

前

后

1
2
3
4
5
6
7

前斜角肌
中斜角肌
臂丛神经
锁骨下动脉
第 2 肋骨
第 1 肋骨

颈部这一区域的血管或神经受压所导致的一系列上肢症状，统称为胸廓出口综合征。斜角肌张力的增加是否会引起胸廓出口综合征还存在争议。有治疗师发现，通过牵伸、按摩、处理扳机点，或者通过锻炼纠正头颈部位置等方法，可减少斜角肌的张力，缓解部分胸廓出口综合征患者的症状。斜角肌附着在第 1 和第 2 肋骨，是重要的呼吸肌。识别并触诊斜角肌有助于评估其张力。

一些患者在颈部被触诊时会紧张，特别是触诊颈前部。为了增强对该区域评定的信心，请依照以下步骤操作，练习定位自己的斜角肌。

步骤 1 面对镜子,首先识别不是斜角肌的两块肌肉。将嘴巴往下拉,找到扁平的颈阔肌,它看起来就像乌龟的脖子。请注意,这块肌肉的肌腱附着在锁骨的外侧端。

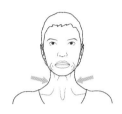

步骤 2 嘴放松,定位胸锁乳突肌。胸锁乳突肌的功能是将头颈转向对侧,即右侧胸锁乳突肌将头颈部转到左侧,左侧胸锁乳突肌将头颈部转到右侧。通过旋转头部来练习识别这块肌肉,直到你能定位这块肌肉。

技巧:

当你在胸锁乳突肌的起点处(即胸骨和锁骨处)捏住肌肉时,你会感受胸锁乳突肌的收缩。例如,向左旋转你的头部,你可以感受到右侧肌肉的收缩。

胸锁乳突肌
斜方肌
斜角肌

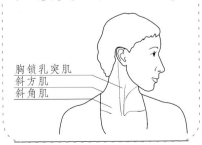

步骤 3 定位斜角肌。斜角肌位于颈阔肌腱和胸锁乳突肌之间。也就是说,你的右斜角肌位于右颈阔肌腱和右胸锁乳突肌之间,而左斜角肌位于左颈阔肌腱和左胸锁乳突肌之间。

步骤 4 现在你知道了斜角肌的所在区域,下面让我们来定位它。面对镜子,把你的右拳放在前额上,轻轻将你的头向拳头顶去,然后你会发现两侧的斜角肌因为收缩而变得明显。你可以在锁骨上方、胸锁乳突肌外侧看到它们,但斜角肌位于颈阔肌腱的内侧。

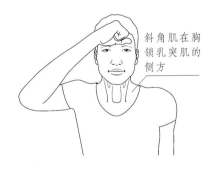

斜角肌在胸锁乳突肌的侧方

问题:如何确定我定位的斜角肌是正确的?

答案是,在肌肉收缩的时候触诊。这也可以帮助我们理解肌肉的功能。斜角肌和胸锁乳突肌都能使颈部屈曲,因此当你用前额去顶拳头的时候,两者都会收缩。然而,当你转向左侧时,右斜角肌不会收缩,而右胸锁乳突肌会收缩。而当你将头转向右侧时,左斜角肌不会收缩,而左胸锁乳突肌则会收缩。我们可以根据这个方法来鉴别斜角肌和胸锁乳突肌。

鉴别斜角肌和胸锁乳突肌

步骤 1 在对抗颈部屈曲时,通过观察和触诊来定位右侧的胸锁乳突肌和斜角肌。当你用头顶拳头的时候,你会发现这些肌肉"出现"了,你可以通过触诊发现其肌肉张力增高,这说明两块肌肉都在收缩。接下来,你需要做一些有点棘手的事。

步骤 2 将右手放在头的右侧,对抗头向右的旋转,触诊胸锁乳突肌和斜角肌。将左手拇指放在胸锁乳突肌上,而示指放在斜角肌上,效果最佳。

你会感受到这两块肌肉中的一块在头向右旋转时会收缩,而另一块则不会。也就是说,当头转向右侧时,你只能感受到一块肌肉张力增高。当头转向右侧时,右侧斜角肌收缩,但右侧胸锁乳突肌不会。斜角肌使头颈向同侧旋转,而胸锁乳突肌使头颈向对侧旋转。如果你能准确地识别右侧的斜角肌,你就能发现,它们在颈部屈曲和向右旋转时均会收缩。

技巧 14：如何在患者身上观察斜角肌

斜角肌是深层肌肉，所以当从正面观察处于安静状态下的患者时，斜角肌是不明显的。但在一些呼吸系统疾病的患者中，斜角肌容易被看见，因为斜角肌会因为呼吸的额外工作量，导致其张力亢进。在非常瘦的人身上也容易观察到，当然，在这些人身上，所有的肌肉都变得容易观察。但是，对于一个正常、健康的成年人，斜角肌是不容易被观察到的。应仔细观察，是否有一侧比另一侧更明显，这可能和这一侧的肌肉紧张相关。

接着，应用之前在自己身上练习的方法，在患者身上找到斜角肌。请患者面对你，让他们将一个拳头放在前额上，轻轻用头去顶拳头。观察患者在这个过程中的表现。像你自己练习的那样，你可以看到两侧斜角肌，分别在该侧颈阔肌和胸锁乳突肌之间。

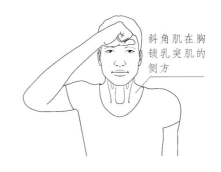

斜角肌在胸锁乳突肌的侧方

问题：如何在患者仰卧位识别斜角肌？

只要让他们轻轻抬起头，斜角肌就会变得很明显。屈曲颈部从治疗床上抬起头时，需要对抗重力，所以就不需要用拳头顶住前额了。

技巧15:如何在患者身上定位斜角肌

有两种可行的方法。

1.在患者坐位时触诊 站在患者后方,用指尖轻轻触摸患者颈前部。

> **技巧:**
>
> 只用一只手触诊,将另一只手轻轻放在患者的肩上。因为,如果有人站在你身后,并将双手放在你的颈部,即便是在进行专业评估,也会令人感到不安。即使是双手非常轻微的触碰,也会引起患者的紧张。
>
> 找到患者的锁骨,将你的手指放在锁骨上或锁骨上方。

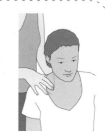

请患者将一个拳头放在前额上,轻轻将头顶向拳头,如你所知,斜角肌和胸锁乳突肌在此过程中均会收缩。沿着锁骨触诊,在锁骨上方可以摸到斜角肌的收缩。

如技巧13所述,在头颈旋转的时候只有同侧的斜角肌收缩。也就是说,当头转向右侧,右侧斜角肌收缩,而右侧胸锁乳突肌不收缩;当头转向左侧,左侧斜角肌收缩,而左侧胸锁乳突肌不收缩。请患者向右转头,你就可以识别右侧斜角肌了;你需要知道在锁骨上方靠近锁骨的位置可以触诊到斜角肌,它在胸锁乳突肌和颈阔肌之间。

2.在患者仰卧位时触诊 仰卧位触诊斜角肌有时候会比坐位触诊更容易。站在治疗床的头端,只用一只手,再次触诊患者锁骨上方胸锁乳突肌和颈阔肌肌腱之间的位置。请患者将头抬起,此时斜角肌会收缩,通过指尖触诊可以发现该肌肉张力增高。

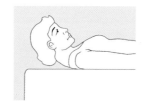

如果想要了解更多这些肌肉的信息,以及如何处理这些肌肉上面的扳机点,请参见第2章"技巧18:治疗斜角肌"。

技巧 16：舌的测试

在 *Do-It-Yourself Shiatsu* (1977) 一书中，Wataru Ohashi 提到，如果你要求患者伸出舌头，你可以通过舌头偏向的方向确定患者哪一侧颈部肌肉紧张。舌头偏向右侧说明右侧的颈部肌肉紧张，舌头偏向左侧说明左侧的颈部肌肉紧张。Ohashi 解释说，这是肌肉拉扯舌头的作用。你的看法是什么？你是否会尝试这样的评估方法？虽然 Ohashi 并没有说明哪些肌肉与舌头偏向相关，但是我们知道舌骨肌是一群特别的小带状肌肉，它将肩胛骨的上角和舌骨连接起来，而舌骨在喉咙前部锚定舌头。即将学习到的技巧 17，将提到肩和颈是相关联的，因此，肩部有问题的患者是否会有舌头偏向，这将会是个很有趣的问题。你是否有勇气将此作为评估的一部分呢？

技巧 17:充分认识颈部和上肢的关系

将你的右手手指沿着颈椎的棘突放在颈后部的中央,然后外展你的左臂。感受指尖下的轻微运动。交换双手,用左手手指触摸颈后部,然后外展右臂。这样可以感受到斜方肌的紧张。斜方肌是沿着颈椎棘突下行并插入到项韧带的软组织。你应该知道,它贯穿于颈后部而后附着在肩胛冈上,它的收缩可以带动肩胛骨的运动。

为什么充分认识颈部和上肢的关系如此重要呢?因为颈部和肩部通过大量的软组织进行连接。虽然颈部是本章节的重点,但是我们不能将它孤立对待。很多人都认为,我们治疗时不应把身体的某个部位完全孤立出来,这个观点应该要强调。当患者因为颈部的问题来就诊时,肩部的评估也是有意义的,甚至是必须的。一直存在的或曾经出现过的肩部问题,都可能导致现有的颈部问题,并且只有肩部和颈部的问题都被妥善处理后,才能得到一个好的治疗结果。

因此,尽管评估和治疗的时间有限,肩部的评估对于颈部的治疗还是很有意义的。在这些情况下,你需要知道患者是如何使用上肢的,因为在现实生活中,是不可能将身体割裂的。下一技巧将介绍肩胛提肌,可以帮助我们更加清晰地了解这一点。

技巧 18: 颈部的"结"是什么?

如果你曾经给患者按摩过,那么你应该会在患者颈部和肩部某些部位发现一些凹凸不平、结节样的结构。有经验的治疗师知道,按压"扳机点"会引起患者"感恩的疼痛"(grateful pain)。这说明你可能正好按到了一个扳机点,一个小的、局部紧张的区域,当被按压时会产生这种疼痛。但请注意,不是所有触摸到的紧张区域都是扳机点。

首先,它们可能是正常的骨性解剖结构。可以通过观察骨骼模型,来了解肋骨是如何向后突出的。虽然不常遇见,但看似紧张的颈部区域实际上可能是肋骨。有一小部分人群可以在前面触摸到颈肋,但这非常少见。

其次,紧张的区域可能是正常的肌肉组织。回忆一下肩胛提肌,它起自颈椎的横突,止于肩胛骨上角。注意它在背部是如何扭成一束的。有时候,你摸到的结节可能是这个区域的正常肌肉,而不是紧张的组织。

如果你怀疑肩胛提肌上确实有扳机点,并且不是正常的肌肉解剖结构,那么第 2 章内容的学习,将可以帮助你在不同的体位,更好地评估肩胛提肌。

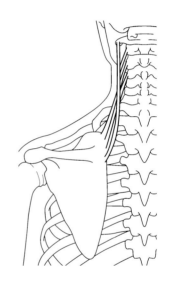

最后,触及的结节还可能是脂肪瘤、肿瘤或者瘢痕组织等。本书这部分内容不是要讲授诊断,如果你不确定所发现的结节究竟是扳机点,还是正常的肌肉骨骼,那你应该将这位患者转介给其他医生。

技巧 19:枕下肌群的重要性

附着于前两块颈椎,位于头骨底部的四块小肌肉统称为枕下肌群,它们负责摇头和歪头动作。将指尖放在自己枕骨下,可以感受到枕下肌群的颤动。现在将眼睛转一圈,你是否可以感受到枕下肌群的收缩?其中的一块肌肉是头后小直肌,特别稀奇的是,这是一块少有的、肌梭比例非常高的肌肉。肌梭比例高和本体感觉相关, 因此,外伤(如挥鞭伤)会导致这块肌肉明显萎缩,并可能导致平衡感下降。

头后小直肌的重要性还在于,它还通过一层筋膜和大脑硬脑膜相连。枕下肌群的紧张和扳机点的形成,可能是引起紧张性头痛的原因,因为增加的张力可以通过筋膜传递到硬脑膜。

此外,枕下肌群受伤或萎缩会引起平衡失调,可能会导致腘绳肌紧张。关于这方面的研究和讨论,可以参考 McParland 等 (1997)和 Moseley(2004)的相关文章。

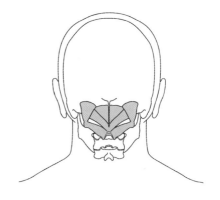

技巧 20：枕下肌群的触诊

枕下肌群在斜方肌和颈后部厚筋膜的深层，因此很难有效地触诊。触摸颈后部的一个方法是让患者取俯卧位，但是如果需要转动头部，患者就需要将头部抬起，然后后伸颈部；此时颈后部的肌肉就会紧张，这会让触诊变困难。一个替代的方法是，让患者取仰卧位。尝试在不同的体位触诊颈后部，看哪个方法更适合你。

- 患者取俯卧位，你站在床头。

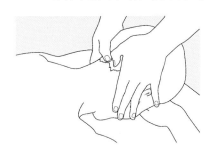

- 患者取仰卧位，你站在床头，双手放在患者颈部两侧。

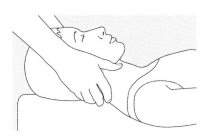

- 患者取仰卧位，你面对患者，双手放在患者颈部两侧。

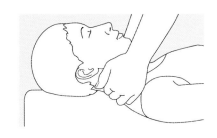

- 患者取仰卧位，你站在床头，用手托住颅骨底部。

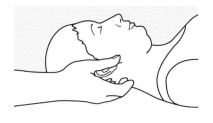

- 患者取侧卧位，你站在他的身后。

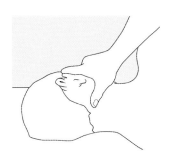

技巧 21：患者对疼痛的认识

在"技巧 7：记录不适"中你已经知道，记录患者描述症状的词汇非常重要。同时，需要考虑颈部问题对个人日常活动能力的影响：它如何影响工作、家庭生活及兴趣爱好。基于"Oswestry 腰痛残疾问卷"（Fairbank 等，1980），颈部残疾指数（neck disability index，NDI）可用来自评颈痛引起的功能障碍程度。英国的 Northwick Park 医院设计了类似的问卷——"Northwick Park 颈痛问卷"（Leak 等，1994）。这两份问卷均由一系列问题构成，包括疼痛程度、个人生活自理情况（如洗漱、穿衣等）、提重物、阅读、头痛、注意力、工作、驾驶、睡眠和娱乐。

这些问卷的目的，是要确定有颈部问题患者的功能障碍程度。这些结果可以作为基线，来评价干预措施是否能降低患者的功能障碍水平。

在挥鞭伤综合征（WAD）患者中，Hoving 等（2003）检验了这些问卷的有效度。他们指出，问卷缺少情感和社交类项目，而这些也是重要的调查内容。不过，你可以使用问卷中的副标题作为提示，来评估他们的颈部情况如何影响日常生活。下面提供一个简单的表格样本。

活动	评估
疼痛程度	
个人生活自理	
提重物	
阅读	
头痛	
注意力	
工作	
驾驶	
睡眠	
娱乐	

技巧 22：颈部残疾指数

Vernon 和 Mior(1991)设计了一份问卷,叫作"颈部残疾指数"(NDI),纳入了绝大多数人的日常生活里可能会被颈部问题影响的活动。为此,他们设计了一系列问题,包括以下 10 个部分。

- 第一部分:疼痛程度
- 第二部分:个人生活自理情况(如洗漱、穿衣等)
- 第三部分:提重物
- 第四部分:阅读
- 第五部分:头痛
- 第六部分:注意力
- 第七部分:工作
- 第八部分:驾驶
- 第九部分:睡眠
- 第十部分:娱乐

通过患者对问卷上每一部分问题的回答,临床医生可以更好地了解颈部问题是如何影响日常生活活动能力的。这些问题的答案对应不同的分值,可以记录并计算总分。在治疗中可以随时用 NDI 来衡量患者状况,以确定特定的干预是否有效。

问题:我不是医生或者颈部问题的专家,是否仍然可以使用这个问卷?

使用该问卷的一个作用,是帮助患者了解自己在哪些方面是没有问题的,即日常生活中不被颈痛影响的部分。它可以有效地帮助患者了解自己一天当中没有疼痛的时间和他们在这些时间可以完成的活动。另一个作用是,可以用它来帮助医生思考和询问。例如,如果第四部分,即"阅读"的分值较高,你就可以研究它是否和患者阅读的姿势有关,比如,阅读时是坐在高背椅上还是坐在床上,也可以询问不适感是否和书的重量有关,还可询问是和拿着书放在膝盖上,还是放在书桌上有关。一位患者说,他坐在桌前阅读杂志的时候颈部会疼痛,但是他拿着这本轻便的杂志在眼前阅读时,可能就不会疼痛。通过这个问卷获得的这些信息,可以更好地帮助患者找到控制疼痛的方法。

如果你想尝试这个问卷,则可以先在有明确颈部问题的家人或朋友身上进行练习。请他们先阅读简单的说明,然后填写问卷。你需要阅读问卷后面的说明,了解如何评分。

当你阅读并理解了如何使用 NDI，你就可以使用下表来记录 5 位颈部不适患者的分数了。比较其分数，分数高提示这位患者具有较高颈部相关残疾指数。你是否同意呢？是否可以说你的患者得分越高，越存在较高水平的残疾？另一个有用的对比是，检查 5 位已知患有同种颈部疾病的患者得分情况，如挥鞭伤或神经压迫的患者。

NDI 练习		
患者	NDI 分数	评价
患者 1		
患者 2		
患者 3		
患者 4		
患者 5		

NDI

患者须知:本问卷旨在帮助医生更好地了解你颈部疼痛问题及其影响日常生活能力的情况。请回答下面每一个部分的问题,在最符合你情况的那个选项前打钩。如果某一部分中有两项或多项描述符合你目前的状况,请选择最符合的那一项。

第一部分:疼痛程度

☐ 现在没有疼痛。
☐ 现在疼痛非常轻微。
☐ 现在有中等的疼痛。
☐ 现在有较严重的疼痛。
☐ 现在有非常严重的疼痛。
☐ 现在有难以想象的疼痛。

第二部分:个人生活自理情况(如洗漱、穿衣等)

☐ 个人生活能自理,且不会产生额外的疼痛。
☐ 个人生活能自理,但会产生额外的疼痛。
☐ 个人生活能自理,但会产生较大疼痛,以至行动缓慢且小心。
☐ 能完成大部分的个人生活自理,但需要一些帮助。
☐ 在大部分情况下需要帮助。
☐ 不能自己穿衣服、洗漱,只能待在床上。

第三部分:提重物

☐ 能提重物,且不会产生额外的疼痛。

☐ 能提重物, 但会产生额外的疼痛。

☐ 疼痛让我无法将重物从地面提起,但是如果东西放在合适的高度,比如桌面上,那我就可以提起。

☐ 疼痛让我无法将重物从地面提起,但是如果是轻至中等重量的物品,且放在合适的高度,我还是可以提起的。

☐ 我只能提起非常轻的东西。

☐ 我不能提起任何东西。

第四部分:阅读

☐ 我可以阅读很长时间,且不会产生颈部疼痛。

☐ 我可以阅读很长时间,但会产生轻微的颈部疼痛。

☐ 我可以阅读很长时间,但会产生中度的颈部疼痛。

☐ 由于颈部中度的疼痛,我无法阅读很长的时间。

☐ 由于颈部严重的疼痛,我几乎无法阅读。

☐ 我无法阅读。

第五部分:头痛

☐ 我没有头痛。

☐ 我偶尔会感到轻微的头痛。

☐ 我偶尔会感到中度的头痛。

☐ 我经常会感到中度的头痛。

☐ 我有严重的头痛,并且发作频繁。

☐ 我几乎一直头痛。

第六部分:注意力

☐ 在需要的时候,我能完全集中注意力。

☐ 在需要的时候,完全集中注意力对我来说略有困难。

☐ 在需要的时候,集中注意力对我来说有相当程度的困难。

☐ 在需要的时候,集中注意力对我来说非常困难。

☐ 在需要的时候,集中注意力对我来说异常困难。

☐ 我完全不能集中注意力。

第七部分：工作

☐ 只要我想做的工作，我都能完成。

☐ 我能完成日常的工作，但不能完成更多。

☐ 我能完成日常工作的大部分，但不能完成全部。

☐ 我不能完成我的日常工作。

☐ 我几乎不能完成任何工作。

☐ 我完全不能完成任何工作。

第八部分：驾驶

☐ 我可以驾驶，且没有任何颈部疼痛。

☐ 我可以想驾驶多久就驾驶多久，但颈部会稍有疼痛。

☐ 我可以想驾驶多久就驾驶多久，但颈部会有中度疼痛。

☐ 由于颈部中度疼痛，我驾驶的时间没有预料中的久。

☐ 由于颈部重度疼痛，我几乎无法驾驶。

☐ 我无法驾驶。

第九部分：睡眠

☐ 我没有睡眠问题。

☐ 我有非常轻度的睡眠问题（少于 1 小时的失眠）。

☐ 我有轻度的睡眠问题（1~2 小时的失眠）。

☐ 我有中度的睡眠问题（2~3 小时的失眠）。

☐ 我有重度的睡眠问题（3~5 小时的失眠）。

☐ 我有非常严重的睡眠问题（5~7 小时的失眠）。

第十部分：娱乐

☐ 我能完成所有的娱乐活动，且没有任何颈部疼痛。

☐ 我能完成所有的娱乐活动，但颈部会稍有疼痛。

☐ 由于颈部疼痛，我只能完成大部分日常的娱乐活动，但不能全部完成。

☐ 由于颈部疼痛，我只能完成一小部分日常的娱乐活动。

☐ 由于颈部疼痛，我几乎不能完成娱乐活动。

☐ 我完全不能完成任何的娱乐活动。

怎么给 NDI 打分?

这 10 个部分的评分是相互独立的,每个 0~5 分,然后相加,总分最高为 50 分。请注意,每个部分有 6 个描述,第一条是 0 分。如果是第一条被打钩,则这部分得分为 0 分,如果是最后一条被打钩,则为 5 分。

例如:

第三部分:提重物

☐能提重物,且不会产生额外的疼痛。(0)

☐能提重物,但会产生额外的疼痛。(1)

☐疼痛让我无法将重物从地面提起, 但是如果东西放在合适的高度,比如桌面上,那我就可以提起。(2)

☐疼痛让我无法将重物从地面提起,但是如果是轻至中等重量的物品,且放在合适的高度,我还是可以提起的。(3)

☐我只能提起非常轻的东西。(4)

☐我不能提起任何东西。(5)

待 10 个部分都完成后,将患者所得总分翻倍,以获得一个百分数。

举例 1:将患者分数相加,得分为 30 分,那么 30×2=60。则其残疾百分数为 60%。

举例 2:如果患者总得分为 12 分,那么 12×2=24。则其残疾百分数为 24%。

百分数越大,则颈部问题影响日常生活的程度越大。如果患者无法完成所有的部分,仍然可以使用这个问卷吗?答案是:可以。例如,如果患者不会开车,他就无法完成第八部分的评估。

当问卷存在不能完成的部分,或者有漏填的部分时,其残疾百分数的计算方法是,将剩余部分的总分,除以完成的部分数的 5 倍,再乘以 100%。

$$\frac{患者的总得分}{完成的部分数\times5}\times100\%=残疾百分数(\%)$$

例 1：某患者完成了 10 个部分中的 9 个，其总分为 30 分。

$$\frac{30}{9 \times 5} \times 100\% \approx 66.67\%（残疾百分数）$$

例 2：某患者完成了 10 个部分中的 9 个，其总分为 22 分。

$$\frac{22}{9 \times 5} \times 100\% \approx 48.89\%（残疾百分数）$$

技巧 23:姿势评估的注意事项

在评估头颈部姿势时,需要注意的事项如下:

耳朵水平	头颈倾斜
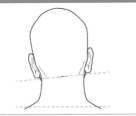	
双耳不在同一水平,可能意味着患者头颈部向一侧侧屈,或者也有可能仅仅是因为他们一侧耳朵位置高于另一侧。如果是后者,患者一般是知道这个问题的,因为他们会反映说很难将眼镜佩戴好。	休息时患者颈部向一侧侧屈,其原因很可能是侧屈一侧的肌肉有缩短,尤其是肩胛提肌、斜角肌、胸锁乳突肌,以及斜方肌上束。

更多的关于颈部姿势评估的内容,请参考 Johnson(2012)的论述。

头颈部旋转	颈椎的排列
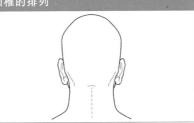	
你能看到患者一侧的脸比另一侧多吗?能否看到一侧下颌或睫毛较多?休息时,颈部旋转至右侧的患者,其右侧的斜角肌和肩胛提肌均有缩短,同时左侧的胸锁乳突肌张力会增高。	查看颈椎本身的排列是很有意义的。它看起来是否是垂直的?是否有伤痕或肿胀?颈后方两侧的椎旁肌是否有明显的凸起?双侧的肌肉是否张力一致?

从下图中可以看到,颈部很小的一个侧向偏移就可显著改变上颈椎和头骨之间的角度。在角度变小侧(a),组织缩短。在角度变大侧(b),组织拉长。这些发现可能有助于我们解释患者的症状,进行下一步治疗。

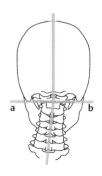

头部向前姿势,是指头部在身体前方的一种姿势。头重 5kg 左右,且直接架在胸廓上方,因此,头部的重量是由轻微向前凸的颈椎所支撑的。但是,当你的头向前移动时,颈后部的肌肉(如肩胛提肌)需要更用力地收缩。在每天的活动中,头颈部向前向后交替前屈、后伸是有益的,但是长期保持向前姿势则是不好的。当头部保持在向前姿势,颈后部的肌肉需要持续收缩以保持该姿势,久而久之肌肉产生疲劳,组织被拉长而变得紧张。这是处于这种姿势的患者产生肩颈部疼痛的原因之一。

随着颈后方肌肉的拉长和疲劳,肌肉会变弱。颈前方的肌肉也会因为长期处于非最佳姿势而变短、变弱。这样会导致头颈部生物力学的改变,进而引起身体其他部位的一系列连锁反应。脊柱的其他部位会通过拉紧,来平衡因过于前倾并远离身体中线而变得异常沉重的头颅。正是出于这个原因,很多治疗师认为,在胸腰椎疾病患者中,如果头颈姿势的问题没有得到解决,仅针对胸腰椎进行处理,其疗效是短暂的。我们现在还不确定保持头部向前姿势是否会引起下背痛,但这个假设看上去很合理,即头部向前的姿势会加重腰部的功能障碍。

头的位置	颈胸交界
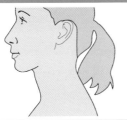	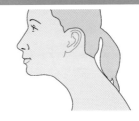
头部是在胸廓正上方，还是在偏前方？这种姿势会导致肩胛提肌的紧张，因为肩胛提肌为了保持和移动头部至相对理想的姿势，需要进行等长收缩。在这个姿势下，枕下肌群会紧张，以将头部向后倾斜，使得眼睛朝前。当对其枕下肌群进行触诊、按摩时，患者会感觉到放松。	观察 C7 的位置，是否有脂肪组织过度堆积？在头部向前姿势的人群中，C7 和 T1 交界处的组织凸起比较常见。
	问题：是什么原因导致了脂肪的沉积？目前仍不清楚，可能和激素相关（因为脂肪沉积在女性中更常见），同时可能和姿势改变导致的颈胸部生物力学效率降低有关。

头的位置	锁骨
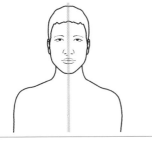	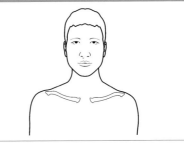
头是否舒适地位于胸廓上方？鼻子是否与胸骨柄对齐？从后方观察到的旋转和侧屈，在前方是否也明显？	两侧的锁骨是否在同一高度和方位？锁骨和胸锁关节形成的角度是多少？角度越大，则该侧的肩部越高。两侧锁骨是否有平滑的轮廓？

肌肉张力	肩的水平
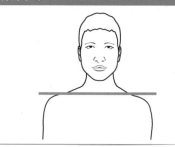	
你可以看到斜角肌和胸锁乳突肌吗？是否有一侧的颈部肌肉张力较对侧增高？这些肌肉的突出，可能提示头部向前姿势或者慢性呼吸系统疾病。	不可能将颈部和肩部分开，因此，任何对于颈部的观察，都应该将肩部的位置考虑进去，包括前后位和侧位的观察。

技巧 24：功能性力量测试

颈部肌肉力量的测试，一般是由检查者顶住患者的头部，让患者试着分别向各个方向运动头部，一次朝向一个方位，检查者记录患者所表现的力量，判断是否属于同龄人的正常范围，左右两侧是否有明显的减弱或差异，以及这样的阻力是否会引起患者的不适症状。然而，这种测试往往是物理治疗师、整骨师、脊柱治疗师和运动治疗师的职责，而不是按摩师的任务。

一个最简单且安全的评估颈部肌肉力量的方法是，要求患者抗重力下完成主动的颈部活动。下面的表格列出了 4 个不同的运动测试，以及与各个运动测试相关的肌肉。患者应该能重复运动 6~8 次。如果只能重复 1~2 次，则表示相关的肌肉中有 1 块或更多的肌肉力量较弱。

体位	运动	相关肌肉
仰卧	颈部前屈 	胸锁乳突肌 斜角肌 颈长肌 头长肌
俯卧	颈部后伸 	头夹肌 枕骨下肌 最长肌 肩胛提肌 半棘肌(头半棘肌和颈半棘肌) 斜方肌上束
侧卧	侧方屈曲 	斜方肌 肩胛提肌 斜角肌 胸锁乳突肌 头夹肌
仰卧	颈部旋转 	胸锁乳突肌 头夹肌 颈半棘肌 枕下肌 斜方肌

第 **2** 章

颈部治疗

技巧 1：少即是多   58

技巧 2：通过柔和的肩部牵引增加颈部
活动度   61

技巧 3：使用毛巾增加活动度的两种方法   64

技巧 4：通过柔和的被动牵伸来放松颈后
部肌肉   66

技巧 5：当心过度屈曲颈部   68

技巧 6：使用毛巾辅助颈部被动牵伸   69

技巧 7：改变治疗的体位   70

技巧 8：5 种帮助俯卧位触诊的方法   72

技巧 9：俯卧位下的 5 种治疗方法   76

技巧 10：仰卧位治疗颈部的方法   79

技巧 11：侧卧位治疗颈部的方法   86

技巧 12：坐位治疗颈部的方法   89

技巧 13：治疗枕下肌群   93

技巧 14：了解肩胛提肌   99

技巧 15：处理肩胛提肌扳机点   100

技巧 16：肩胛提肌的摆位放松   102

技巧 17：斜方肌/肩胛提肌的软组织松
解技术   104

技巧 18：治疗斜角肌   106

技巧 19：治疗胸锁乳突肌   108

技巧 20：颈部肌肉能量技术   110

技巧 21：颈部贴扎的使用   113

第 **2** 章

颈部治疗

本章的主题是"少即是多"。如果你正努力地寻找如何更好地治疗颈部问题的技术，或者你只是想要了解更多的治疗方法，本章的内容就值得学习。你会发现这里提到的很多技巧，都是鼓励你放松，集中注意力，通过非常轻柔的触诊来探索身体的细微变化。当你尝试这些不同的方法时，你需要小心谨慎地去感受身体细微的改变。这些改变虽然细微，但却可以是积极的，并往往是很有意义的。你会发现，做得越少，越能帮助患者放松和促进修复。与使用过多手法治疗来消除紧张、疼痛、僵硬或不适相比，轻柔的触摸能让患者更加受益。

有些技巧有助于改善你和患者的关系，有些技巧提供治疗特定肌肉的方法，如枕下肌群、斜角肌、胸锁乳突肌等。

如果你是一名按摩师，你会欣喜地发现，按摩对于治疗颈部疼痛是有效的。使用按摩来治疗颈部疼痛的相关研究，可参阅 Sherman 等（2009）和 Ezzo 等（2007）的文章。

技巧 1：少即是多

你是否曾经碰到过这样的颈痛患者，他在治疗初期症状似乎有所改善，但是随着时间的推移，治疗的效果就进入瓶颈期。你是否遇到过这样的情况，当你对一位患者重复同样的治疗，期待能改善患者的症状，但是却沮丧地发现并没有多大的改变。也许有些时候，你用尽了所有已知的方法和技巧，但仍然无法达到你的预期效果。处理这些问题是非常棘手的。

一般情况下，治疗或多或少会带来一些改善，因此我们会继续提供同样的治疗或建议，希望很快就会有突破，并期待患者会在下一次访视时说："嘿！在上一次治疗之后，我本来并没有预期有什么不同，但当我星期日醒来的时候，我发现我又可以看到我的左肩了！"我们经常告诉患者，解决问题需要几周甚至几个月的时间，颈部疼痛的发生是长年累月的结果，治疗也不可能一蹴而就。因此，为了患者的最大利益着想，在接手患者的时候，就要构思好治疗的进程：什么时候患者可以自我管理或者症状已完全消失，何时可以考虑结束治疗。你可能会碰到这种情况，刚开始的时候治疗效果特别好，患者症

状马上得到改善，但随着进一步的治疗，这种改善越来越少。如果这种情况发生在一个成功的治疗方案的末期，则是很好的现象，因为预期的改变，确实应该是随着时间的推移越来越小。随着病情的改善，治疗效果应该越来越弱，直到患者自然地脱离治疗。但是，如果这种症状改善程度的下降是不合理的，是在患者疼痛、僵硬或其他症状缓解之前发生的，那对于治疗师来说是一个问题。总会有一种感觉：我们应该做得更多，我们想要做得更多。从积极意义上讲，如果你目前为患者提供的治疗效果不佳，那么你还可以尝试更多的方法，而不是持续相同的治疗。

1.重新评估患者　和刚开始接手一样，你需要重新评估患者，包括他们的活动范围、活动质量，通过询问他们在工作、业余或生活方式上有什么改变，以确定这些变化是否与目前的症状有关。患者可能会做一些他们认为不会影响颈部的事情，所以也就不会告诉你这些事。如他们看一整部喜欢的电视剧，或者从头到尾读一遍《战争与和平》，或是织一张特大号的毯子。所有这些行为都需要长时间保持

颈部静止不动,这对于大部分人来说都不是一件好事。静止姿势很可能会加重一些颈部问题。应识别使病情持续加重的影响因素,因此重新评估也是很有用的。第 1 章提供的 20 多个关于颈部评估的技巧,对你是否有用呢?

2.咨询同事　经过患者的同意后,你可以邀请你的同事进行重新评估。也许同事能发现一些你没注意到的东西。他们可能会通过不同的手法或提问方式得到一些不同的答案,也可能会在检查时进行一些微小的改变,如更有力或更轻柔的触诊。征求他人的意见是有意义的,同事们时常会有一些不同的看法。观察其他的治疗师如何进行颈部评估,本身就是一种宝贵的学习经验。

3.集体讨论　在保证患者隐私的前提下,你可以集思广益,征求其他治疗师的意见。有人可能会建议一些你之前没有考虑过的评估、治疗或技术,这些可能会有所帮助。或许有治疗师曾经治疗过类似的患者,可以借鉴并分析这些病例有哪些相同点,哪些不同点,哪些治疗是有效的。

4.通过互联网获取信息　分享有效的治疗信息是很有价值的。有时候,这些信息可以从同事那里收集,也可以在互联网论坛上找到。论坛是很好的信息分享平台,通过用户发布的评论可以学习到很多,但你需要分辨哪些信息是有价值的。

5.考虑转介　你可以将患者转介给更有经验的治疗师,或者不同领域的专家。如果以你现有的能力和治疗方案,患者无法得到有效的治疗,那么这个情况可能是超出了你的能力范围。将患者转介表明你优先考虑患者的需求,是一种勇敢的行为,而不是懦弱的行为。

问题:转介患者前需要等待多长时间?

这是个很难回答的问题,因为这取决于症状的性质和严重程度,以及主管部门的规定或保险报销政策等。这个问题的答案,取决于你认为这样是否能给患者带来最好的治疗结果。

6.停止手法治疗　如果你认为你已经正确评估了你的患者,并且不希望其他治疗师介入,则无须转介。另一个可选择的方法,是减少而非增加颈部的治疗。在极端的情况下,甚至可以完全停止手法治疗。结合第 3 章提供的后续养护技巧，选择你认为适合该患者的技巧。使用这些技巧帮助患者自我管理，而你可以随时提供建议。

7.减少压力　有时候，我们会有过度治疗的风险。也就是说，因为我们想要更好地帮助患者，我们会尝试做得太多、太快，或者在某个特定治疗阶段过度用力按压。有时候患者会享受这样的深部按压，并产生一定的疗效。有时候，特别是在评估阶段，当我们发现肌肉张力明显增加的区域，我们会有一种感觉，即只要处理这一个区域，患者症状就能得到改善。但有时选择按摩治疗时，可以尝试减少一半的力量，使按摩压力减少一半，接着再减少一半的按摩深度。如果你是一位习惯于使用较大力量的治疗师，特别是曾经通过深层组织按摩取得过很好的疗效，这样的改变对你来说会是困难的。但有时候，当我们退一步休息一下，选择减少工作量，治疗效果反而会改善。可能只有更加缓慢、温柔和耐心的治疗，才能和疾病的本质调和。静静坐着，以仅可感知的轻柔触摸进行按摩，这样患者才能调整情绪，接受他们所需要的治疗。

8.改变关注点　将患者身体的不同部位结合起来考虑。有时候，比起直接在该区域的治疗，远离问题区域的治疗会带来意想不到的疗效。我们会在技巧 2 中列举一些治疗技巧，说明如何通过治疗肩部，来增加颈部的活动度。

技巧2:通过柔和的肩部牵引增加颈部活动度

现在让我们将"少即是多"的方法付诸实践。一个很好的"少即是多"的治疗案例就是,想象你正要治疗一位颈部肌肉紧张的患者。你知道颈部和肩部在解剖学上关系密切,它们是无法独立的,大量的结构将这两部分结合在一起,并将它们和头面部、上肢及胸廓连接在一起。

问题:举例说明连接颈部和肩部的结构有哪些?

肩胛舌骨肌是一块带状肌肉,将肩胛骨与舌骨在咽喉前部相连接。斜方肌上束连接着肩胛骨、锁骨、颈椎和枕骨。臂丛神经是源于颈部而走行朝向腋窝的一组神经。三角肌的筋膜连接胸部、颈部和手臂。肩部的皮肤连接颈部、胸部及面部的皮肤。

因此,可以借助这些相互连接的结构,通过降低肩部的张力,进而降低颈部的张力。牵引常常可以缓解肌肉紧张,但不是去牵引颈部,而是轻轻牵拉连接肩颈部的组织,会怎么样呢?这不是唯一的治疗方法,你还可以去牵拉颈部,按摩颈部,使用你熟悉的任何其他技术。但是,有时候在尝试直接进入治疗前,从一些非常简单的动作开始,可能会带来更好的疗效。

问题:如果在简单的牵引后即产生显著的疗效,那还需要进一步的治疗吗?

你可以考虑不再进行进一步的治疗。让简单的治疗充分发挥其作用,在第二天或几天后再次评估病情,有时候这样更好。这种非直接的治疗方法,疗效可能会让人惊叹。

问题:这种治疗的禁忌证是什么?

对于肩关节半脱位或脱位的患者,伴有已知的过度活动综合征的患者,或者近期有颈肩部外伤的患者,不适合使用这个技巧。

排除相关的禁忌证后，如果你认为患者适合做简单的肩–颈牵引，可按下列步骤操作。

第1步　患者取仰卧位，放松。治疗师站在治疗床的一侧。如果可以，避免在头下垫枕头。轻轻抓住患者的手臂，将其紧贴患者身体。然后对肩关节施加轻微的牵引力，避免牵拉肘部和前臂。你需要找到在肘部以上扣住患者手臂的方法。你可以让患者将手臂放置在你手臂的内侧，就像要握住你的肱三头肌，或者在患者肘部屈曲时握住其上臂。无论你选择哪一种方法，应避免牵拉患者肘部，这一点很重要。你需要将牵引的力量尽量集中在患者的肩关节。尝试不同的牵拉方法，直到你和患者都觉得舒适。

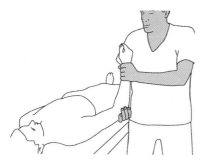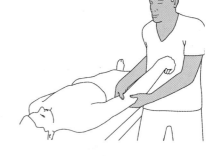

问题：为什么要避免牵引肘部？

当牵引上肢时，力量通过软组织（皮肤、筋膜、肌肉、肌腱、韧带、神经、血管等）进行传递。如果你在患者上臂（即肱二头肌、肱三头肌区域）处握住其上肢并轻柔地牵引，这种柔和的伸展力量首先传导至肩部，然后通过连接颈肩部的软组织传导至颈部。而当你握住的是患者肘部以下的部分（前臂区域），那么这个力量的传递需要先通过肘部的软组织，到达上臂，然后再到肩部，最后到达颈部，最终使肩、颈部获得的牵引力量显著减弱。如果你用手握住的是患者手部，牵引力的传递需要通过手腕、前臂、肘、肩部，最后到颈部的一些软组织。将手放在肘部以上有两个原因。首先，我们希望牵引的焦点是肩颈部的软组织。握住手臂比握住肘部更能实现这一点。其次，是避免牵拉肘关节本身或其他远端的组织，因为尽管你施加的力量很轻柔，但还是会有很多人感到不适，特别是当上肢肌肉紧张的时候。有些技巧涉及手肘远端，但这里我们讲的技巧，是尽量握住上臂处，让牵引集中在肩颈部。

技巧：

　　与同事一起练习时，握住对方的手腕或前臂，然后根据下图所示，作为被检查者，比较不同部位的牵引有何不同感受。

　　第 2 步 保持患者手臂靠近身体，进行轻柔地牵引，并保持住。保持你的体位不变。告诉自己要放松，让患者不要说话。如果患者感到不适，请他随时告知你，随即停止牵引。当持续牵引时，你是否能够感受到患者在放松？是否感受到患者手臂和肩部组织的释放？需要一段时间让患者适应这个体位和治疗，从而产生放松和释放感。

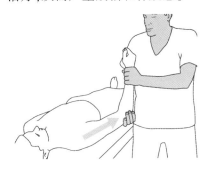

　　第 3 步 对于一些患者来说，通过这种非常简单的肩部牵引，其肩颈部软组织逐渐得到放松，就足以缓解颈部的僵硬。为进一步优化牵引，在你牵引到位时，患者可以缓慢地将头转离你，即在舒适的范围内将头尽可能地转向对侧。需要注意的是，你需要在患者转头前先施加牵引的力。这样，患者可以通过控制头部旋转范围，进而控制颈肩部软组织的牵引强度。如果患者在治疗师施加牵引前就旋转头部，那么就是由治疗师在控制牵引的幅度。这样可能会给软组织造成过度牵引。

　　第 4 步 几分钟后，轻轻恢复到牵引前的体位：让患者将头转回中立位置（如果患者头部已经发生旋转），并松开牵引。轻轻将患者手臂放回治疗床上，然后在对侧手臂重复该治疗。

问题：本技术和肌筋膜松解术（myofascial release，MFR）中的拉臂动作一样吗？

　　不一样，在进行肌筋膜松解术时，你握住的是患者的手和手腕，同时患者前臂需要轻轻旋转。MFR 是很有用的，如果你对此感兴趣，可以参加 MFR 的培训。

技巧 3：使用毛巾增加活动度的两种方法

这两种使用毛巾来增加颈部活动范围的方法都非常温和。一条不太厚的、擦手巾大小的毛巾比较合适。

方法 1

患者取仰卧位，将毛巾放在头下，待他感觉舒适后，如图所示，抓住毛巾的两端，轻轻地将患者的头部从一边转动到另一边，务必要慢慢移动头部。

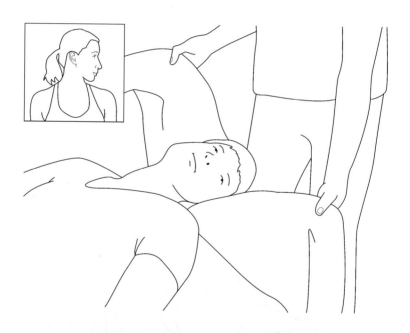

技巧：

避免患者将头部从治疗床上抬起，因为当头部被抬起时，患者会不自主地收紧颈部的肌肉。很多患者在头部靠着床的时候才会感到安全，从而才能放松。

这种方法的优势在于,治疗师不需要用手触摸患者的头面部即可旋转其头部。一些患者喜欢颈部被动旋转的感觉,但是不喜欢油腻的双手放在他们的脸上或头发上。你可以自己去体验,从而找到将头部从左到右和从右到左旋转时,活动最舒适的速度。

问题:做这个动作的禁忌证是什么?

对于大部分接受颈部按摩的患者来说,这个方法是安全的。但是,因为它涉及旋转活动,对患有内耳疾病(如梅尼埃病)的患者须谨慎。

方法 2

与方法 1 相似,但不是旋转,而是使颈部侧屈。要做到这一点,只需要改变头部运动的方向,注意患者的反馈,因为当你拉长或拉伸一侧颈部时,会被动缩短对侧的颈部肌肉。

> **技巧:**
> 为了避免缩短侧的肌肉发生痉挛,保持颈部侧屈的时间不宜太长。

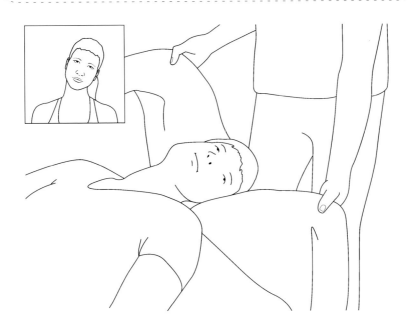

技巧 4：通过柔和的被动牵伸来放松颈后部肌肉

Manheim 和 Lavette(1998)在他们杰出的著作《肌筋膜松解手册》(*The Myofascial Release Manual*)中，描述了如何放松颈后部软组织的手法，即肌筋膜松解术(MFR)，可能你还并不熟悉这个方法。如果你是按摩治疗师，则需要知道，这里介绍的这个技术，是不能使用按摩介质的。这个技术非常温和，但即便如此，如果使用油或蜡，会导致牵引时手指不能充分抓住皮肤。因此，在练习此技术时，不要使用任何的油或蜡，直接操作即可。

第 1 步   患者仰卧，治疗师站在治疗床的头部，并确保姿势舒服。只要你做过一次，你就会知道是否需要更换治疗位置，如从站位换到坐位。Manheim 和 Lavette(1998)建议，患者的体位摆放原则，是让你能方便地将双侧肘部支撑在治疗床上。

第 2 步   首先轻轻摇晃患者的头部，取得他的信任，鼓励他放松。然后慢慢按摩颈后部，准备好后，选择下一页图示中 4 种手法中的其中一个。

第 3 步   施加非常温和、持续的牵伸力，直到你刚刚感受到一些阻力为止。保持这个姿势，直到你感觉到患者组织的放松。一旦你感受到这种放松，要么停止，要么再次轻轻牵伸。

> 技巧：
>
>   逐个练习这 4 种手法，可在不同的患者身上进行练习，确定你觉得最舒适的方式。你可以在同一个患者身上练习所有的 4 种手法，但需要注意，不要过度治疗而引起该患者的疲惫。与其他技术一样，你会发现由于解剖结构的差异，不同的手法适合不同的患者。

可供选择的手法

- 用一只手在头骨底部托住患者头部,另一只手重叠在下,轻轻施加额外的力。

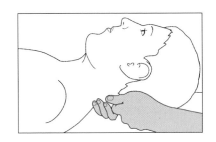

- 用双手托住患者头骨底部。

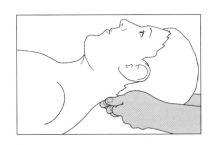

- 用一只手在头骨底部托住患者头部,另一只手放在患者的肩上。

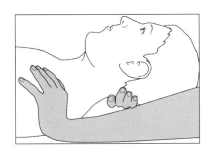

- 用一只手在头骨底部托住患者头部,另一只手紧贴皮肤放在患者的胸骨上(这个动作对于某些患者可能不太合适)。

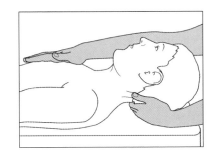

技巧 5：当心过度屈曲颈部

熟知解剖结构，可以帮助你成为更好的治疗师。比如，了解最上面两个颈椎的形状和功能，能够帮助你更好地治疗。C1 和 C2——寰椎和枢椎，它们的关节突关节的角度和其他的椎体不同。在 C3~C7 椎体中，关节突关节面是呈一定角度倾斜的。而寰椎和枢椎虽然也有倾斜，但角度相对较小。

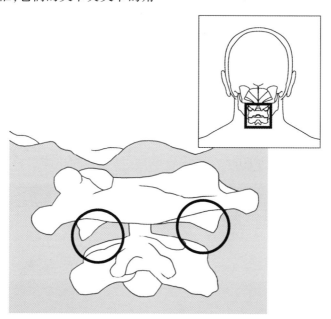

相对来说，寰枢椎关节突关节要比其他颈椎更水平。那么了解这个对于我们的治疗有什么帮助呢？

首先，头颈部过度加压屈曲的姿势，通常用于牵伸颈后部的软组织。屈曲时，寰枢椎的关节突关节受压。颈部屈曲牵伸时常用的过度加压屈曲，容易导致这两节椎体关节突关节承受过大的力。对于大部分健康的人群来说，这不是一个问题，但是在骨质疏松的患者，或在关节突关节异常的患者中，这可能会有危险。在这种情况下，应避免在头颈部主动和被动牵伸时采用过度加压屈曲。替代的牵伸方法更加安全。下一个技巧将会介绍在不屈曲颈部的前提下，牵伸颈后部肌肉的方法。

技巧 6：使用毛巾辅助颈部被动牵伸

对于那些喜欢牵伸力度更重一些(相比于技巧 4)的患者，下面这个技巧会有用。这个技巧很容易操作，但是要注意，患者感受的牵伸强度，会受到你拿毛巾的姿势，和治疗床高度的影响。

第 1 步　患者取仰卧位，放一条小毛巾在其头部下方。确保患者已经取掉所有的耳饰。检查毛巾的位置。当你提起它时，能很好地兜住颅底部的枕骨。在尽可能贴近患者面部的位置抓住毛巾。这一点很重要，因为如果抓住毛巾的位置离面部太远，牵伸的感觉会很不一样，它不但不能产生轻柔的牵伸效果，反而会导致头部轻度向后过伸。

第 2 步　慢慢地、小心翼翼地把毛巾向自己的方向牵拉，温柔地牵伸颈后部肌肉。

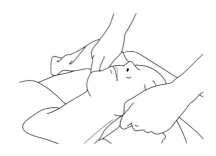

> **技巧：**
> 一个小技巧是，使用毛巾本身的边缘，而不是折叠的边缘，这样可以更好地兜住枕骨。

> **技巧：**
> 由于牵伸时毛巾会蒙住患者的耳朵，患者听不清你说话。因此，应事先设立一个简单的信号，来提示牵伸是否过度，或者患者是否需要暂停。这种信号可以很简单，比如举手示意。

技巧 7：改变治疗的体位

为了提供更多样化的治疗，或者在改善不明显的患者中，你可能会考虑改变患者正在接受治疗的体位。比如，从俯卧位到仰卧位，从仰卧位到坐位，或从坐位到侧卧位等。技巧 8~11 中，提供了利用不同的体位治疗的方法。我们将每种体位的优缺点总结如下。

俯卧位	
优点	**缺点**
• 方便触及颈后部。 • 颈后部结构如肩胛提肌、斜方肌和椎旁肌都可以一目了然，方便评估和治疗。 • 方便对颈后部、肩部和胸部进行连贯地按摩。 • 治疗师可以站在治疗床的床头或者侧方。 • 适合有严重脊柱后凸的患者。 • 适合需要治疗枕骨基底部、胸锁乳突肌附着处或后头部的患者。	• 在这个体位下，不能安全地处理颈前部的组织，也较难处理颈部两侧的组织。 • 对于有幽闭恐惧症的患者不一定适合。 • 沟通较困难，患者经常听不到治疗师说话，而治疗师也经常听不到患者说话。 • 处理颈部过度前凸或颈部扭转的患者较有难度，除非患者能舒服地收起下颌。 • 下背痛患者俯卧位时会有不适感，需要在腹部下方放置一个枕头。 • 不适合孕后期患者，以及身体前部有不适、外伤或手术的患者，如腹部胀气、膝前疼痛或乳房切除术后患者。 • 面部或前额受压会出现暂时的压痕，一些患者会介意。 • 一些患者在俯卧位较长时间后，会流鼻涕。

仰卧位	
优点	缺点
• 容易触及颈前部和侧方的组织，便于治疗斜角肌和胸锁乳突肌。 • 在这个体位下，虽然无法看到颈后部的组织，但是却能触诊，并且这个体位下颈后部处于放松状态，肌张力减小，反而更容易触诊。 • 适合无法舒适地进行俯卧的患者。 • 方便对颈前部、侧方和胸部进行连贯的按摩。 • 方便治疗师和患者无障碍地进行交流。	• 较难接触颈后组织。 • 无法观察到颈后组织。 • 脊柱后凸曲线过大的患者会感到不适。 • 有腰部问题的患者可能会感到不适，需要患者屈髋屈膝，或者在膝盖下方垫一个枕头。 • 孕后期患者禁忌。

侧卧位	
优点	缺点
• 最容易触及颈部侧方。 • 适用于俯卧或仰卧困难及不安全的患者，如孕后期患者。 • 在这个体位，被动缩短或被动拉长都比较容易，有利于牵伸深层结构。 • 可方便地使用按摩技术，按摩颈部侧方和肩部组织。	• 治疗期间患者需要改变方向，这可能会中断治疗。 • 一侧手臂受压，患者较难找到舒适的体位。 • 不适合肩部疼痛的患者，因为这可能会导致侧卧时被压侧的肩部疼痛。

坐位	
优点	缺点
• 如果你希望患者更好地投入治疗，或者你认为治疗过程中持续的对话很重要，那么坐位是很适合的体位。 • 适用于仰卧或俯卧困难及不安全的患者，如孕后期患者。 • 方便触及颈前部、侧方及颈后部的组织。	• 较卧位而言，患者不够放松。 • 较其他体位而言，患者坐位时颈部组织更紧张。 • 除非有颈部托架，否则即使患者努力放松，但取坐位时，颈部肌肉须收缩以支撑头部，还是会引起张力的增加。

技巧 8:5 种帮助俯卧位触诊的方法

1.**收拢下颏**   让患者在俯卧位时收拢下颏,这样可以让你更好地触诊颈后部。患者可以主动将头做更大幅度地屈曲,使颈后部的组织拉长,并使椎体后部的间隙轻微增宽。这在治疗颈椎前凸弧度过大、颈椎旋转或者老妇驼背症(dowager's hump)患者中特别有效,在老妇驼背症患者中,颈后部脂肪组织的增生会影响触诊。让患者的面部放在治疗床的脸洞(face hole)里或面部支架上,或者简单地将前额靠在手上,都可以让患者较好地收拢下颏。无论选择哪种方法,都可以帮助你更好地触诊颈后部。但是,相较休息体位,收拢下颏的体位会将颈后部的组织拉长,从而使颈后部张力增加。

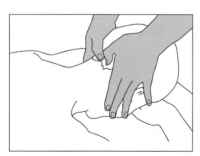

2.**用海绵垫使肩胛骨被动后缩**   患者在双肩没有任何支撑下俯卧时,肩部会自然地落下,呈前伸位。将一块大海绵、卷起的毛巾或者小垫子放在患者肩部下面,可以使肩胛骨被动后缩,从而缩短连接肩颈部的组织。被动缩短这些组织,可以让你触摸到更深层的组织。为了证明这一点,可以尝试这两种体位。让患者脸朝下俯卧,使肩自然前伸。按摩斜方肌上部纤维。你感觉这些肌肉是什么样的,它是软的,还是特别硬?接着,在患者一侧肩膀下面插入一块沐浴海绵,再次按摩斜方肌上部纤维。你是否感受到这些组织被动缩短后变软了?尝试更深层次的触诊,识别肩胛提肌,这条带状肌肉起自第 3 和第 4 颈椎横突处,止于肩胛骨上角。你能识别这块经常被拉长,感觉起来像在"拨弦"的肌肉吗?

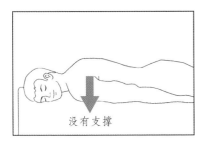

没有支撑

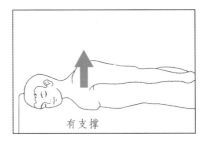

有支撑

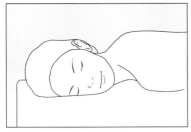

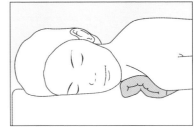

技巧：

　　避免将患者的肩部过度水平伸展，这会导致肩前部的不适。一些患者会因为手臂神经或血管短暂的受压，出现手指麻痹。

　　3.使用大腿做支撑　如果无法用毛巾或者大的海绵来做支撑，那么可以按照右图所示，用治疗师的大腿做支撑，然后被动外展患者手臂，使其肩胛骨后缩。坐在治疗床的边缘，轻轻将患者的手臂靠在你的大腿上，将其维持在外展位。当然，这并不适合所有的患者。

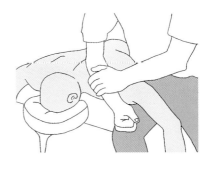

4.抬高肩部　另一个可以尝试的姿势是将患者的肩部抬高。虽然这可以被动缩短跨越颈肩部的软组织长度,但它的缺点是,这个位置容易引起部分患者冈上肌的痉挛或撞击感。因为,肌肉在被动缩短时容易引发痉挛。因此,这个姿势不适合有冈上肌肌腱炎或斜颈的患者。

技巧:

这个姿势有助于颈前区斜角肌的触诊。

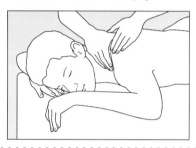

5.通过增加屈曲角度来打开后部区域　许多治疗师会选择带有可调节面部支架的治疗床。在患者舒适的基础上,你可以尝试不同的颈部屈曲角度,从而帮助你更好地触及颈后部。对于有脊柱后凸、超重、颈部粗壮,以及老妇驼背症的患者,这个姿势很有用。

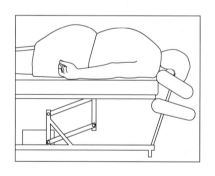

下表比较了这 5 种帮助俯卧位触诊的方法的优缺点。一旦你有机会尝试,就可以添加自己的见解。你是否同意这些观点?有什么可以补充的吗?

优点	缺点
主动或被动收拢下颏	
• 易于触诊颈后部组织。 • 适用于颈部短或者颈部脂肪较多的患者。	• 一些患者会感到压抑或诱发幽闭恐惧症。 • 如果是主动收拢，则难以长时间保持这个姿势而不疲劳。
用海绵使肩胛骨后缩	
• 易于触诊深部组织，如肩胛提肌。	• 单侧肩胛后缩会引起一些患者的不适。 • 肩前方肌肉紧张的患者会引发不适感。
使用大腿做支撑，使肩胛骨被动后缩	
• 易于触诊深部组织，如肩胛提肌。 • 治疗师不需要准备额外的设备，就可以使肩胛骨后缩。	• 对于一些治疗师或者患者而言，这个姿势太亲密了。 • 有些治疗师会觉得这个治疗姿势不舒服。 • 有些患者会感到不适。 • 会引发肩前部紧张患者的不适感。
被动抬高肩部	
• 易于触诊深部组织，如肩胛提肌。	• 在某些情况下，会引起斜方肌和肩胛提肌上部分纤维短暂的痉挛。 • 不适合治疗肩部撞击综合征的患者。
被动颈部前屈	
• 易于触诊颈后部组织。 • 适合于颈部短或者颈部脂肪较多的患者。	• 部分患者在头部轻微低垂姿势时会感到不适。 • 使用面部支架时，如需要结合背部按摩，则站在治疗床头部进行治疗（如轻抚法）的过程中，由于支架的阻挡，会难以触诊背部组织。

技巧 9：俯卧位下的 5 种治疗方法

1. **牵拉枕骨**　将手指拉向自己，这有助于拉伸颈后部的组织，对皮肤产生轻柔的牵伸，同时，这可能会引起头部轻微前屈；或者也可以简单将手指放在枕骨下方，用指尖感受组织柔韧性的细微变化。

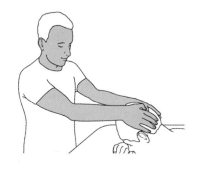

2. **轻柔地抓捏颈后部的肌肉**　在俯卧位时，能方便地将颈后部组织轻轻抓起，并将它们远离脊柱向上拉。只要你不紧捏患者的皮肤，患者会感觉放松。

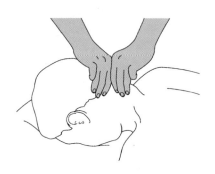

3. **轻柔地静态按压扳机点**　如果你识别出扳机点，则可以通过轻柔的、静态的压力将其松解。如下图所示，使用拇指按压时，注意手指放置的位置，可以将它们放在患者的颈部和下颌两侧，但这可能会引起某些患者的不适。请注意，如果你是按在扳机点上，那么不适感会在 1 分钟内得到缓解。如果这个按压的点持续疼痛，请停止按压。在按压已知颈部疾病患者的扳机点时需要分外小心。避免按压骨质疏松症患者的椎骨。

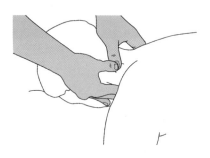

尝试不同的按摩介质。请注意，使用按摩油时，手会抓不住肌肉，难以将肌肉朝着你的方向牵拉。一个技巧是，练习时不使用任何的按摩介质。如果你单纯拉住这些组织，患者的感受如何？和你站的位置是否有关？

也许你已经定位了斜方肌的扳机点。在俯卧位时这些点很容易处理。你可用本方法处理扳机点，也可以如技巧 8 中所示，在肩胛后缩的情形下进行治疗。当你在扳机点上施加轻柔的压力时，不适感应该会逐渐消失。避免按压过重。牢记本章的主旨"少即是多"。

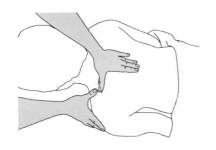

4.短的、朝向尾端轻抚　可以从患者头部向颈部(即朝向尾端)施加小的、纵向的轻抚。

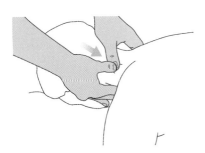

当你这样治疗时，请注意手指的放置。当你向下划向肩部时，避免抓住两侧的颈部组织。拇指施加压力时要避免用手指当杠杆。屈曲手指是必要的，特别是当你有一双大手，或是患者颈部较细的时候。比较拇指叠加按压，与拇指交替轻抚，你觉得哪个更好？

5.利用手指的压力进行轻柔的横向牵伸　如下图所示，用手指叠加，对扳机点进行轻柔的静态按压，或者横向轻轻地滚动皮肤和组织。记住，你不需要来回揉搓皮肤。这不但不会起到缓解作用，反而会引起不适。相反的，尝试轻轻地向远处推动组织，让皮肤产生轻微的牵引力，保持不动，观察你是否感受到组织在"蠕动"并放松。

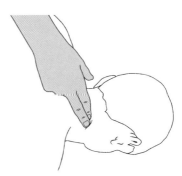

下表总结了这 5 种俯卧位的治疗技巧。

使用的技巧

1.牵拉枕骨： • 使患者适应你的触摸。 • 在开始和结束治疗时应用。	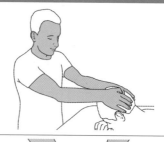
2.轻柔地抓捏颈后部的肌肉： • 在不移动颈部关节的前提下，牵伸颈 伸肌和筋膜。 • 扳机点的触诊。	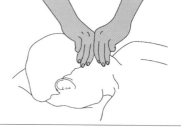
3.轻柔地静态按压扳机点： • 放松颈部肌肉，缓解颈伸肌的扳机点。	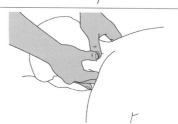
4.短的、朝向尾端轻抚： • 扳机点松解后放松组织。 • 局部纵向牵伸颈部伸肌组织。	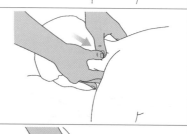
5.利用手指的压力进行轻柔的横向牵伸： • 在不活动颈椎关节时，被动牵伸颈伸 肌。 • 特定组织的局部牵伸。	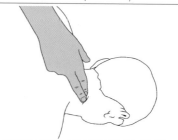

技巧 10：仰卧位治疗颈部的方法

患者仰卧位时，可以进行全颈椎的治疗，下面介绍在这个体位下，治疗斜角肌、胸锁乳突肌和枕骨肌的具体方法。第 3 章技巧 7 中介绍的颈部回缩运动，在这个体位下会更容易完成。

在移走枕头后，一些技巧会更容易操作，但是对于一些患者来说，枕下有卷叠的小毛巾垫着会更舒适，特别是当他们颈椎前凸角度过大的时候。相反的是，治疗师却可能希望通过在头下方放置小毛巾，来减少前凸角度。

当患者仰卧时，颈部处于中立位。颈部轻微的屈曲能让一些患者感到舒适，但这会让你的治疗较为困难，而且你会发现，你需要相应地降低治疗床的高度。

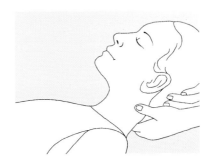

仰卧位姿势可以方便你轻轻抬起和摇动患者头部，使其轻轻左右转动，这会让许多患者感到舒适。

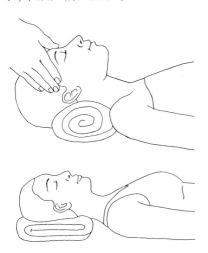

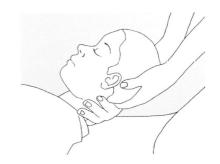

技巧：

　　通过和同事一起用角色扮演来进行试验。在扮演治疗师时，请按照此处所示的方法抱住患者头部，指示患者"放松，随它去"，然后"再放松，随它去"。看看是否能在第一次和第二次的指令下，确定患者的放松点。

　　在仰卧位可以使用的技巧包括：被动下压单侧或双侧肩部(图a)，轻抚颈部(图 b)，以及通过头颈部轻轻侧屈，来被动地牵伸颈部(图 c)。

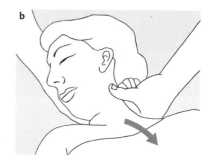

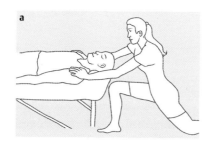

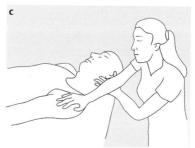

仰卧位下的其他技巧

　　除了上述 3 种技巧外，在本章开始时，你已经学习了如何轻柔牵拉肩部以强化颈部牵伸，介绍了 3 种使用毛巾来牵伸颈部的方法(旋转、侧方和向头侧)。你还学习了如何在仰卧位有效地进行肌筋膜牵伸。稍后你将学习如何使用指尖来

放松枕下肌群，如何治疗胸锁乳突肌和斜角肌，以及一些在仰卧位下可以应用的技巧。熟悉这些技巧后，你可以回到下面的表格，对你尝试过的技巧打钩，并圈出你想要再次练习的技巧。

　　请记住，这些仅仅是所有技巧

技巧	1	2	3
1.轻柔牵伸肩部			
2.用毛巾被动旋转颈部			
3.用毛巾被动侧屈			
4.用毛巾被动牵引颈部			

（待续）

（续表）

技巧	1	2	3
5.针对组织的肌筋膜放松术 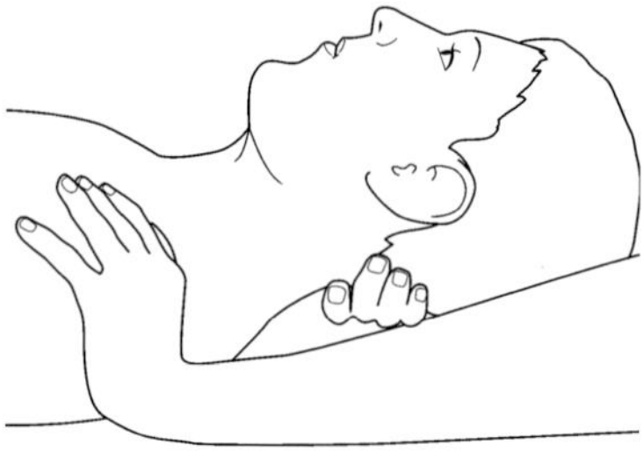			
6.用指尖放松枕下肌群 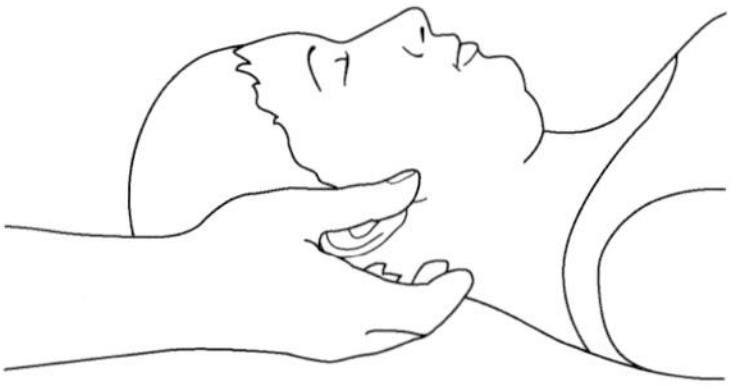			
7.下压双侧肩部 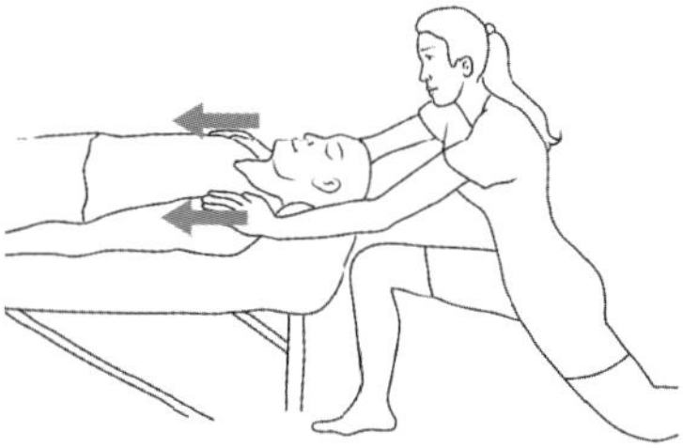			
8.下压单侧肩部 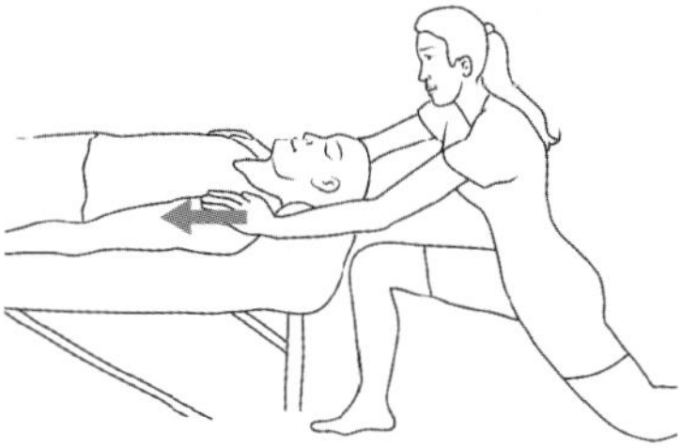			

（待续）

（续表）

技巧	1	2	3
9.被动侧方牵伸			
10.纵向轻抚			
11.轻轻牵伸颈前组织			
12.治疗胸锁乳突肌			
13.治疗斜角肌			

里你可以使用的一部分。如果你是一个合格的治疗师,你可能已经在使用其中的一个或多个技巧了。如果你还是一名学生,可能有些技巧你还没有尝试过。所有这些技巧都可以穿插在你现有的面部、前肩、胸部的按摩技术中。

重点实践

现在让我们来重点学习两种技巧,肩部的下压和斜方肌上束纤维扳机点的按压。作为一项练习,你可以和同事一起,分别在其颈部两侧花 5 分钟练习这两种技巧。尝试回答下面的问题。

(1)下压肩部

• 一次下压一侧肩部,看看哪一侧比较容易被压下,左肩还是右肩? 患者感到两侧有不同吗?

• 手放置的位置是否有影响,在肩关节顶部肱骨头的位置,或是靠前的位置?

• 用手的哪部分用力有差别吗?

• 手掌放在同一个地方,然后改变手指的方向,感觉如何? 作为一名治疗师,这对于你的手腕是好还是坏?

• 慢慢下压一侧肩部,保持轻按压 20 秒,感觉如何?

• 最后,如果轻轻按压患者肩部,同时让患者将头转离你,会发生什么? 他会觉得被牵引,还是会觉得不适?

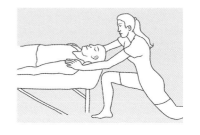

(2)轻轻地按压一侧的斜方肌并触诊扳机点

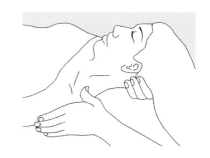

• 用一只手轻轻按压住一个点,然后用另一只手慢慢移动患者的头部使组织拉紧,会发生什么? 患者会觉得放松还是会感觉不适?

• 你的拇指感觉如何?舒适或是紧张?

• 你能发现扳机点吗?它们在哪里?是在侧面,还是靠近肩部,或是靠近颈部?或是位于锁骨远端至颈部之间的斜方肌上束纤维内?

• 在这个位置按压斜方肌的上束纤维容易吗?你觉得为了准确地触及扳机点,患者需要更换体位吗?在这个体位下能触及扳机点吗?

请注意,这些问题没有正确或错误的答案,你和你的同事可能会有不同的经历。

使用下表来记录你的体验。

下压双侧肩膀感觉是否一样	是/否
手摆放的最佳位置	
手的哪一部位用力最合适	
手指的方向	
持续下压的感觉	
持续下压同时,主动活动头部	
扳机点的位置	
按压扳机点的同时,主动活动头部	
拇指是否疼痛	是/否

技巧 11：侧卧位治疗颈部的方法

使用枕头

这个姿势有助于"打开"颈部区域，便于触诊颈部侧方组织。应在患者侧卧位时调整枕头的位置，以达到最佳效果。使用枕头可以让患者感觉舒适，但是会妨碍颈后部的处理。有时候，患者因手臂和肩部受压，难以长时间保持侧卧位，也不是所有人都能顺利地取左侧卧位或右侧卧位。患者有时候会觉得一侧卧位比另一侧卧位感觉舒适。因此，不能保证所有患者都能在侧卧姿势下，处理颈部两侧的问题。对于孕妇或那些仰卧/俯卧位不舒服的患者，这是个有用的体位。

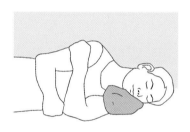 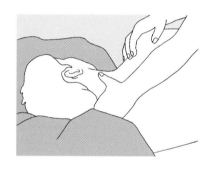

技巧：

请记住，如果患者取侧卧位，需要在他们双腿之间或上方膝的下面放一个枕头或枕垫作为支撑。

侧卧位被动外展手臂

有些治疗师喜欢被动外展患者的手臂，如右图所示。这样可以被动缩短某些跨越肩颈部的软组织，因而可以更容易地接触较深层的组织。但不是所有的患者都能够在这个体位下把手放松地交给你。

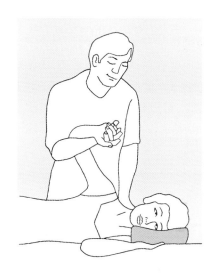

侧卧位颈部牵伸

尝试不同的把手点，看看是否可以在侧卧位下，轻轻牵伸患者颈肩部的肌肉。站在治疗床的头部轻轻地下压患者肩部，或者用手臂勾住患者的手臂，下拉患者的肩部，哪个方法更适合你？

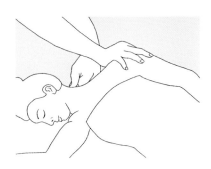

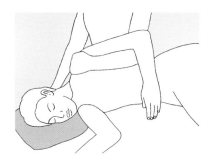

侧卧位前臂按摩

在技巧 8 中,你已经学习了在俯卧位下如何改变患者肩的位置,以便更容易地触及斜方肌。从俯卧位到 3/4 俯卧位来完全改变患者体位,可以帮助你触及这些组织。

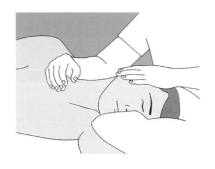

站在或跪在治疗床的头部,热身后,用前臂轻轻处理这些组织。

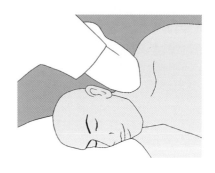

在颈椎横突上移动时要小心,压力不宜过大,因为过大的压力会引起瘀斑和不适。在斜方肌上束肌肉饱满的地方,可以施加较深的压力。

技巧 12：坐位治疗颈部的方法

坐位时外展手臂

在患者取坐位时，触诊其斜方肌上束。这些组织感觉如何？它们是软的、韧的，还是致密的、僵硬的？

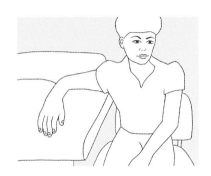

接着，找一种让患者肩部被动外展的方法，如使用枕头。将手臂置于外展位，斜方肌上束的张力会减小，可以更容易触诊到深层的组织。在这个体位下，再次触诊斜方肌的上束纤维，和之前比较是否有区别？

抓紧斜方肌，旋转或者不旋转头部

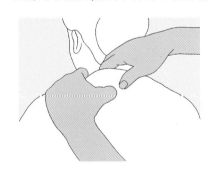

一个技巧是患者取坐位，不管是否被动外展手臂，只轻轻地抓住其斜方肌。这并不总是可以成功，因为如你所知，一些患者的组织很强壮、结实，难以抓住。但是，有时候只需要简单的抓握，就可以减少肌肉的张力。

另一个技巧是抓住斜方肌不动，让患者轻轻将头部转离你，从而拉伸软组织。

横向轻抚

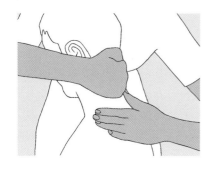

如图所示，支撑住患者的头部，沿着远离脊柱的方向轻轻横向抚摸组织，使其放松，但并非所有的患者在这个位置都会感到舒适。坐位时，颈部肌肉需要收缩以支撑头部，因此这不是减少张力最有效的治疗体位。不过，对于不能或者不想躺着接受治疗的患者来说，这个方法很有用。

按压枕后部

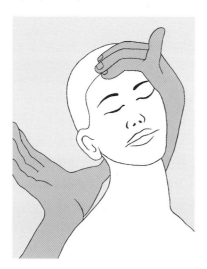

这个技术可用于轻轻按压枕下肌群。轻轻将头部后伸，有助于缩短颈部伸肌，从而有利于触及更深的组织。

手指交叉，"拉开"软组织

站在患者后方，交叉手指，将软组织挤向你。保持轻柔的压力，避免将组织用力地压向颈椎横突。

或者，轻轻抓住组织，并将其朝向你的方向牵拉。

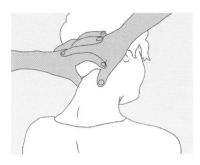

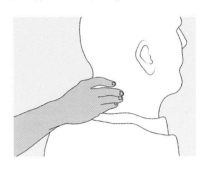

使用下表，在 3 位不同的患者身上练习 7 种技巧，完成后请在相应表格中打钩。

技巧	1	2	3
1.坐位,无手臂外展			
2.坐位,手臂外展			
3.抓紧			

（待续）

（续表）

技巧		1	2	3
4.抓紧,主动旋转				
5.横向轻抚				
6.轻轻按压枕后部				
7.轻轻抓紧颈后部肌肉				

技巧 13：治疗枕下肌群

在第 1 章中，我们已经介绍了枕后部小肌肉的重要性（技巧19），以及如何触诊这些肌肉(技巧20)。这里，我们会列举不同体位下的一些治疗技巧，帮助你处理这些肌肉。

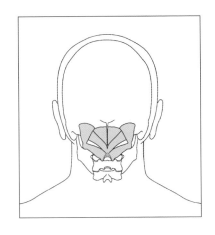

俯卧位

患者取俯卧位，治疗师站在治疗床的床头，用手指轻轻按摩枕骨下区域，或者可以简单将指尖放在颅骨底部，用最柔和的指尖压力来促使肌张力降低。有时用拇指轻轻按压颈部一侧的肌肉，然后轻轻将枕部皮肤从枕骨向下推向颈椎底部，一直到肩部，患者会感觉非常舒适。拇指或其他手指可以叠加用力，但是一般情况下，从发际线到下位颈椎，只需要非常轻微的触摸。

技巧：

　　当你练习这些技巧,如指尖放松或推动皮肤时,是否感觉双侧枕部区域是相同的?如果感觉不同,是怎样的不同?触诊起来感觉更结实?更柔软,还是更不柔软?两侧组织的移动方式一样吗?你是否能够识别局部的扳机点?或者你是否觉得颈部组织太密集,无法触及其中的扳机点?

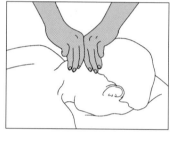 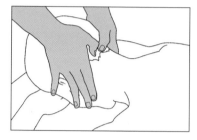

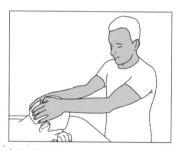 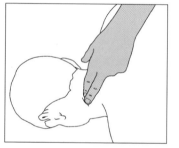

仰卧位

　　仰卧位时,后颈部肌肉放松,有时候较俯卧位时更容易触诊。患者仰卧时,你能较好地评估枕下区域的压痛和扳机点,并可以利用患者头部的重量来协助治疗。

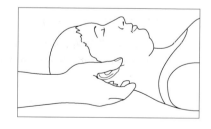

例如,可以尝试以下的步骤:

第 1 步 与俯卧位一样,治疗师坐着,将手指放在患者颅骨底部一段时间。是否感觉到双侧斜方肌附着的枕骨区域有差别?是否有一侧感觉起来更为紧张?将指尖从枕骨转移到颅骨的底部,即颈部最上端的软组织上。这些软组织触诊起来感觉如何? 尝试将手指放在上面,停留片刻,改变手指放置的位置,以找到一个你觉得最舒适的位置。你的肘部放在什么位置会更舒适? 治疗床的高低有差别吗? 哪种姿势更舒服,坐着、跪着或是蹲着?

第 2 步 等你觉得舒适后,如图所示,屈曲你的掌指关节,将患者头部的重量架在你的手指上,让头部轻轻左右转动。不要强加任何

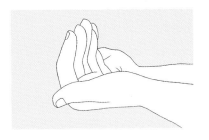

的动作,相反的,只需要让患者的头部在你的指尖上移动即可。头向左右两侧转动时是否一样容易,还是会在某处有"卡住"的感觉?患者对这种伴有摇摆的轻柔触诊感觉如何? 当在这个姿势下治疗患者时,你感觉如何?你是感到舒适,还是会感到背痛? 保护自己很重要,你可能需要花一段时间,去找到一个让背部和手都舒适的位置。

总结仰卧位治疗枕下肌群时的一些问题

左侧和右侧的枕下肌群感觉起来一样吗?

如果感觉不一样,是怎么不一样的?是否有一侧的张力增加?或者减少?

患者主诉一侧较另一侧更松软吗?

你需要将肘部放在哪里支撑,放在治疗床上,还是离开治疗床?

坐着、跪着或者蹲着,哪种姿势更舒适?

升高或降低治疗床,会有不同吗?

侧卧位

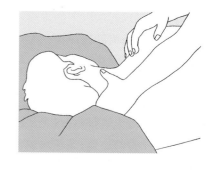

另一种治疗枕下区域的方法，是让患者取侧卧位。拇指轻轻从颈椎底部向枕骨方向划过，将皮肤往头端拖拽，在到达枕骨时停止。这非常有用，因为它可以让你真正专注于一侧的枕下肌群。

尝试使用（或不使用）枕头，你可以分别在颈后部组织缩短（使用枕头时）或颈后部组织拉长并略有张力（不使用枕头时）的情形下，练习这种轻柔的剥离运动。

不使用枕头的优点是，你可以尝试让患者在头呈不同角度的屈曲/后伸时，做点头运动。

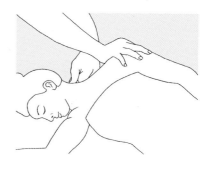

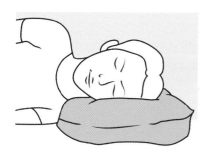

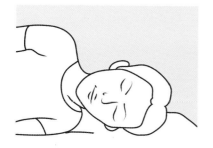

你还可以练习改变患者手臂的位置,为什么这样能起作用呢?

被动外展手臂能缩短并放松连接手臂和肩部的软组织,你可以触诊更深的结构。当手臂靠放在患者的身上,特别是当你对肩部施加一些压力时,颈部侧方的组织会紧张。注意,在侧卧位触诊患者一侧的斜角肌,同时让患者做点头运动,会发生什么。有时候,在患者做规律的点头运动时,用指尖施加压力,就能促使组织放松。

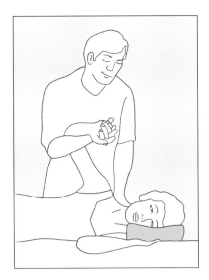

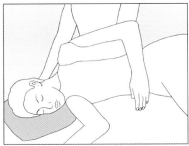

坐位

患者取坐位,允许患者将头部轻轻靠在你的拇指上,这样可以依次在枕部的两侧施加轻微的压力,你也会感觉相对容易。如下图所示,你需要支撑住患者的额头。作为治疗师,我们需要防止拇指受伤,这个技巧不需要很大的压力,也不需要你旋转拇指。只需要将枕下组织轻轻地靠在拇指上,持续按压5~10秒,然后再移动到新的位置。

Ohashi(1977)建议,可以使用头带来帮助你用拇指轻轻按压枕骨区域的软组织。很多患者的这个区域会感到疼痛,因此需要避免长时间按压某一个特定的点,避免过度治疗该区域。

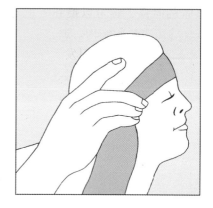

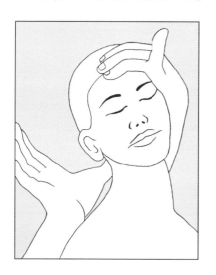

技巧 14：了解肩胛提肌

肩胛提肌是一块有趣的肌肉。它摸上去呈条带状，走行于颈部两侧，深入斜方肌。起自第 3 至第 4 颈椎的横突，止于肩胛上角。当它紧张的时候，你可以摸到一个宽 2cm 的弦带样的结构。通常，触诊和按压这块肌肉，能引发压痛感并同时使其放松。因此，对这片区域进行深度的按摩，可以帮助拉伸肌肉，而且使患者享受深度按摩所带来的放松感觉。但当我们暂停下来思考肩胛提肌的解剖结构和功能，显然尝试拉长这块肌肉并没有好处。

肩胛提肌起着控制头部的作用，它像驾驭马匹一样控制头部。当周围的支持组织张力下降时，肩胛提肌紧张，并将头的位置重新固定到胸廓上。通常情况下，当患者以头向前的姿势，快速伸长颈部，肩胛提肌会被迫拉长。当其等长收缩以维持头部姿势时，肌肉的张力增加。当头向前倾时，它产生离心收缩，头向后仰时，则向心性收缩。因而，头部前倾的人较容易有颈痛，也就不足为奇了。

虽然深层组织的按摩和牵伸很舒服，也能帮助减少肌肉的张力，但是对于头部前倾的患者来说，一个长期目标是帮助他们纠正姿势，缩短肩胛提肌。如何帮助患者学习自我治疗，请参考第 3 章"技巧 7：颈部后缩"。

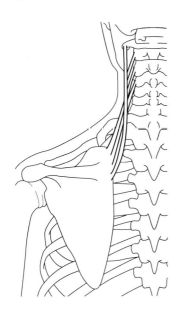

技巧 15：处理肩胛提肌扳机点

一个有效处理颈部疼痛和降低肌张力的方法，是按压肩胛提肌的扳机点，并消除扳机点。有时候，你站在患者一侧，以 90°的角度在扳机点施加轻微的压力，可以达到非常满意的效果。

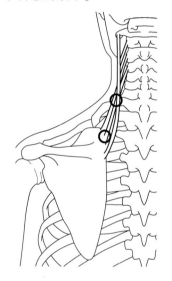

在患者俯卧位或坐位时，也可以处理肩胛提肌中的扳机点，你需要逐个尝试以确定哪个位置更适合。

第 1 步 选择治疗体位，开始局部热身。

第 2 步 从轻抚开始，慢慢用指尖覆盖整个区域，并寻找扳机点。如果在轻抚整个区域后都没有找到任何扳机点，则稍微加大力度，重复上面的过程，触诊深部的组织。记住，要缓慢进行。扳机点是可触及的呈条索状的压痛点，它们通常出现于靠近肩胛上角的肩胛提肌的止点处。

第 3 步 发现扳机点后，将你的拇指/手指轻轻放在该点上，然后等待。患者会感到有些压痛，但能忍受你所施加的压力，而不会感到疼痛。大约在 60 秒内，你会感受到这个点的张力下降，患者会告知压痛减轻。按摩并放松该部位，然后用相同的方法，去寻找和治疗下一个扳机点。

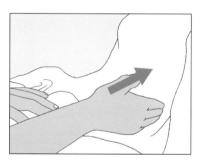

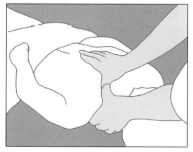

技巧:

有时候,鼓励患者想象"压痛在消失"也会起作用。在这样的口头提示下,你与患者都会感到,这些肌肉的张力下降了。

问题:我需要按住扳机点多长时间?

按住这个点,直到压痛减轻。通常这会在 10~12 秒内发生,但是个体间会有差异。如果扳机点是慢性的,那么缓解起来可能需要更长的时间,但也不总是如此。有时候,仅仅是轻轻触诊这个特定点产生的压力,就足以能使肌肉张力在数秒内下降,从而使扳机点获得松解。而有的时候,你可能会发现你已经按住扳机点 60 秒左右了,但是张力的减少仍不明显。秘诀不是去强制松解这个点。还是要遵循"少即是多"的原则,轻轻地触摸几次,可能会比强力按压这个点更有效。

很多人发现,扳机点放松后,再轻轻做颈部牵伸,有助于恢复肌肉初始长度。这个牵伸可以是主动的或被动的。或者,可以再通过做一些简单的头颈部活动度练习,然后结束扳机点的治疗。

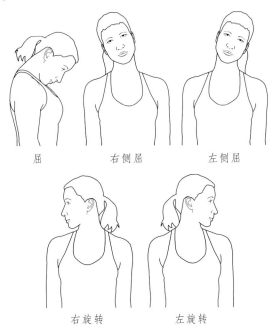

屈　　　　　右侧屈　　　　　左侧屈

右旋转　　　　　左旋转

技巧 16：肩胛提肌的摆位放松

如果你发现肩胛提肌上的压痛点，解决这个问题的一种方法是使用整骨医师 Lawrence Jones 所创造的"摆位放松"（或"拉紧和反拉紧"）的技术。这个技巧包含了重新摆放患者姿势，使他们的不适感消失。你首先需要确定疼痛点，然后被动放松与其相关的软组织。对于肩胛提肌，这意味着将患者的头部和颈部朝向疼痛一侧轻微侧屈的位置。随着颈部侧屈和肩部的被动抬高，肩胛提肌纤维处于缩短的位置。有很多方法可以做到这一点。同时，对于不同的患者，你需要用不同的治疗体位。坐位、仰卧位或侧卧位，你需要不停地尝试，找到患者感到最舒适、最放松的体位。

你可以按照下面的基本步骤来练习这个技巧：

第 1 步 患者取坐位，找到一个舒适的、可以被动抬高肩胛骨的体位。患者可以坐在治疗床旁，手臂支撑在治疗床上。如果觉得合适，患者可以将手臂放在你的大腿上。在这个位置，触诊肩胛提肌的压痛点。找到压痛点后，将手指放在其上。如果识别到多个压痛点，呈条带状分布，那么请选择正中的点。

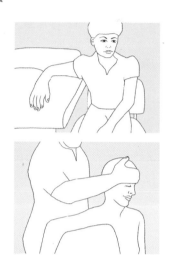

第 2 步 找到放松的体位。通过患者头部的侧屈、伸展、旋转，以及组合运动，可以使肩胛提肌处于被动缩短的状态。在放松的体位下进行痛点的触诊，能减少 **70%** 的不适感。

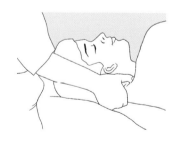

你可能会发现,患者处于侧卧位时更容易操作。侧卧位的优势,是能更好地放松和减少肌肉的张力,而当患者取坐位时,颈部的肌肉需要收缩,以支撑头部的重量。

第 3 步 保持这个体位并持续按压痛点 90 秒后, 轻轻将患者的头部转回中立位。在中立位时,再次检查痛点。压痛会明显减轻。

有关这一方面的讨论很有趣,可参阅 Fallon 和 Walsh 的论著 (2012)。

问题:摆位放松术所涉及的压痛点与扳机点是否一样?

不一样。与扳机点一样的是,压痛点也是局限的,直径约 1cm,反映了神经肌肉或者肌肉骨骼的功能障碍,但不同的是,压痛点对软组织松解(soft tissue release,STR,详见下一技巧)技术或者喷雾及牵伸技术没有反应。局部注射也没有效果。

技巧 17：斜方肌/肩胛提肌的软组织松解技术

另一种可以降低肌张力和牵伸颈后部软组织的方法是 STR 技术。这种锁定和牵伸的技术有助于缓解扳机点的不适。这种颈部牵伸技术相对安全，因为在实施 STR 时，由患者决定牵伸到何种程度，而不是治疗师。

本技巧旨在介绍如何在斜方肌和肩胛提肌应用 STR 技术。在实践中，这两块肌肉通过筋膜相连，在治疗时无法在结构上进行区分。像其他技术一样（如牵伸和姿势释放技术），STR 可以着重处理其中一块肌肉，但同时需要记住，两块肌肉都会受影响，只是一个程度较轻，一个程度较重。

着重处理斜方肌的 STR

第 1 步 按摩上背部和颈部，以温暖和舒缓组织。

第 2 步 在斜方肌上束纤维的肌腹施加轻微的压力，避开锁骨和肩峰等骨性结构。

你可以用拇指、其他手指或手指叠加，或者可以谨慎地使用肘部。如下图所示，治疗师使用她的肘部来轻轻按压组织，形成一个"锁"。她站在患者后面，用她的右手臂，也可以选择站在患者的侧方，用她的左手臂。

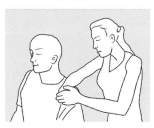

第 3 步 保持轻微压力的同时，让患者将头缓慢地转离你。他们会感到该侧颈部软组织被拉伸。保持这个姿势 10 秒，然后放松锁定，让患者将头转回中立位。在一个点重复两次以上，或者选择不同的点治疗。

STR 应该是舒适无痛的。有时候会有轻微的压痛，但是应该是可以忍受的。如果患者觉得疼痛，应立刻停止。另外，对于有椎间盘突出等疾病的患者需要谨慎使用。即使轻轻按压斜方肌或肩胛提肌，其压力也会传导至脊柱，加剧原有的脊柱问题。

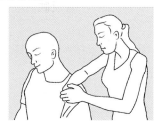

着重处理肩胛提肌的 STR

你需要改变锁定的体位,让你可以更直接接触这块肌肉。同时,患者牵伸的角度也有改变。

第 1 步 对于斜方肌的上束纤维,先定位软组织区域,并轻轻地锁定。在这里,治疗师选择使用肘部来锁定组织。记住,使用肘部时不要使用太多的力。它仅仅是用于轻轻锁定的一个"工具"。

第 2 步 在保持锁定的同时,让患者将头转离你大约 45°,然后向下看地板。患者会感到颈后外侧受到牵伸。常规按摩来放松该区域,然后在这一侧重复 STR,移动到附近的点,或者转到对侧的颈部继续实施 STR。尝试在颈部不同位置进行锁定,让患者反馈头颈部向哪个方向活动时,能感受到最佳的牵伸和放松。

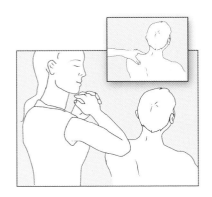

问题:如果患者出现牵涉性感觉不适该怎么办?

此技术旨在让患者感到舒适,经过治疗,患者应该感到放松。然而,经常有患者主诉身体其他部位,如头部、面部、手臂或者胸部出现牵涉痛症状。这种情况常见于扳机点部位,即直接按压在扳机点上。此技术不应引起疼痛,如果患者反映疼痛,那么就需要停止了。

想要了解更多信息,可以参阅 Johnson 的论著(2009)。

技巧 18：治疗斜角肌

在《扳机点治疗手册》(*The Trigger Point Therapy Workbook,* Davies, 2004)中，作者描述了位于斜角肌内的扳机点如何引起身体的其他部位，如手臂、前臂、拇指、上胸部和肩胛骨的牵涉痛。为了减轻这种不适，可按下图描述的步骤应用 STR。

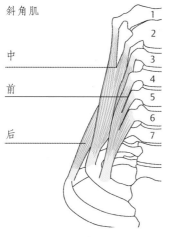

斜角肌

中

前

后

1
2
3
4
5
6
7

第 1 步 回忆斜角肌的解剖结构，观察患者在休息时，斜角肌是否有一侧特别突出。按照第 1 章技巧 14 所述，在患者身上定位斜角肌。

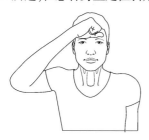

第 2 步 一旦你确定了斜角肌的位置，用手指的指腹，对锁骨上的肌肉施加轻微的压力。

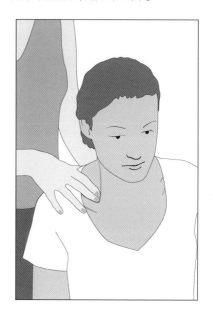

第 3 步 保持温和的按压，让患者将头转离你的手指。当患者这么做的时候，他们会感受到颈部前外侧受到轻微的牵伸，然后张力缓解。数秒后，让患者头转回中立位，然后再重复一次。

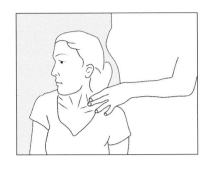

触诊对侧的斜角肌。感受这一侧的张力和治疗侧有何不同？是增加了还是减少了？ 在对侧应用STR，检查这个技术的应用是否增加患者颈部的活动范围和（或）减少他们的不适。

技巧 19：治疗胸锁乳突肌

患者在出现不良姿势或者挥鞭伤后，胸锁乳突肌容易紧张。在进行体育活动和举重动作时也容易紧张。在深吸气肺容量达到75%时，或者突然吸气时，胸锁乳突肌会收缩，以及在歌手或者演讲者中，也能发现胸锁乳突肌活跃地收缩。胸锁乳突肌是人们在从事重体力活动时重要的呼吸肌。很多患者只有在接受轻柔的触诊和按摩时，才意识到自己的胸锁乳突肌紧张。

尽管一些治疗师倾向于按摩整块肌肉，但在处理时应小心谨慎，因为，胸锁乳突肌靠近颈前方许多重要的结构。

治疗胸锁乳突肌的一种方法是先局部按摩，然后施加轻柔的牵伸，将一只手放在胸骨上，另一只手放在头的一侧，施加轻微的牵伸力。你可以通过将患者的头轻轻地转向一侧并调整手的位置，来改进这个牵伸方法。

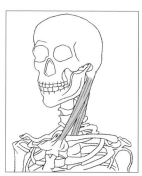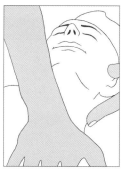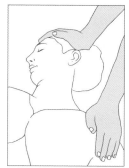

技巧：

　　对胸锁乳突肌肌腹施加压力，会刺激患者引起咳嗽反射，并引起部分患者不适，尤其是当同时按摩双侧胸锁乳突肌时。因此，在胸锁乳突肌的起点(胸骨及锁骨)与止点(乳突)间做轻柔的回旋运动，往往更加安全有效。

　　Watson 等(2012)发表过一篇很有意思的文章，是关于古典歌手胸锁乳突肌与背阔肌的运动模式的论述。此外，Min 等(2010)的研究报道了一名耳痛患者的疼痛源于胸锁乳突肌的扳机点。

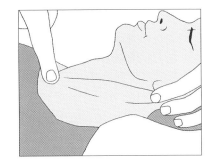

技巧 20：颈部肌肉能量技术

肌肉能量技术（muscle energy technique，MET）是一种牵伸和强化的技术。它应用广泛而且适用性好，治疗颈部疾病时非常有用。这里简单介绍两种（即单侧与双侧）牵伸颈部肌肉，尤其是耸肩及颈部侧屈相关肌肉的 MET 技术。请注意，虽然这里的方案使用的是"10秒收缩，10%的力量"，但这只是应用 MET 的一种方法，而且是最简单的一种。这项技术有很多变化，你会发现不同的治疗师用的 MET 也稍有区别。如果你还是新手，那么尝试的时候，可以根据你和患者的需求进行调整。

由于做 MET 要求患者进行等长收缩，因此，要考虑安全问题。例如，对于没有服药治疗的高血压患者，这可能是不安全的，因为肌肉张力的增加会使血压升高。

仰卧位（双侧）

如果患者对于同时按压双侧肩部感到舒适，可以使用这种方法。

第 1 步 患者取舒适的仰卧位，治疗师轻轻地将患者双肩向尾端按压。

第 2 步 让患者使用约 10%的力量耸肩，但不要产生肩部抬高的动作。留心，不要将患者的肩往下压。你是在对抗患者的力，而患者不应该对抗过你而产生耸肩的动作。

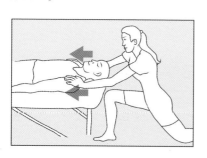
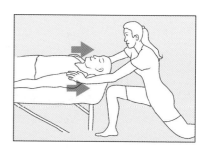

第 3 步　大约 10 秒后，让患者放松，然后再进一步缓慢下压其肩部。保持这个新的按压姿势。如果患者愿意，再次重复。

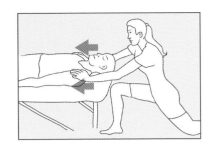

技巧：

　　替代第二次肩部下压的动作，让患者停止耸肩后，保持原来体位，尝试将双手伸向自己脚趾的方向，从而使肩部下压。这个动作涉及斜方肌下束纤维及其他肌肉，并有助于降低斜方肌上束纤维的张力。

这种方法的优点是可以节省时间，因为一次可以同时牵伸两侧的颈部，也能适用于颈部活动度过大的患者，还可以用于不能仰卧位单侧拉伸的患者。缺点是，它不能用于有肩部急性损伤的患者，如冈上肌肌腱炎、肩锁关节损伤、锁骨外 1/3 损伤或三角肌下滑囊炎，因为这个动作会对肱骨头施加一定的压力，虽然这个压力不大。

仰卧位（单侧）

如果患者有肩部问题，你觉得双侧 MET 会加重其病情，则可以使用以下方法。或者用它作为双侧按压的替代方案。

第 1 步　患者取舒适的仰卧位，治疗师将一只手放在患者的肩部，另一只放在患者面部。轻轻施加压力，将患者的头推至侧屈位。

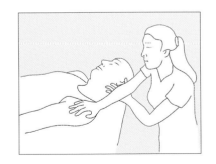

第 2 步 用双手将头部和肩部固定，让患者试着用 10% 的力量耸肩，同时将头转至中立位。这个动作涉及颈部侧屈肌。同样的，切勿将患者的头部和肩部过度分离。你需要对抗来自患者的力，而患者不应该试图对抗你。

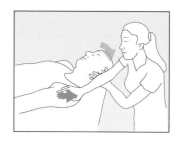

第 3 步 大约 10 秒后，让患者放松，然后慢慢将颈部进一步微微侧屈。

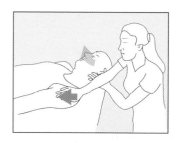

在这个新的位置上保持头不动，鼓励患者正常呼吸并放松。如果患者颈部非常僵硬，伴侧屈活动度下降，你可能就需要在同一侧再次牵伸。但是，不需要做大量的颈部侧屈运动，有时候需要谨慎，可以应用其他技术来帮助放松僵硬的肌肉以改善活动度，而不是再次尝试 MET。最后在颈部另一侧重复该操作。

单侧 MET 的优点是，它可以用来帮助不能进行双侧 MET 的患者牵伸颈部。缺点是，对于某些患者来说，它过于剧烈，因此需要特别注意，避免对组织过度牵伸。单侧 MET 对于活动度过大的患者并不合适，因为他们已经有很好的侧屈活动度了。另一个缺点是，当颈部侧屈时，该侧的肌肉会缩短，可能会诱发痉挛。

技巧 21：颈部贴扎的使用

本章以"贴扎的使用技巧"结束。在此，我们会通过提出问题，来引发大家的思考。

使用贴扎改善肌肉功能并不陌生，但是随着新型贴扎带的出现，贴扎的使用正变得越来越流行。如果你打算用贴扎来帮助患者提高功能或减少颈部疼痛，就需要接受专业的训练。同时还需要记住，使用贴扎的效果是存在争议的。虽然某些贴扎在限制活动方面有价值，但贴扎用于减轻疼痛和改善运动方面尚缺乏足够证据。因此，不易给出治疗颈部疾病的贴扎使用标准方案。

考虑使用贴扎作为治疗手段前，首先需要问自己为什么要使用它？你的治疗目标是什么？

治疗目标列举如下：

- 减轻疼痛。
- 减少不适。
- 减少僵硬感。
- 降低肌肉张力。
- 增加肌肉张力。
- 改善运动范围。
- 改善功能（如日常生活或运动功能）。

- 帮助纠正姿势不平衡。

接下来需要考虑是否有其他的治疗措施同样可以达到，甚至更优于贴扎的效果。

头部前倾是一种非常常见的情况，由于肌肉的失衡，患者容易出现颈肩部疼痛和酸痛。使用贴扎可以暂时纠正姿势，以阻止患者陷入下颌前凸（chin poke）姿势，可以合理地推测，这可以帮助患者保持较好的头颈部姿势。在这个例子中，当患者姿势不稳定时，可以在斜方肌上部应用贴扎，当患者颈部前伸时，贴扎被拉紧，提醒患者要纠正姿势。但是，需要记住一点，贴扎可以刺激机械感受器，从而导致肌肉张力增高。姿势不良的患者，其斜方肌上束纤维肌张力会增高，这是你想要的结果吗？

一些贴扎制造商声称，以特定的方式使用他们生产的贴扎，可以降低肌肉张力。如果你想要减少斜方肌上束纤维的张力，那么使用贴扎是最好的治疗方法吗？还是说，你可以使用另一种治疗方法来达到这个目的？

第 3 章

颈部养护

技巧 1：做个大侦探 118

技巧 2：对急性及慢性颈痛患者的建议 123

技巧 3：让患者动起来 126

技巧 4：简单的颈部牵伸 129

技巧 5：强化的颈部牵伸 132

技巧 6：睡觉时的颈椎曲度 134

技巧 7：颈部后缩 135

技巧 8：扳机点的按摩 138

技巧 9：眼睛的技巧 141

技巧 10：自我按摩 143

技巧 11：加强颈部力量 144

第 **3** 章

颈部养护

对于因近期颈部损伤而疼痛的患者，或者颈部疼痛几个月甚至几年的患者，如何跟他们交流，有时候是一件比较有挑战性的事情。患者希望能快速解决他们的问题，他们害怕再次受伤，甚至害怕活动他们的颈部。有时候，一个人会因为颈部的慢性不适或突发的颈部疾病而精疲力竭。

本章中的 11 个技巧都是有关如何帮助患者管理颈部问题的，这包括如何解释病情，如何从颈部问题中获得最好的恢复，如何安全牵伸或简单地运动，以及一些你可能没有见过的技巧。这一章节会从如何教育、建议和安抚患者的技巧开始，来阐明一些作为治疗师认为理所当然，但患者却并不知道的颈部养护技巧。

治疗师应该比大部分的患者更了解身体结构，我们的职责是教育患者如何预防、管理和解决他们的症状。当然，有许多患者对解剖学、生理学、损伤和康复有较多的了解，特别是一些热衷于定期参加体育活动，希望减少损伤的人。然而即使患者非常规律地锻炼，并且懂得如何保护身体，但这仍并不意味着他们能像治疗师一样，对身体有充分的认识。患者常使用网络查询颈部的治疗方法。虽然互联网是分享知识的好途径，但是也包含了很多错误的信息。我们应该去帮助患者养护他们的颈部，安全且恰当地处理颈部的不适。

技巧 1：做个大侦探

颈部问题持续存在的一个原因是患者一直在做加重他们症状的事情。在初步评估阶段，就需要识别加重和缓解症状的因素，这些信息有助于确定患者现有的疾病。识别加重因素，把它当作后期养护的注意要点。通常来说，应要求患者在离开医院后遵医嘱，与治疗师合作，以确定哪些是加重因素。通常患者需要立即告诉你哪些动作、活动或情况下，会引起颈部的不适、疼痛或颈部问题突然暴发，但有时候，患者无法分辨这些因素。有时，加重因素可能是日常活动中非常普通的动作，以至于患者都没有意识到。患者做这个动作的时间越久，就越觉得这个动作很普通，越不会意识到它是加重因素。作为治疗师，我们可以通过一些开放性的提问，来帮助患者去意识到这些问题。

加重因素不一定都涉及动态活动。从事一种需要长时间保持颈部静止状态的工作，也有可能是加重因素。头颈部保持静止或几乎静止的情形（如阅读、使用显微镜、观察鸟类），还有专注于近距离的工作（如缝纫、坐在桌子前使用笔记本电脑），以及看电视等消遣。

> 问题：如果患者无法识别加重因素怎么办？

一个有用的方法是建议患者记录他 7 天的活动情况，这段时间代表他正常的日常活动。当患者再次来就诊时，尽可能具体询问症状出现时，他正在做什么。当时是活动还是静止状态？如果在活动，是在做什么事情？是否记得在做什么动作？活动是仅仅涉及颈部，还是同时涉及他的手臂或是肩？比如，他是在举起一个东西，还是搬着重物？是一个全身的活动吗？他是在运动或锻炼吗？例如，如果他当时正在游泳，那么采用的是什么泳姿？常见的加重颈部疼痛的泳姿是蛙泳，当保持头部高于水面时，颈部是后伸状态。如果活动只涉及他们的头部，他们做了什么？注意用非专业术语进行询问。患者是否在往下看（屈曲），往天花板看（后伸），转向一侧肩膀（旋转）等。还是有一连串动作的组合？如果患者出现症状时是在静止的状态，那么他在做什么？是站着、坐着、蹲着还是躺着？如果是躺着，是以什么样的姿势？是仰卧、侧卧还是俯卧？例如，如果俯卧且头转向右侧时出现紧张,那么当他头向左转,症状是否也会出现? 如果是坐着,他们在做什么? 是在读书? 看电视? 还是睡着了? 如果睡着了,醒后出现颈部疼痛,那么醒来时,头部和颈部是什么姿势? 头部是否向前或者转向一侧?

如果症状是由静止的姿势引起的,那么需要鉴别是姿势本身加重了症状,还是由于长时间保持一个姿势导致症状的产生。例如,如果患者的疼痛总是在静止状态下阅读的时候发生,那么持续多久的阅读,才会引起这种症状?

一旦掌握了加重因素,你就可以向患者提供预防性的建议了。

问题:患者是否的确需要确定加重因素?

看起来,这个答案很明显是"是的"。例如,如果症状是在保持静止姿势 40 分钟后才发生的,那么解决方法就是避免保持这个姿势超过 30 分钟。然而,我们都是这些习惯的受害者,如果有人指出我们一直坐得太久,这是一件好事。你可能遇到过很多患者对你说,"是的,我知道你是对的,但是当我开始后,我就是无法停下来。"或者说,"我忘记时间了。"也许一个解决方法是在书本上印一行字:"停下来,你已经读了 100 页了,你需要休息一下!"顺便说一下,如果你正一页不落地阅读这本书,就请停下来,你已经阅读了 119 页了。

有助于识别加重因素的开放性问题

使用这些问题来帮助你思考,询问患者,来帮助你识别可以消除或者减少的加重因素。这些问题并未涵盖所有因素,也没有特别的顺序,仅是诊查的开始。

当你注意到这些症状的时候:

你是活动的还是保持静止的?

如果你是活动的,你在做什么?

你是否记得你正在做的动作? 它是只涉及你的颈部,还是包括你的手臂或肩膀?

你举着或搬着东西吗？

你在耸肩吗？

你的手臂在什么位置？是在你的侧面悬空，或者是靠在椅子上，还是在其他的位置？

症状是在全身活动，如运动或锻炼后发生的吗？如果是这样，什么运动，哪部分的活动会加重这个症状？比如，如果你在游泳，是什么泳姿？如果在症状出现之前，你刚好移动了头部，那么当时你做了什么？你是往下看(屈曲)，往天花板看(后伸)，转向一侧肩膀(旋转)，还是其他的活动？你可以演示给我看吗？

如果症状出现在静止状态，那么你在做什么呢？你是站着、坐着、蹲着，还是躺着？

如果你是躺着，是以什么样的姿势？是仰卧、侧卧，还是俯卧？你的头和颈部是什么样的姿势？可以演示给我看吗？。

如果你是坐着，你在做什么呢？你是怎么坐的？端坐还是瘫倒在椅子或沙发上？是在工作，还是电影院、咖啡厅？或是在家里？你能让我看看你是怎么坐的吗？

你是在读书、看电视，还是在做手工？你可以和我演示下你当时的姿势吗？

你睡着了吗？当你醒来时头部和颈部是什么姿势？头部是否向前或者转向一侧？

在症状发生之前，你保持这种静止的姿势多久了？

问题：为什么我们需要这么针对性地识别加重因素呢？

首先，识别加重因素可以帮助我们确定正在处理的病情。其次，一旦我们知道了什么会加重症状，我们就以帮助患者，找到消除或避免这些症状的方法。

举例说明，如何从一些细节来确定加重的因素

当患者出现反复的颈部疼痛来就诊时，并且他没有发现什么加重因素，作为家庭养护的一部分，你建议他记录 7 天的情况。1 周后复诊，他仍然无法确定是什么加重了自己的疼痛，只说了一句，"当我

去拜访邻居时,疼痛发作了"。你问他当时在做什么,他说,"我没有做任何特别的事情,那是个很普通的日子。"你要变身为"夏洛克·福尔摩斯",去发现在那个特定的日子和场合到底有什么不同。以前拜访邻居时会引起这种症状吗?拜访期间你做了什么?和在邻居家站立或坐着的姿势有关吗?你要求患者确切地告诉你,他做了什么,"只是和平常一样,我们喝了咖啡。"然后你问:"那天有什么不同吗?"如果他接着说,"没有,只是那天我没有戴围巾。"

"你经常戴围巾吗?"你问。他告诉你,他总是戴围巾。"为什么?""我不知道,我只是觉得戴着围巾感觉更好。"

"那么当你没有戴围巾去拜访邻居的时候,发生了什么?"

"没什么,但是我的颈部开始疼了。"

"你在做什么?"

"喝咖啡。"

识别早已过时的锻炼方式

患者可能不愿意承认,他们经常在做的锻炼可能就是加重因素,特别是当这种锻炼在最初曾经解决过他们的问题,至少在当时似乎缓解了症状的情况下。

然后患者就会回忆起,"天气很冷。"

因此,现在你发现了潜在的问题:是不是长时间坐在寒冷的环境中并保持这种特定的喝咖啡的姿势,导致了症状的发生,或者是多种因素导致患者在邻居家出现了颈部的疼痛?接着患者说:"我想了想,觉得寒冷会使我颈部问题变得更糟。"你让他解释一下。"我去看电影的时候,不能坐在过道旁的座位上,因为那里会有股气流让我的颈部疼痛。"然后他会记起,有一次因为在餐厅坐在空调风口的位置,第二天颈部就开始疼痛了。

你由此开始建立因果关系图,并推测低温可能是导致患者颈部症状加重的因素。这种问答,可以帮助患者意识到让他们保持颈部温暖的重要性。

虽然识别加重该因素是你初步评估的一部分,但你现在应该意识到,鼓励患者自己识别加重因素是成功干预的关键。

例 1:患者可能曾经被建议做颈部摇晃的动作,即转动他们的头部来缓解症状。也许当他们长时间保持静止姿势后,颈部的摇晃是缓解肩颈部肌肉紧张的一种方法。

也许因为他们颈部紧张,活动范围减少,所以摇晃颈部可以帮助患者改善活动范围。但是 3 年后,在办公桌前每小时做一次全范围的颈部摇晃动作就不合适了。

例 2:患者可能在孩童期被告知,倒立有助于提高核心稳定性,可以使颈部变得强壮。多年以后,在一次挥鞭伤事故之后,还将倒立作为加强颈部肌肉的方法就是不可取的了。

患者有时候会继续进行预防性的练习,他们相信这些可以帮助避免症状的复发。虽然一些规律的颈部锻炼是有益的,但是大多数锻炼都是在疾病恢复的特定时间段和特定的情况下才有用。如果患者坚持认为旧的方法是最好的,那这可能就是无效的治疗了,甚至有可能会引起情况的恶化。因此,你要帮助患者认识到,哪些活动对于现在的他们来说是早已过时的,并对此进行教育。

技巧 2：对急性及慢性颈痛患者的建议

基本建议

• X 线和 MRI 检查通常会提示颈椎退行性改变,让患者不要担心。将颈部问题都归因于这些变化是错误的。许多颈椎有退行性改变的人并没有任何疼痛或僵硬等症状。随着年龄的增长,退行性改变是正常的,这在所有人身上都会发生。

• 当颈部经常发出吱吱声,即出现"捻发音"时,告诉患者不要担心。这不一定有什么问题。

• 安慰患者,我们有很多方法可以帮助他们,可以尝试很多不同的干预措施。作为一名治疗师,需要考虑的最主要的问题是疼痛、僵硬、功能障碍等,并且在脑海里搜索所有你认为有助于解决这些问题的方法。

• 让患者认真思考这里提供的一般性建议,以及保持活动的建议。

对急性颈部疼痛患者的建议

• 大多数急性颈部疼痛最快能在数天内缓解,最慢也能在数周内缓解。

• 越早恢复正常的日常活动,缓解得越快。

• 越早活动颈部,恢复得越快。

• 拒绝活动颈部并拒绝恢复日常活动的人,更容易患上慢性颈部疼痛,应对疼痛时也比别人差。

• 开始活动、并尝试恢复正常活动的人能更快恢复,能更好地应对颈部疼痛。

• 先调整你的活动。

• 当体表损伤时,我们会看到损伤的证据——伤口、瘀斑、结痂或瘢痕等。但身体内部损伤时,我们看不到。与体表损伤的修复一样,身体需要时间去修复身体内部的损伤,如血管、肌肉、肌腱和韧带损伤。在某些情况下,骨折会自行修复,神经的炎症也会消退。疼痛通常会在组织完全愈合之前得到缓解。因此,很多时候我们需要有耐心。

• 大多数颈部疼痛的病因并不严重。

对慢性颈部疼痛患者的建议

• 对于孤立的一个痛点发作，找找看是否有扳机点。鼓励患者找出造成他们疼痛的原因。如有必要，回顾本章的技巧 1，以识别加重因素，并尝试消除这些因素。

• 如果疼痛是由于颈椎退行性改变等潜在疾病引起的，请提醒患者，发作时他们可能需要数周甚至数月的时间，才能完全或者大部分缓解。

• 当疼痛持续存在，如果你觉得可行，可以让患者考虑将止痛药作为一种管理方法。可能不需要长期使用药物，但药物可以作为有效的解决方法。

• 对于慢性疼痛患者，建议他们尝试加快行动的速度，以减少持续时间和活动强度。例如，分成数次购物，而每次携带较轻的东西。

• 建议患者至疼痛门诊就诊。认知行为疗法等技术可帮助人们有效处理长期的疼痛。

除非患者有严重的、潜在的颈部危险，则这里提供的一般建议都是安全且有效的。

建议	建议依据
相对休息	通常来说，几天的休息对颈痛患者是没有用的。
保持活动	颈部疼痛的患者保持活动状态有很多好处。患者应选择各种安全的锻炼方式，如步行、游泳和牵伸课程。保持身体活动，并不意味着需要参加正式的运动课程或者体育锻炼。采用步行上下班，不乘坐汽车或其他公共交通工具去电影院或商店，都能成为"活动"的一部分。患者能否做一个家庭观影时的锻炼计划？是否可以遛自己的狗或是朋友的狗？试着跳出圈子去思考，问他们能做什么，而不是问他们不能做什么。可以怎样和健身教练合作，来提高体力活动水平？如何在每日正常活动的基础上增加体力活动。
保持活动范围	尽管有一些人认为，当他们以最小的范围活动他们的头部时，他们感觉更安全。但是从长远来看，不做全范围的颈部活动是不可取的，因为肌肉会随着废用而萎缩，以致不能支撑住头部。长远来看，使用颈托来固定颈部是没有帮助的。即使微小的活动，也能帮助减少不适感，并缩短恢复的时间。

(待续)

（续表）

建议	建议依据
避免加重因素	帮助患者确定哪些运动与活动最容易加重颈部症状,考虑避免和减少这些活动。例如,如果他们长时间保持静止,询问他们是否能将所做的事情分解成更小的部分。能否将这项活动分散到全天来做?或者,他们能否做一些牵伸或运动,来克服这种静态的姿势。
使用热敷或冷敷来缓解疼痛	可以用热敷和冷敷来缓解疼痛,可根据患者的喜好来决定选择哪种方法。在急性的情况下,一般选择冷敷的方法,它让身体产生麻痹感,从而减轻疼痛。但是,对颈部进行冷敷并不总是令人舒服的,有一部分患者会感到头痛,因此它只能短暂使用,仅在可忍受的范围内使用几分钟。使用热敷时,要注意避免温度过高或持续时间过长。热敷对于缓解肌肉痉挛是有用的,而肌肉痉挛是导致疼痛的原因之一。在热敷之后,再做颈部活动范围的训练或柔和牵伸会更容易。
避免寒冷	当我们觉得冷的时候,我们会下意识地耸肩,这会增加颈部肌肉的张力。因此有必要在寒冷的天气做好颈部保暖防护,要提醒患者注意空调环境。有些颈部疼痛的患者对冷的刺激特别敏感,他们是否采取了相关的预防措施呢?他们是否有意避开某些特定的环境?或是戴上围巾,甚至是保暖袋?
鼓励放松	感到压力或生气时,肌肉张力会增加,这可能会加重某些颈部疾病。寻找放松身心的方法,有利于帮助患者管理颈部状况,促进恢复。让患者做一些建设性的思考,将休息和放松纳入康复计划中,正如制订颈部练习一样。

技巧 3：让患者动起来

这里是想要告诉大家是，运动和锻炼要比静止好，除非患者有急性的损伤，或者是因严重的病理学改变引起的颈部疼痛，如颈椎间盘突出、颈椎骨折或肿瘤等。

对于颈部疼痛患者来说，活动的优点和静止的缺点	
活动的优点	**静止的缺点**
帮助维持和改善颈部活动度	很可能会导致颈部活动度的下降
可能有助于减轻僵硬的感觉	很可能会增加僵硬感
帮助改善情绪	可能会引起抑郁
帮助维持和改善肌肉力量	导致肌肉力量的减弱
有助于维持和改善颈椎关节的本体感觉，有助于维持和改善平衡功能	很可能会导致颈椎关节本体感觉和平衡功能的减退
活动可促进肌肉、肌腱和韧带间的血液循环，促进淋巴回流，促进修复	很可能减少肌肉、肌腱和韧带间的血液循环，减少淋巴回流，从而增加瘢痕组织而影响修复
可以帮助患者增强自信并取得进步	会导致无助感和缺乏进步感

如何将颈部活动融合在日常生活中，而不加重现有的颈部问题	
睡眠	醒来后，仰卧位，轻轻地将头从一侧转向另一侧。接下来，坐在床的边缘，让颈部在运动范围内屈曲、伸展、左右旋转和左右侧屈，每个动作做 1~2 次。颈部和肩部的肌肉是连接的，所以接着做 1~2 次耸肩和绕肩。这些运动可以在一天的开始就让颈部关节活动，让你更放松。
驾驶	长时间保持头颈部和肩部的静止，会增加肌肉紧张度，从而加重某些颈部疾病。考虑如何减少开车的时间，如减少旅程的次数或者选择更短的旅程。可以选择其他形式的交通工具，全程或部分旅程搭车。如果必须要开车，或者行程计划较长，请尽可能分开旅程，并停下来休息。在休息期间，进行一些简单的活动，如颈部活动、伸展、耸肩或绕肩等。调整座椅，尽可能舒适。

（待续）

（续表）

如何将颈部活动融合在日常生活中，而不加重现有的颈部问题	
通勤和旅行	保持颈部活动，应避免长时间的静止姿势。在车站站台等候或在机场候机时，如果担心有人会看你，则可以不经意地进行一系列的颈部活动和耸肩运动。当必须乘坐拥挤的公交、火车或电车出行时，尽量坐着，这样你无须通过握着车上的拉杆或者拉环来获得支撑，因为这些动作需要颈肩部的肌肉收缩、缩短来抬高肩部，有时会引起颈部肌肉痉挛。如果你容易发生颈部痉挛，那么这种情况下更容易发生。如果你不得不举起手臂去抓某物，请避免使用易发生颈部痉挛侧的手臂，要尽可能地更换手臂。在保持抓紧的过程中尝试下压肩胛骨数次，这可以收缩易痉挛肌肉的拮抗肌。
看电视	不要一直保持颈部静止，静止时间不宜超过 40 分钟。利用广告时间作为提示，来做一些简单的颈部活动和耸肩运动。避免长时间头转向一侧坐着，即使只是轻微地转头。电视屏幕是在正前方还是需要转头才能观看？长时间抬头看安装在墙上的屏幕，或者看靠向地板的屏幕，都会增加肌肉张力，并加重某些颈部症状。如果可以，请重新放置你的家具，把电视放在正前方，并使屏幕顶部和眼睛保持水平。
伏案工作	就像看电视一样，不要让颈部静止超过 40 分钟。不要在感到僵硬和疼痛后再活动，在这之前就要活动。定期进行短时间的休息，利用 30 秒的时间做一些简单的颈部活动和耸肩运动。可以使用视觉或听觉的提示，来提醒休息的时间。检查所有的屏幕是否都在正前方，并且屏幕的顶部是否和眼睛保持水平。如果可能，改变你现在的工作方式，这样也能使颈部的位置有所调整，例如，在打字、书写和用手机打电话之间转换。如果你已经知道来自空调或者窗户的风会引起颈部的疼痛或紧张，那么请养成随身携带轻质围巾的习惯，以便在需要时可以使用。肩部和颈部的肌肉是相连的，手伸到远处去拿桌上的物品，也会加重颈部的问题，因此尽量要把办公物品放在近处。
爱好	如果你的爱好会让颈部静止很长时间，如读书、缝纫、绘画或制作精美的模型等，请每隔 40 分钟停下来休息一下。设置闹钟来提醒自己什么时候该休息。在休息的时间，你可以活动颈部和肩部。经常遛狗的人会说，有时候猛拽牵引绳会引起颈部疼痛，解决的方法是双手交替拉牵引绳，或者使用可伸缩的牵引绳。

（待续）

（续表）

如何将颈部活动融合在日常生活中，而不加重现有的颈部问题	
日常活动和家务	提重物或搬重物可加重一些颈部的问题，因为重量会通过手臂和肩传到跨越肩颈部的肌肉上。少提或不提重物，尽量选择有轮的箱子、婴儿车或双肩包，提的时候将物体尽可能靠近身体。当我们单侧提重物的时候，往往会耸起同侧的肩，这会加剧颈部的问题，并导致该侧的肌肉痉挛。如果你必须要提一个包，请尝试换着手来提或换着肩来背。避免长时间用一侧耳朵听电话，因为这样往往会让我们向这一侧侧屈，引起该侧的肌肉痉挛。如果可能，尽量减少以这种方式打电话的时间，或者改变打电话的方式，如将其设置为免提或者使用耳机、网络电话等。某些日常生活方式也会引起颈部肌肉痉挛，如一侧举重物，将一侧或双侧的手臂举过头，如吹干头发、抬手将餐具放在橱柜里、挂窗帘、晾挂衣物、擦玻璃等。在急性期，需要避免这些活动。避免或最大限度地减少需要手臂的重复运动，同时保持颈部相对静止姿势的活动，如吸尘或熨烫。
运动和锻炼	运动和锻炼有助于缓解疼痛，并加快康复进程。冲击性和接触性的运动可能会加剧颈部症状，因此非接触性的运动较为合适。运动和锻炼是不用停止的，只是需要调整。例如，改变运动方式（如从骑自行车到步行），改变活动强度（如隔天而不是每天），改变运动的持续时间（如从每天 60 分钟改为每天 20 分钟）。可以调整某些运动以减少冲击力，如将蛙泳改为仰泳。

技巧 4：简单的颈部牵伸

最简单的牵伸方法，是主动的关节活动度牵伸。关节活动度测试是颈椎评估的一部分，而在正常范围内主动活动颈部，可以作为患者自我牵伸的一部分，并且在做其他牵伸前，也需要先做这些简单牵伸。

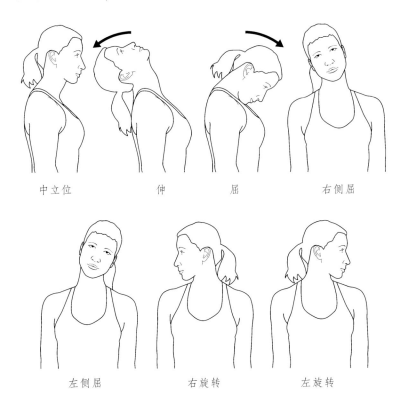

中立位　　　伸　　　　屈　　　　右侧屈

左侧屈　　　　右旋转　　　　左旋转

按照下面这个简单的步骤，来增加颈椎活动度。

（1）鼓励患者缓慢进行屈曲、伸展、右旋转、左旋转、右侧屈和左侧屈，在舒适的前提下尽量大范围地活动。当患者舒适地活动颈部后，让他们再回到每个方向上开始感到轻微不适的点，并保持不动。鼓励他们将这些动作贯穿于日常生活，遵循"少量多次"的原则。

(2)一旦患者开始自信地尝试关节活动度运动,则无论活动度多微小,都要鼓励他们逐渐增加活动范围。建议每次活动中,当到达他们感到不适的点时,提示他们再轻轻增加 1~2mm。这可能会引起不适,但不会让他们受伤。如果患者出现疼痛或者头晕,那么需要停止活动。

请患者全天定时练习这个关节活动度牵伸动作,并在接下来的一周内记录所有的改善。改善可以表现为以下方面。

• 能够在更大的范围内活动。

• 在相同的范围内活动,但是疼痛减轻。

• 在相同的范围内活动,但是活动的流畅度增加。

• 在相同的范围内活动,但是僵硬感和头晕症状减少。

对于患者来说,需要记住,应保持肩部不动,不要靠腰部的扭动或者抬肩来帮助完成这项活动。

为患者准备一份日记,如下表所示,这有助于提醒并帮助他,记录以下的内容。

• 有任何活动范围的增加。

• 有任何的问题。

• 能完成几次特定的动作。

星期一						
星期二						
星期三						
星期四						
星期五						
星期六						
星期日						

其他增加颈椎活动度的方法

一个增加颈椎活动度的方法是让患者仰卧,在床或地板的支撑下,轻轻将头部向左和向右旋转。

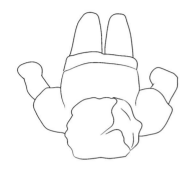

另一个方法是患者自行使用温和的推压手法。

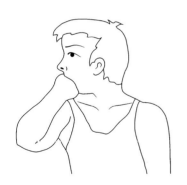

第三种方法是,患者取仰卧位或者坐位,将毛巾放在头后方,手抓住毛巾的两端,用毛巾帮助头旋转。

Mulligan(2010)认为,通过将毛巾的边缘兜住特定椎体的棘突下方,向上轻轻地抬起,并温柔地施加一个特定方向的力(如右旋转或者左旋转),可以帮助活动特定的脊柱节段。你怎么看?

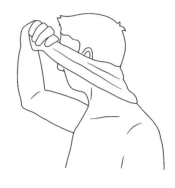

技巧 5：强化的颈部牵伸

很多治疗师习惯于将简单牵伸作为患者家庭管理的一部分。考虑一下,是否可以稍稍改变一些牵伸体位来强化牵伸。例如,在侧屈的情况下, 改变肩部或头部的位置,或者两者都改变,这会影响颈部牵伸的感觉,效果取决于这些软组织的张力和牵伸的强度。

> 技巧:
>
> 在教患者如何牵伸颈部时需要考虑的一点是, 当他们延长某一侧颈部的肌肉时,对侧的肌肉一定会缩短。这意味着缩短的肌肉可能会痉挛。痉挛很容易通过简单牵伸该侧颈部来缓解。但是,如果你知道患者容易右侧痉挛时,就应该避免牵伸左侧屈肌,以避免引起颈部右侧肌肉的痉挛。

下面是一些例子,来说明如何通过简单改变侧向牵伸颈部的方法, 以更针对性地牵伸紧张的组织。

• 首先在中立位进行简单的侧方牵伸,轻轻地将头压向对侧。

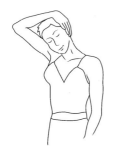

• 保持这个位置,通过肘部下压,来主动下压肩部。

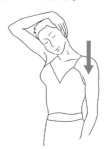

• 在头颈部侧屈前,用手握住椅子来下压肩部。

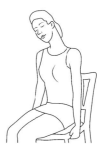

- 在头颈部侧屈前,手提轻的物体(如购物袋)。

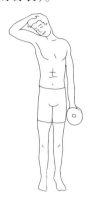

- 仰卧位放松，在颈部侧屈前,下压对侧肩部,并将手臂压在身体下方。

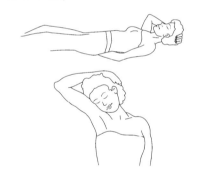

- 改变手臂的姿势:外展肩部。

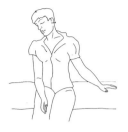

- 改变手臂的姿势:内收肩部。

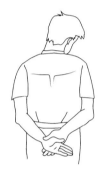

- 改变头部的姿势,注意怎样才能更好集中地牵伸斜方肌或肩胛提肌。需要将头运动至什么位置才能更好地牵伸斜角肌?

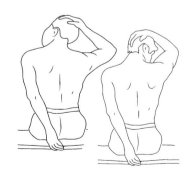

技巧 6：睡觉时的颈椎曲度

在第 1 章的技巧 9 中，你已经学习了如何在患者身边划线，来更好地测量头肩的距离。

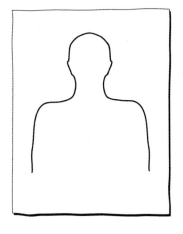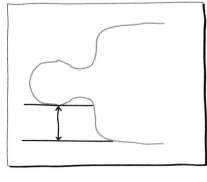

将上方的图像向左转 90°，你可以用它来向患者解释他们侧躺时颈椎的情况：枕头是否太高(图 a)或太低(图 b)。你可以使用这个图来演示，当患者患有颈部疾病时，这些体位是如何加重颈部症状的，例如，颈部一侧软组织被动缩短，则该侧软组织容易痉挛，同时对侧颈部软组织拉长，可能会引起过度牵伸。这样的颈部侧屈的休息体位是不可取的。使用第 1 章技巧 9 中的相同图像，你可以向患者说明，如何正确地将头与肩部的间隙进行填充(图 c)，这能帮助颈椎保持在较好的中立位：软组织既不被缩短也不被拉长，且颈椎保持受力均衡。

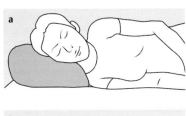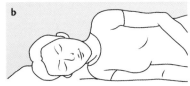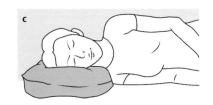

技巧 7：颈部后缩

当头颈屈曲和后伸时，人的重心会落在水平轴的稍微偏前方的位置。在我们的坐位或站位时，这意味着颈后部的肌肉仍然是紧张的，以保证头不会向前倾倒。如果你曾经看到过有人在火车旅途中睡觉，你可能注意到过他们的头部往往会向前或向侧面倾斜，因为后方肌肉的放松，重力的作用将头往下拉。他们可能会突然抬头，这是因为肌肉纤维中的肌梭检测到牵伸后，会向邻近的肌肉群发出收缩的信号，从而引起突然的颈部牵张反射。

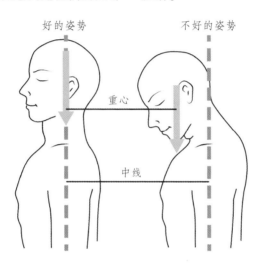

当我们保持静止状态稍微向下看时，例如在写作、阅读或编织时，颈后部的肌肉必须要非常用力地收缩，才能维持头部在稍微前屈的位置。颈后部肌肉在头前屈时离心性收缩，在头后伸回到中立位时向心性收缩。当我们俯卧位抬头看天花板的时候，颈后部肌肉进一步收缩以使颈部后伸。很多人在保持静态姿势时，会感到颈部紧张和疼痛就不足为奇了。应该让这些患者通过定期锻炼来抵消这种紧张，其中一种锻炼就是颈部的后缩。

这种简单的居家练习可以帮助颈椎前凸角度增大和颈后肌肉张力增高的患者,有助于激活变弱的颈部深层屈肌（颈长肌和头长肌）。为了做颈部的后缩动作,患者需要通过将头往后拉动来形成双下巴。他们可以照镜子来观察颈部,也可以简单地握住下颏来作为引导。

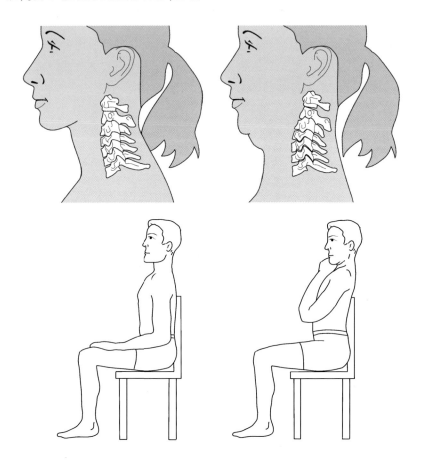

然而，很多患者觉得这很困难，因此，可以先仰卧在治疗床上开始练习。

(1)治疗师将手指放在患者后颈部的正中央，触摸皮肤。

(2)请患者尝试用他们的颈部向后推你的手指。

(3)当你感觉到他们这么做了之后，慢慢将你的手指移向治疗床，让患者头颈进一步回缩。

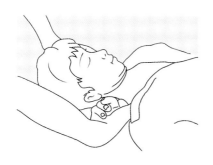

在坐位时，使用该方法来解释你需要患者做的动作。

坐位：

(1)让患者想象他们的下颏搁在架子上休息，这有助于他们保持头面部向前。没有这个指令，一些患者会后伸他们的头颈部，而这个动作是要避免的。

(2)请注意，对于患者来说，在回缩时，须避免肌肉持续最大收缩。要求他们稍微放松一些，以便于改变头颈部的体位，避免斜角肌的最大收缩。

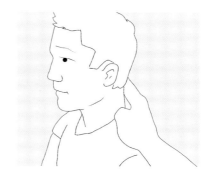

技巧 8：扳机点的按摩

可使用带小刺的硬橡胶或塑料治疗球。患者可以学习全身扳机点的治疗，包括可以触及的颈背部伸肌的扳机点。

问题：有哪些患者禁止使用这个方法？

患有严重疾病的患者，如骨质疏松、类风湿性关节炎，或其他禁忌使用按摩的颈椎病患者，应该避免使用该治疗方法。容易出现瘀斑的患者需要格外注意，而且所有的患者都需要清楚，治疗的目的是要降低颈部肌肉的张力，因此要避免用力按压颈部的骨骼。

下表对比了在两种不同治疗位置下(站立位和仰卧位)，使用治疗球治疗扳机点的优点和缺点。

站立位	仰卧位
优点 • 因为患者可以选择对治疗球施加力的大小，所以这对于开始自我管理扳机点的患者来说，是一个很好的开始。 • 无论在一天当中的什么时候，只要患者想要使用治疗球，都可以使用，甚至在工作的时候也可以。 • 通过简单的点头动作，就可以滚动治疗球来触及枕下肌。	• 患者可以接近完全的放松，让头部可以从一边滚到另一边。 • 同时，组织放松后，治疗球的压力可达到更深层的软组织结构。 • 一些患者认为，这样较容易触及颈后一侧的肌肉，因为他们只要稍稍旋转头部即可。

(待续)

（续表）

站立位	仰卧位
缺点 • 保持治疗球在正确的位置比较困难。 • 为了保持头部直立位,被按压的肌肉需要收缩紧张,因此会减弱深部肌肉(如枕下肌)的触及。 • 为了将治疗球运动到位,一些患者会出现股四头肌疲劳,因为他们不得不反复做下蹲动作。 • 将球向左右移动比较困难。 • 有明显的驼背,或者有一点圆肩的患者,难以将颈部足够靠近墙壁,也很难用球去触及颈背部。	• 难以触及较上方或较下方的扳机点。他们需要将身体离开床面进行上下挪动,才能够到所需要治疗的扳机点。 • 头有一定的重量,对于一部分人来说压力过大,会有一定的过度治疗风险。因此,一个比较好的方法是,建议患者先自行练习几分钟,过几天观察组织的反应,再继续治疗。

如何使用治疗球来帮助释放扳机点

下页的插图显示常见的扳机点位置。扳机点难以被触摸到,常可持续数月甚至数年。保持上半身静止的姿势,会诱发颈部肌肉扳机点的出现。用治疗球来治疗时,要将球轻轻按在扳机点约 30 秒。患者会感到轻微的不适,而不是疼痛,重要的是,在温和的压力下,这种感觉应该慢慢减退。当它消退时,再次轻轻地按压扳机点。这会有进一步的不适,但会在大约 60 秒内消退。重复 3 次。使用治疗球按压之后,再次摩擦或按摩该区域。如果不适感没有消退,则不要再进一步施加压力。如果第二天你感到颈部疼痛或者有瘀斑,则不要再次尝试按压扳机点。

通常情况下症状会有所缓解,如此,就可以用相同的方式再次使用治疗球。

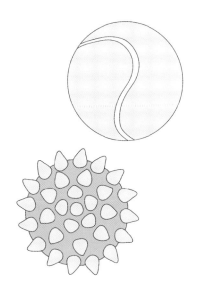

举例常见的颈部扳机点

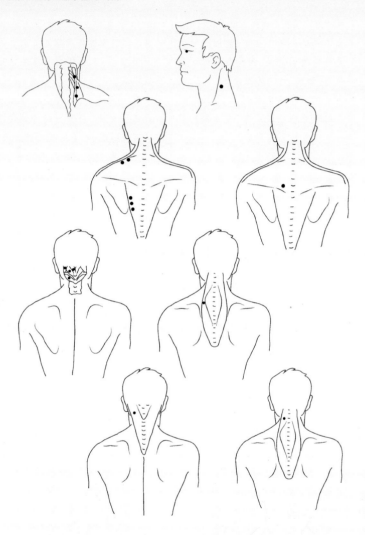

更多信息请参考 Davies 的论著(2004)。

技巧 9：眼睛的技巧

这种主动性技术可以提高颈部旋转角度。先在自己身上尝试下它是如何起效的吧。

增加向右旋转角度

(1)将头尽可能地向右旋转。

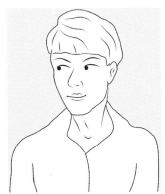

(2)保持这个姿势,将眼睛尽可能看向左侧。保持 10 秒。

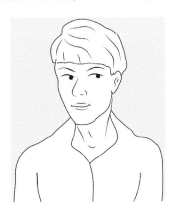

(3)然后再看向右侧,你会发现颈椎向右侧旋转又增加了数毫米。

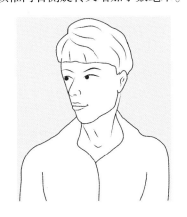

在指导患者时,记得观察活动前后的颈椎活动度。

增加向左旋转角度

(1)将头尽可能地向左旋转。

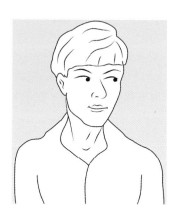

(2)保持这个姿势,将眼睛尽可能看向右侧。保持 10 秒。

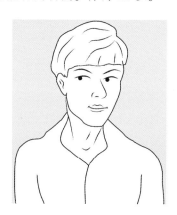

(3)然后再看向左侧,你会发现颈椎向左侧旋转又增加了数毫米。

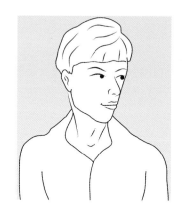

技巧 10：自我按摩

使用下面的例子，来指导患者如何进行颈部的自我按摩。

a.挤压枕骨区域。

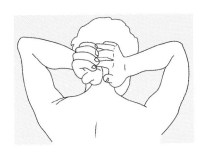

b.按抚或抓紧颈部伸肌。

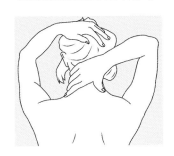

c.使用深度按摩杖来按摩扳机点。

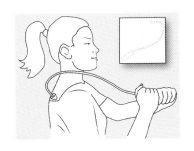

d.使用扫帚柄按摩上斜方肌。

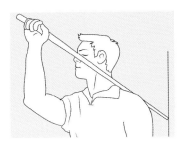

e.轻轻按摩斜角肌。

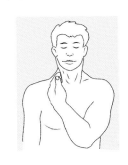

f.用大拇指按摩枕下肌。

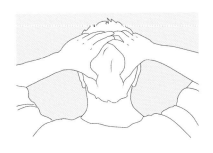

技巧 11：加强颈部力量

等长强化训练可用于增强薄弱的肌肉力量。这里介绍一些最简单的练习。还可以通过使用弹力带、滑轮和重量训练，来完成这些位置的等长强化训练。但这里不进行介绍，因为如果没有专业人士监督，这些进阶版的等长训练容易造成伤害。

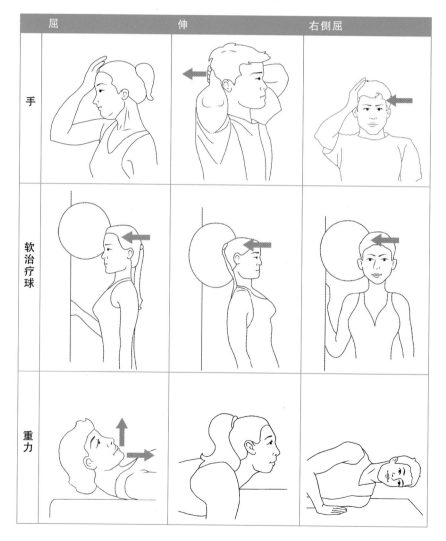

	屈	伸	右侧屈
手			
软治疗球			
重力			

	左侧屈	右旋转	左旋转
手			
软治疗球			
重力			

第 2 部分

胸背部

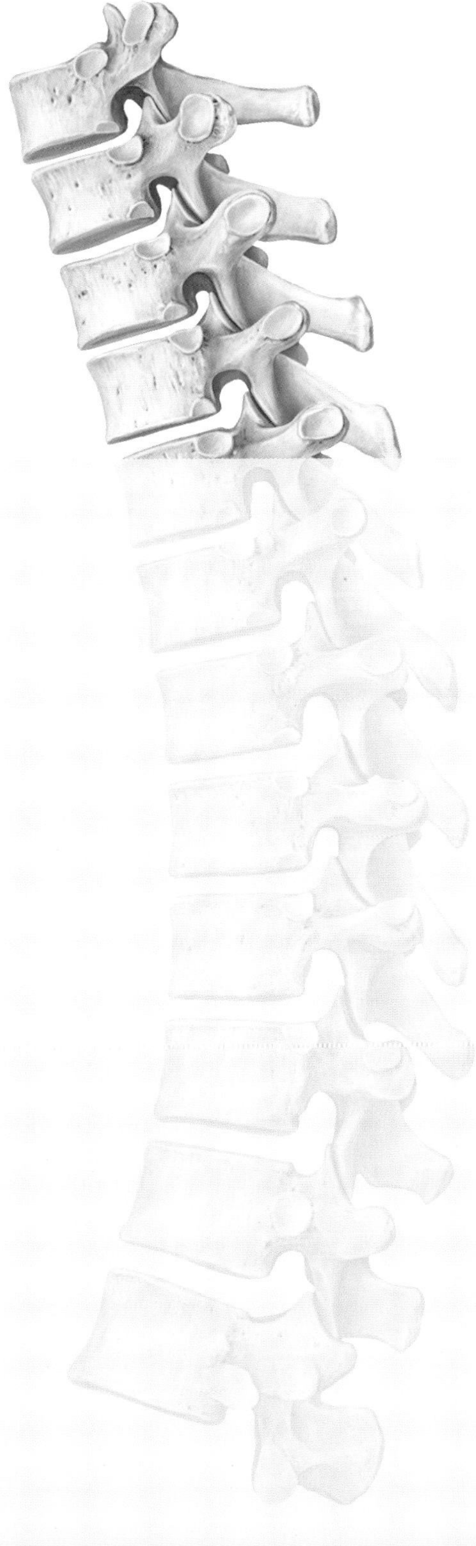

很多人都经历过胸背部疼痛。慢性疼痛常见于长期保持静态姿势的人群，而急性疼痛则常伴随损伤。对于治疗师来说，我们所面临的挑战是缺乏有证据支持的最佳评估与治疗手段。本书的这一部分内容将与大家一起分享有关的评估与治疗方法，希望对大家的实践有所帮助。你可能受本书的启发选择某个技巧并用于实践，数月之后如果你觉得有效，你可以与同事或同学一起探讨这些技巧：这些技巧的实用性如何，其优缺点各是什么？你也可能不喜欢本书介绍的一些技巧；还有一些技巧你可能以前就知道。尽管如此，我们还是希望本书中有某一个技巧可以激发你的好奇心，并点燃你的热情。通过分享与收集资料，我们都可以为这一领域贡献自己(相对)有限的知识。

本书提供的技巧是有效且安全的，也是一名合格治疗师必备的技能。如果你是刚获得资质的治疗师或实践经验尚浅，从本书获得的信息将会提升你的理解力，并帮助你提升自信。

在开始评估与治疗前，你需要询问患者，了解其大致病史，判断他们是否适合做这些评估及治疗，并取得患者的知情同意。

本部分包含3个章节，每个章节均由数个技巧组成。另外，你还会发现书中嵌入了一些额外的技巧。常见的问题及其答案会在框内列出。

第 **4** 章

胸背部
评估

技巧 1：识别关键的骨性标志　　　　152
技巧 2：胸腰椎综合征(Maigne 综合征)　158
技巧 3：胸背部的姿势评估——一些提示　160
技巧 4：平背(flat back)的评估　　　165
技巧 5：翼状肩胛　　　　　　　　　166
技巧 6：脊柱侧凸的 Adams 试验　　167
技巧 7：识别脊柱形状的一个诀窍　　171
技巧 8：胸椎活动度的评估　　　　　172
技巧 9：胸椎活动度的评估——皮尺测量法　175
技巧 10：如何提高用皮尺测量胸椎活动
　　　　度的技术　　　　　　　182
技巧 11：胸椎活动度的评估——量角器
　　　　测量法　　　　　　　　185
技巧 12：如何判断胸椎活动度是否正常　190
技巧 13：如何记录胸椎活动度　　　193
技巧 14：胸廓扩张度的评估——触诊法　194
技巧 15：胸廓扩张度的评估——皮尺测
　　　　量法　　　　　　　　　196
技巧 16：评估胸椎"僵硬"度　　　　198
技巧 17：识别胸椎半脱位　　　　　201
技巧 18：胸肌长度的快速测量　　　204
技巧 19：竖脊肌的评估　　　　　　209
技巧 20：Cloward 点　　　　　　　211
技巧 21：菱形肌的"硬结"　　　　　212
技巧 22：肋骨的评估　　　　　　　214
技巧 23：椎体活动受限的评估——主观法　216
技巧 24：软组织受限的评估——触诊法　217
技巧 25：浅筋膜的评估　　　　　　218
技巧 26：背部评估——东方人的方法　219

第 **4** 章

胸背部评估

很多同行都应该遇到过上背部,即胸椎疼痛的患者。这种疼痛有时仅表现在胸椎部位,但常常伴随有颈椎及腰椎的症状。症状呈现为僵硬并感到肌肉剧烈的疼痛,疼痛的发生往往与保持静态的姿势有关。评估胸背部区域时须联系颈椎和腰椎,然而这点却被许多治疗师所忽视。

本章将介绍 26 个评估技巧,其中既包含简单的骨性标志的识别、触诊,以及活动度(ROM)测量这些你可能已经熟知的技巧,也包括一些独特的技巧,如测试胸椎僵硬度、胸廓扩张度,以及一些肌肉长度的快速测量法。我鼓励大家运用系统性的方法进行评估,但无须将所有的评估方法用于每一位患者。

这些评估方法对于大多数有胸椎症状的患者而言都是安全的。然而作为一名执业治疗师,毫无疑问需要自己去判断这些方法的适用性。例如,用于测试脊柱侧凸患者的 Adams 试验,需要患者俯身做弯腰的动作。你当然不希望一个有腰椎疾病的患者做这个动作,也不希望一个头晕发作的患者采取这个姿势。同理,对于患骨质疏松症及类风湿性关节炎的患者,你也不希望通过"摇摆"椎体来评估其活动度。这些都是你需要了解的常识性禁忌。其他一些需要特别注意的事项,会在文中加以标注。

技巧 1：识别关键的骨性标志

本节介绍的一些评估技巧，需要你定位出特定的骨骼。例如，在技巧 2 中，识别 T12 和 L1 连接处及髂嵴是相当关键的；在技巧 3 中，你需要识别肩胛骨的内侧缘及肩胛下角；在技巧 15 中，你需要定位出第 10 胸椎(T10)。许多其他的技巧均涉及定位骨性标志。在图片上识别这些标志比在活体中定位容易得多。因此，让我们开始学习这些技巧，以帮助你快速定位这些标志。

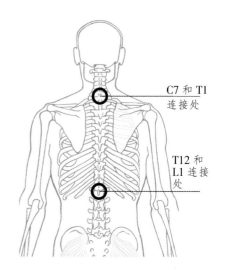

C7 和 T1 连接处

T12 和 L1 连接处

胸椎在 C7 和 T1 处与颈椎相连，此处第 1 胸椎(T1)与第 7 颈椎(C7)形成连接。胸椎与腰椎的连接处位于 T12 和 L1，此处第 12 胸椎(T12)与第 1 腰椎(L1)形成连接。

定位 C7

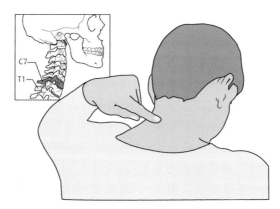

C7 是颈椎中最突出的一个椎体。在站立位或坐位头颈前屈时非常容易定位：颈后部最显著的"隆起"即为 C7 的棘突。一些人 C7 隆起非常明显，而在另外一些人身上，隆起则不那么明显。C7 会随着颈部活动而移动。

定位 T1:第 1 胸椎

一旦你识别出了 C7，只需要沿着这个点往下移动就能触摸到第 1 胸椎(T1，即胸椎的起始椎体)的棘突。当活动颈部时，尽管你能感觉到 T1 表面软组织的移动，但 T1 椎体本身的活动度要小于 C7 的活动度。

技巧：

将手放在自己的颈后部，通过活动颈部，看看是否能识别出 C7 与 T1，并判断哪个椎体活动度更大。并在你的同事身上试验。

定位 T12:第 12 胸椎

无须从枕后部逐个棘突往下一直数到 T12 椎体棘突，还记得 T12 椎体两边各有一根浮肋附着吗？所以，如果你能定位出第 12 肋，就能相对容易地定位出 T12 椎体。在触诊这个部位时要当心，因为，双肾也在这个区域。第 12 肋有时比较难找到，而第 11 肋就较容易被触摸到，其位置大致与 T12 棘突平齐。

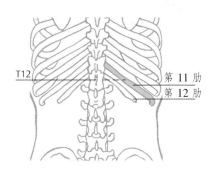

可以采用以下 3 个体位进行定位。

第一个体位是患者取站立位。让患者双臂稍外展，将你的双手置于其胸廓后部。触诊直到找到最下位的肋骨，然后双手往内侧移动，试着区分软组织与骨骼。这个方法的缺点是，你的手要穿过胸腰筋膜才能触及肋骨，并可能激活竖脊

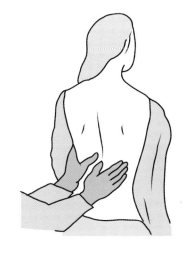

肌。并且,站立位触诊时,患者会不自觉将身体后倾以维持平衡,这又进一步增加患者的肌张力。为了避免弯腰,你需要跪在或者坐在患者身后。

第二个体位是患者跨坐在椅子上,可在其腹部与椅背之间垫一个枕头。这有助于患者放松,并可略微减轻患者脊柱伸肌的张力,但同样地你也需坐或者跪于患者身后。

第三个体位是患者取俯卧位。在此体位下,患者脊柱伸肌的张力降低,触诊时手更容易穿过肌肉,到达肋骨。注意肋骨是向下成角度的,因而当你定位出最下位肋骨时,需要在其上方寻找 T12 的位置。

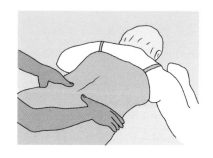

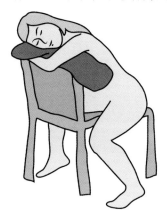

定位髂嵴

患者取站位或俯卧位,检查者双手手掌张开,轻轻贴着患者双侧腰部。将双手下压并向下移动,直到触及双侧的骨性阻挡,此处即为髂嵴。

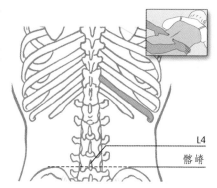

定位 L4

　　检查者双手置于患者髂嵴上，双手拇指外展，并尽量使双手拇指尖触碰到一起。此时拇指尖所指位置即为 L4。有些患者多一节腰椎，这种情况下定位可能就不准确了，但对于大多数人来说，用这个方法定位 L4 简单而有效。一旦 L4 的位置确认，你可以往上触摸到 L3、L2、L1 的棘突，往下触摸到 L5 的棘突。

定位肩胛骨内侧缘及肩胛下角

　　很多人的肩胛骨突出于体表，其轮廓很容易被辨别。而对于另一些人来说，由于肌肉组织的覆盖或体脂过多，可能会造成肩胛骨的轮廓难以辨别。有一个快速的方法来辨认肩胛骨，只须让患者将手背于身后。在做这个动作的时候，其肩胛骨的内侧缘及肩胛下角将变得更为突出。然而，需要记住的是，一旦患者将手放下，其肩胛骨的位置也随之恢复原状。因此，这个测试只能用来辨认肩胛骨，而不能用来记录静息状态的肩胛骨位置。

　　肩胛下角大致与 T8 棘突相齐

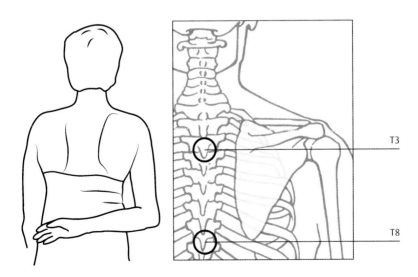

平，肩胛冈大致齐平于 T3 的水平，一般而言，肩胛骨内侧缘位于脊柱棘突外侧 5cm 左右的位置。

定位横突

请看胸椎后部的横截面。

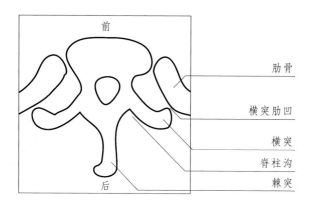

棘突是位于最中央的骨性突起。检查者将手指或拇指放于患者的棘突上，然后将手指轻轻地向一侧滑动，你可以感觉到一个凹陷，此凹陷为这个椎体横突形成的脊柱沟。将手指或拇指向更外侧轻轻滑移，你可以感觉到突起的横突尖端。

定位肋关节

如果你将手指再向外滑移，你可以感觉到肋横突沟。当你需要判断肋骨是否准确对齐时，定位这个点非常有用。

> 技巧：
> 当患者取坐位或站立位进行触诊时，其肌肉是紧张的，而俯卧位时其肌肉是放松的。

定位肋角

肋角是肋骨最突出的部位。可用手掌触及，也可在患者双手抱胸、稍稍弯腰时直接通过肉眼看到。详见本章"技巧 22：肋骨的评估"。

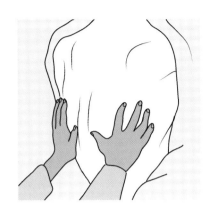

技巧 2：胸腰椎综合征 (Maigne 综合征)

尽管本章内容是介绍胸椎的，但作为一名治疗师应该知道，身体的各部分是相互影响的，不能简单地分隔开来。将该技巧安排在评估刚开始的阶段，有助于强化这个观点。在 1974 年，Robert Maigne 研究了源于 T10~T11、T11~T12、T12~L1 脊柱区域的牵涉痛现象。Maigne 注意到，从 T12 和 L1 节段发出的脊神经可引起以下部位的牵涉痛：

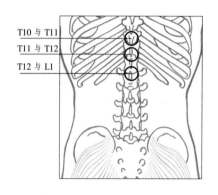

- 髂嵴后部。

- 大转子。
- 腹股沟。

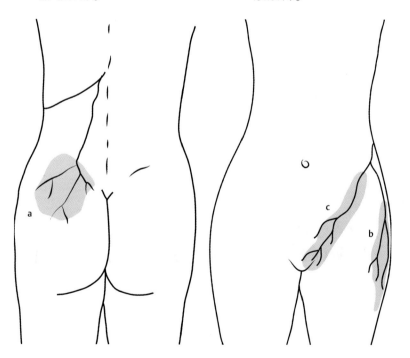

他推测问题可能源自这个特殊的脊柱节段,因为此处是一个可旋转的椎体(最后一节胸椎,T12)与一个几乎不能旋转的椎体(第 1 腰椎,L1)相连接的地方。

Maigne 是如何建议我们去判断一位臀部、大转子或腹股沟有症状的患者,是否患有胸腰椎综合征的?

第一,Maigne 观察到如果你对患者棘突施以轻柔的侧向压力(图 a),当按压至 T12~L2 节段时,患者会产生不适感。

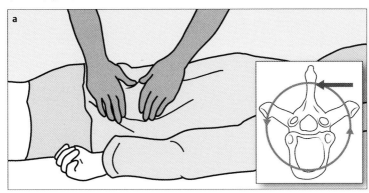

第二,可能出现小室痛。"小室痛"一词用于描述病变引起的局部皮肤增厚, 当该处皮肤被卷起时(图 b)会触发疼痛。产生这些症状的区域与脊神经受累区域一致。如果胸腰椎连接处受累及,你可以在髂嵴/上臀部区域触及增厚的皮肤。

第三,你可以通过揉搓距中线 7~8cm 的髂嵴处(图 c),重现疼痛症状, 因为此处是 T11、T12 或 L1 脊神经皮支形成的复合皮神经跨越髂骨的地方。想要了解两个非常有意思的案例研究,请参阅 Proctor 等的论著(1985)。

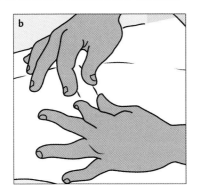

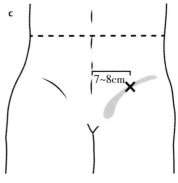

7~8cm

技巧 3:胸背部的姿势评估———些提示

接下来的内容包含几个问题，可作为进行胸部姿势评估时需要考虑的关键提示。身体上半部分的姿势评估包含了头部与颈部的姿势评估，应该注意观察患者头部的位置，特别是注意他们是否有头部前倾的姿势，因为这影响了胸肌的功能。你需要检查患者胸背部的各个方面，并从前、后、侧面分别进行观察。

问题:我从哪里开始评估有关系吗——前面、侧面或者后面?

没有关系。但是，如果你从一开始就从前方注视他们，会让一些患者感觉到紧张。很多人从未接受过姿势评估，当他们以站立、半裸的状态进行正面姿势评估时，他们可能会觉得恐惧。

背面观

胸腔是否在骨盆的正上方，是否有胸椎旋转、侧屈或侧向移位的现象(图 a)?

脊柱是否完全笔直(图 b)，是否有脊柱侧凸的现象? 关于如何评估脊柱侧凸，请参阅本章技巧 6。

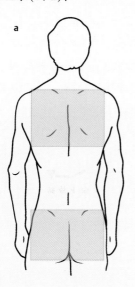

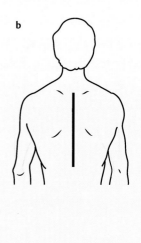

双侧肩胛骨距离脊柱是否等距? 是否有外展(肩胛骨前突)(图 c)或内收(肩胛骨后缩)(图 d)的现象?

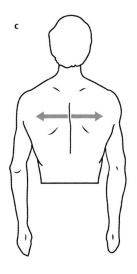

c

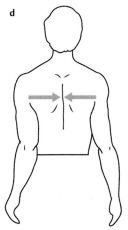

d

双侧肩是否在同一水平,是否有一侧高一侧低? 通过检查肩胛下角来评估双侧肩胛骨是否有抬高(图 e)或降低(图 f)。

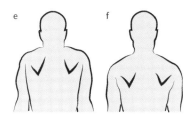

e　　　　f

如果存在不对称, 是肩胛骨本身的位置关系, 还是由于上提肩胛的肌肉(如斜方肌上束)体积的增加/减少(图中未显示)?

肩胛骨是否有向上旋转或向下旋转的现象(图 g)?

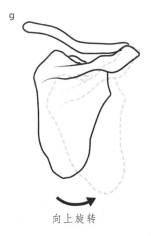

g

向上旋转

技巧:

你可以测量从脊柱到肩胛骨内侧缘的距离。

是否有翼状肩胛(图 h)的现
象?想获取翼状肩胛的更多信息,
请参阅本章技巧 5。肋骨看上去
怎么样?是否对称(图 i)?是否有
某处肋角看上去特别突出?

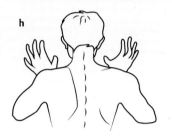
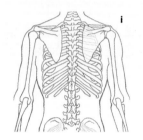

胸部的各个部位是否有肌肉
张力的增高/降低,是否有显著的
肌萎缩或肥大(图 j)?如竖脊肌、
菱形肌或斜方肌?

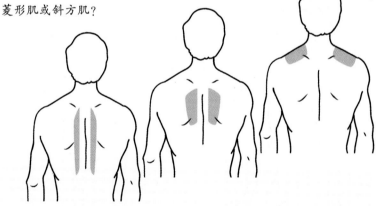

Struyf 等(2009)非常详尽地
概述了肩胛骨位置的评估,尽管他
们的评估只是针对音乐家进行的。

侧面观

　　是否有头部前倾姿势（图中 a 处）的现象？

　　颈胸交界处的形状如何？是否有老妇驼背症（图中 b 处）的迹象？

　　是否有脊柱后凸或平背（图中 c 处）的证据？想了解更多有关平背的信息，请参阅本章技巧 4。

　　胸腔是否抬高或降低？患者是懒散的站姿还是军人的站姿（图中 d 处）？

　　是否有肩胛倾斜的迹象（图 e）？

　　双侧肩胛骨是外展（前突）的还是内收（后缩）的？

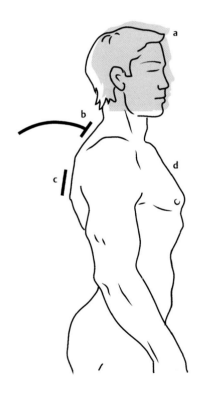
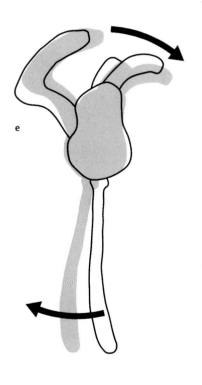

正面观

胸廓是否在骨盆上正方(图 a)?

胸部(图中 b 处)和腹部(图中 c 处)的肌张力如何?

锁骨的位置(图 d)如何? 锁骨与肩胛骨通过肩锁关节相连,因此锁骨的位置提示了肩胛骨的位置。通过观察锁骨,是否可判断有肩胛骨的抬高/压低,或前突/后缩?

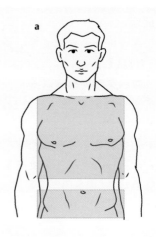

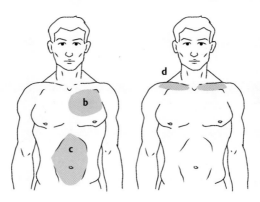

想要获得有关姿势评估的完整描述,以及其详细解释,请参阅 Johnson 的论著(2012)。

技巧 4：平背(flat back)的评估

胸背部评估中很关键的一步是观察患者是否存在正常的胸椎曲线。很多治疗师可以快速地识别出脊柱后凸姿势，而评估患者是否有平背也同样重要。胸椎曲线变平可引起局部疼痛。需要观察正常的胸椎棘突是如何朝向下方的。胸椎曲线的丧失，意味着胸椎棘突互相之间更加靠近了。有时，平背的患者会主诉背部挺直的时候出现疼痛，胸椎后伸的时候疼痛加剧。疼痛可能是由于脊柱运动，如后伸时，软组织及棘突受到挤压而导致。当然，排除其他可能导致这样疼痛的原因也很重要。

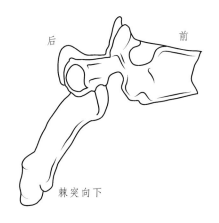

后　　前

棘突向下

技巧 5:翼状肩胛

可以观察到真性翼状肩胛的患者,其肩胛骨显著地突出于胸后壁,这不同于在某些体脂低的人身上观察到的肩胛骨轻微的突出,也不同于平背患者身上观察到的肩胛骨略为明显的突出。真性翼状肩胛是由神经麻痹导致的,往往引起前锯肌无力,进而导致不能将肩胛骨紧紧拉向胸壁,其原因可能是先天异常或者胸长神经损伤。

斜方肌与菱形肌的无力也会引起肩胛骨的不稳定。胸小肌缩短可引起肩胛骨前倾,导致肩胛下角更为突出。

想要获得更准确的概述,请参阅 Martin 与 Fish 的论著(2008)。

想要获得有关翼状肩胛患者手术治疗的简明而有趣的概述,请参阅 Iceton 与 Harris 的论著(1987)。

问题:如何鉴别患者是否为真性翼状肩?

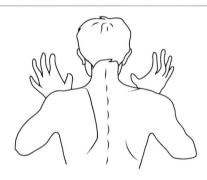

让患者将双手撑在墙上,试着将双侧肘关节伸直,就像在墙上做俯卧撑的动作。在做这个动作时,前锯肌的功能是使肩胛骨前突,并同时将肩胛骨固定于胸壁。如果在做这个动作时肩胛骨像"翅膀"一样离开胸壁,就提示前锯肌无力或瘫痪。如果前锯肌完全瘫痪,患者在站立时就会表现出翼状肩胛骨,而无须由俯卧撑动作表现出来。

技巧 6：脊柱侧凸的 Adams 试验

脊柱侧凸的 S 形侧弯曲线形态多变，因而需要专业人员来确定其类型及严重程度。很多人的脊柱都轻度偏离中线，但这并不能称作脊柱侧凸。

脊柱侧凸分为两类：功能性侧凸与结构性侧凸。

功能性侧凸，有时也被称作可逆性侧凸，它既没有椎体结构的改变，也没有韧带或肌肉的病理学改变。

结构性侧凸，有时也被称作不可逆性侧凸，它涉及椎体结构的改变。

William Adams（1820—1900）设计了前屈试验，并以他的名字来命名。

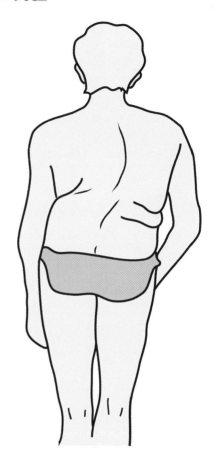

Adams 试验的应用

让患者最大限度地向前弯腰，观察他们的胸廓，在脊柱侧弯的凸侧会出现一个肋骨"驼峰"。

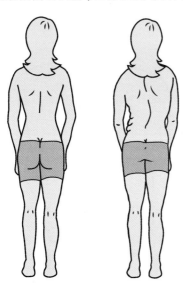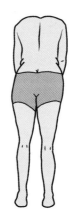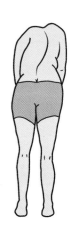

一般而言，功能性脊柱侧凸患者在做 Adams 试验（前屈时）及仰卧位躺下时侧凸会消失，侧凸可被患者自行矫正。结构性侧凸患者在做 Adams 试验时，侧凸则不会消失，相反，这个动作使侧凸变得更加明显，侧凸在患者仰卧位休息时也不会消失，除非有外力帮助，否则不能自行纠正。

功能性侧凸与结构性侧凸的对比

	功能性侧凸	结构性侧凸
Adams 试验	消失	维持原状，或更加明显
仰卧位休息	消失	可以仰卧，但可能会不舒服，因为脊柱侧凸依旧存在
能否自行纠正	能	不能

脊柱侧凸患者其胸椎椎体逆时针旋转(以右侧侧弯为例),其棘突也向逆时针旋转,跨到中线的右侧。附着在椎体上的肋骨同样发生移动,右侧的肋骨凸向前方,而左侧的肋骨则凸向后方。

正常胸廓(图 a)与胸椎右侧侧弯的患者胸廓(图 b)。

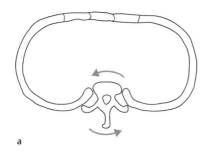
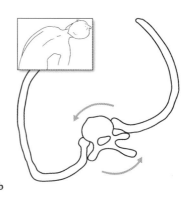

a

b

检查者站于患者身后观察左侧侧弯或右侧侧弯患者其椎体与肋骨的相应位置变化,详见下表。

	向右侧弯	向左侧弯
椎体移动方向	逆时针向左	顺时针向右
棘突移动方向	逆时针向右,越过中线	顺时针向左,越过中线
后方肋骨	身体左侧凸出	身体右侧凸出
前方肋骨	身体右侧凸出	身体左侧凸出
胸廓	左侧胸廓缩小	右侧胸廓缩小

问题:如何测量脊柱侧凸角度,以评估干预是否有效?

有多种不同的方法。Fairbank(2004)分享了一个很好的病例,一位名叫 Giddeon Mantell 的患者,其 Adams 测试结果被确定为脊柱侧凸。想要了解脊柱侧凸更为详细的测量方法,请参阅 Petias 等的文章(2010)。或者,可以选择下文描述的一个简单测试。

脊柱侧凸角度的测量

有一个测量脊柱侧凸角度的简单方法，即将标记物放于不同的骨性标志上，在干预前后分别进行拍照记录，对比标记物位置，从而确定干预带来的脊柱侧凸角度的变化。

常用的骨性标志列举如下：

1.C7 的棘突。

2.L4 的棘突。

3.肩胛上角。

4.肩胛下角。

5.肩峰(未显示)。

6.髂后上棘。

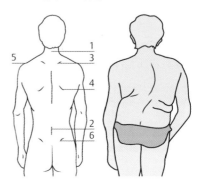

需要注意的是，这仅仅反映了身体各部分的变化关系。还需要明确干预是否对功能产生了影响，比如提高了呼吸容量或者患者的日常生活能力。

问：在做 Adams 试验时，检查者站的位置有关系吗？

行 Adams 试验时，检查者通常站于患者身后。然而，这可能会使某些患者产生压力。如果你站在患者的前面，一样可以观察到患者是否有脊柱侧凸。

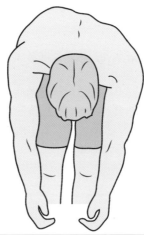

技巧 7：识别脊柱形状的一个诀窍

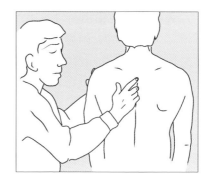

　　与之前介绍的脊柱侧凸的评估技巧相比，本技巧显得过于粗略，因此仅用于快速评估脊柱后方的形态。用指甲的边缘沿着患者脊柱两旁往下轻轻划一道痕，在皮肤上留下一道轨迹，但是不要损伤皮肤。然后退后观察你所划的痕迹，用这种粗略而快速的方法往往能立即发现偏离这条垂线的椎体。

技巧 8：胸椎活动度的评估

评估患者的胸椎活动度减少或增加是有必要的，因为活动度改变会引起疼痛或加重疼痛。然而与颈椎评估不同的是，难以进行胸椎活动度（ROM）的精确测量。在测量颈椎活动度的时候，你可以让患者向左、向右看，或向上看天花板、向下看地板，或让他的耳朵贴近肩部。胸椎相关的旋转、后伸、前屈，或者侧屈是较难单独完成的活动，因为这些活动往往伴有腰椎的活动。

• 胸椎的侧屈伴随腰椎向对侧旋转。

• 胸椎的旋转伴随腰椎向对侧侧屈。

胸椎与腰椎的运动

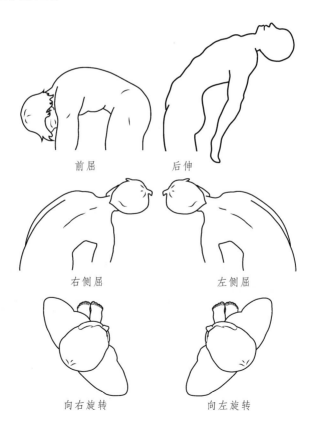

前屈　　　　　后伸

右侧屈　　　　　左侧屈

向右旋转　　　　　向左旋转

关于评估胸椎(与腰椎)活动度最好的方法,目前没有一致的观点。最简单的方法是观察患者完成这些动作的情况。你需要去了解哪个动作会诱发出哪个特定症状,而不是了解患者动作的最大幅度。

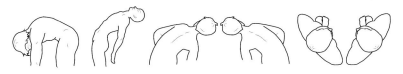

为了直观地测量活动度,向患者演示需要做的 6 个动作,然后观察患者自行完成这些动作的情况。最后查看正常胸椎活动度对照表,判断患者的胸椎活动度是增加还是减少。

在站立位评估屈曲活动度时,有哪些因素会导致其胸椎活动度减少?腘绳肌或小腿软组织紧张?甚至是颈部或腰后部的问题?是否存在平衡的问题?

问题:患者先做哪个动作有关系吗?

没有。如果你是初学者,在你第一次进行活动度测量时,最好让患者按同一个顺序做这些运动,这样就不容易遗漏某个动作。当你熟练以后,可以使用一个小技巧,即把你认为最可能引起患者不适的动作放到最后做。你可以从与患者的交谈中大致分析出是哪一个动作会引起不适。需要注意的是,在评估前屈与后伸时,需要站在患者的侧面进行观察。

技巧:

　　Hertling 与 Kessler(1996)认为,在评估前屈活动度时,患者可能会注视着地板上的某一点,用视觉来引导其前屈运动。因此他们建议,当进行前屈测试时让患者闭眼,或者看向侧方(左侧或右侧)会更为准确。你觉得呢?

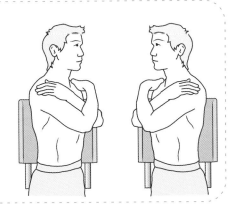

技巧：

　　评估旋转时，同时比较坐位与站位的结果。患者取坐位时，骨盆固定，因而测量结果更为精确地反映了旋转角度；当患者站立时，这个角度可能偏大。

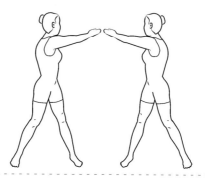

技巧：

　　在进行活动度测量时，要留意欺骗性运动，比如，患者在做旋转运动时会同时出现轻微的屈曲运动。

技巧：

　　旋转的完成需要肋软骨发生形变，随着年龄增加，肋软骨发生骨化。肋软骨骨化是老年人胸椎旋转活动度减少的一个因素。

　　下面为你提供测量胸椎活动度(ROM)的技巧：用皮尺测量(技巧 9)，以及用量角器测量 (技巧 11)。仔细思考后，再决定哪种方法最适合你。

正常胸椎 ROM[a]	
前屈	80°~90°
后伸	20°~30°
侧屈	20°~35°
旋转	30°~45°

ROM，活动度。

[a] 来源：Greene 和 Heckman(1994)。

技巧 9：胸椎活动度的评估——皮尺测量法

测量胸椎活动度的一种方法是观察皮肤的分离情况。该方法是将皮尺放在两个标准的参照点上，然后测量这些点之间的距离增加了多少或者减少了多少。你必须能识别这两个参照点，分别是第 7 颈椎（C7）的棘突与第 12 胸椎（T12）的棘突。一旦你定位好这些参照点，可以用皮尺测量两点之间的距离，并测量患者做屈伸运动时距离的变化。

技巧 12 列出了一个正常人测量距离的变化值。在实际练习时先不要看这个表格，避免测量结果产生偏差。

用皮尺测量胸椎前屈活动度：方法 1

确定并记录患者完成这些动作所用的体位：站位、坐位还是侧卧位。

第 1 步 在患者身上定位出 C7 与 T12。

第 2 步 测量这两点之间的距离并记录。

第 3 步 让患者做前屈动作，再次测量 C7 至 T12 之间的距离。注意第一次（中立位）与第二次（前屈位）测量数据的变化，并记录。

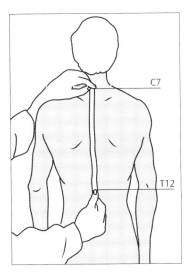

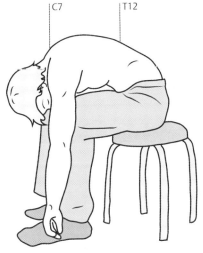

问题：测量时患者取坐位还是站位有关系吗？

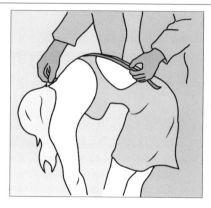 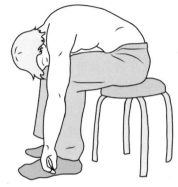

采取不同的体位测量时，有可能得出不同的结果。坐位时，腰椎不能达到最大前屈角度，因此如果你只是测量胸椎的活动度，那么取坐位会比较合适。然而，如果患者体重超重，或者乳房或下腹较大，他们会发现坐位时完成全范围的前屈会引起不适。相对于坐位，在站立位时腰椎能完成全范围的前屈动作，而在坐位时，身体后部，尤其是下肢的肌肉和筋膜，会限制腰椎的活动度。完成技巧 10 提供的表格，有助于你了解不同体位对测量结果的影响。

技巧：

如果你选择测量站立位前屈活动度，你需要固定患者的骨盆以防止前倾。然而，这样测量有些难度，因为需要有一个人固定患者的骨盆，另一个人用皮尺测量。

用皮尺测量胸椎前屈活动度:方法 2

　　另一个测量胸椎前屈活动度的方法,是测量前屈时地面与患者中指指尖的距离(图 a),或者前屈时,能够到距离自己胫骨多远的地方(图 b)。你觉得这个方法的可信度如何?哪些因素可能会影响测量结果?

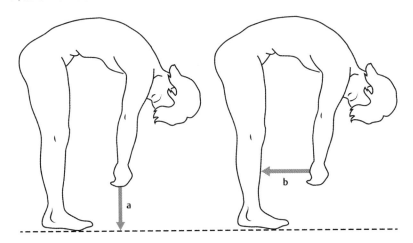

用皮尺测量胸椎后伸活动度

确定并记录患者完成这些动作所采取的体位：站位、坐位还是俯卧位。

第 1 步　在患者身上定位出 C7 与 T12。

第 2 步　测量这两点之间的距离并记录。

第 3 步　让患者做后伸的动作，再次测量 C7 至 T12 之间的距离，注意第一次（中立位）与第二次（后伸位）测量数据的变化，并记录。

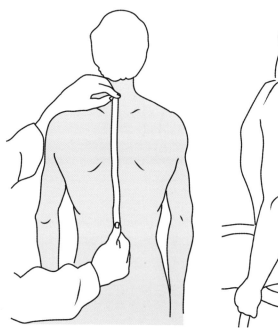
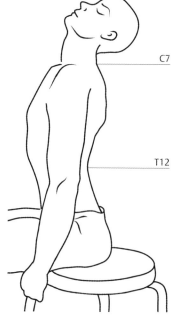

用皮尺测量胸椎侧屈活动度:方法 1

第 1 步 患者双手放于体侧,手掌触摸大腿。测量笔直站立时,中指指尖至地面的距离。

第 2 步 让患者弯向一侧,做侧屈运动。中指指尖沿着大腿向下滑动,测量指尖到地面的距离。

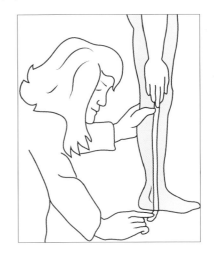

技巧:

其他测量方法包括测量指尖到腓骨头之间的距离,或者测量膝关节与指尖的距离。你认为这些测量方法的可靠性如何?哪些因素可能影响测量结果?

用皮尺测量胸椎侧屈活动度 : 方法 2

　　Moll 和 Wright(1981)建议在患者侧胸壁上做两个标志,一个平行于胸骨剑突,另一个在髂嵴最高点。

　　然后, 让患者做侧屈运动,你可以测量侧屈的一侧这两点之间的距离减少了多少(图 a),也可以测量对侧这两点之间的距离增加了多少(图 b)。

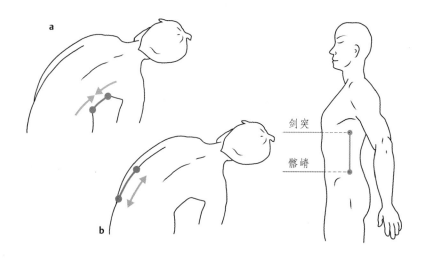

剑突

髂嵴

用皮尺测量胸椎旋转角度

此方法由 Pavelka（1970）提出，可用于测量胸腰椎旋转角度。

第 1 步　患者取坐位，测量胸骨上切迹至 L5 的距离。

第 2 步　让患者胸部旋转，再次测量该距离。让患者向反方向旋转，重复该动作。注意，如果你站于患者左侧，患者需要向右侧旋转，如下图所示。

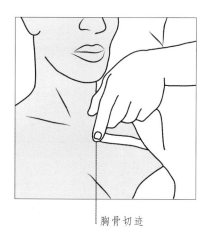

胸骨切迹

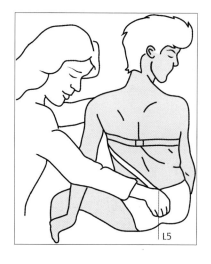

L5

技巧 10：如何提高用皮尺测量胸椎活动度的技术

问题：怎样才能熟练地用皮尺测量胸椎活动度？

练习是提高技能的好方法。通过练习，你可以提高技能，你可以在同一个患者身上采取不同的体位进行测量，也可以将同样的体位用在不同患者身上进行测量。

以下建议可以提高你的技能：

• 在不同的体位（坐位、站立位或侧卧位）测量同一位患者。

• 用同一个动作、同一个测量体位（如站立位的屈/伸）测试不同的患者。

• 在同一个患者身上采用不同的骨性标志（如 C7 与 T12，或者 C7 与 S1）。

• 在设定时间内对同一个患者进行重复测量。

请看下页的表格。

表 A

此表格可用于记录同一位患者在不同体位——坐位与站立位时，在 C7 与 T12 上测量的胸椎前屈/后伸活动度结果（测量后伸时，只须将"前屈位 C7~T12 距离"一栏替换为"后伸位 C7~T12 距离"）。

表 B

作为备选，可用下面的表格 B 记录 5 位同事的胸椎屈曲活动度测量结果，采用一个或者所有不同测量体位。表格中举例了如何记录 5 位患者在同一测量体位——坐位时胸椎前屈测量结果。

表 A 用于记录并比较同一患者，在两个不同体位下从中立位到前屈位时 C7 至 T12 距离的变化。

表 A

评估姿势		胸椎 C7~T12	
测试体位	中立位 C7~T12 距离	前屈位 C7~T12 距离	变化值
坐位			
站立位			

表 B 用于记录与比较 5 位患者坐位时，从中立位到前屈位 C7 至 T12 距离的变化。

表 B

患者	中立位 C7~T12 距离	前屈位 C7~T12 距离	变化值
A			
B			
C			
D			
E			

技巧 11：胸椎活动度的评估——量角器测量法

　　有时也可用量角器来测量胸椎与腰椎后伸、侧屈，以及旋转活动度。

用量角器测量胸椎后伸活动度：方法 1——站立位

　　第 1 步　患者取站立位，量角器的固定臂垂直地面放置。

　　第 2 步　患者胸椎后伸，量角器的移动臂与 C7 棘突对齐，读取角度。

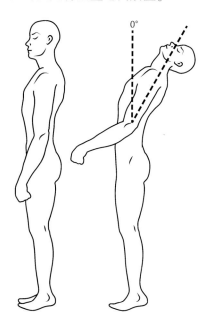

用量角器测量胸椎后伸活动度:方法 2——俯卧位

第 1 步 患者取俯卧位，将量
角器的固定臂水平放置。

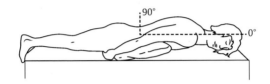

第 2 步 让患者头部、颈部和
双肩抬离床面,量角器的移动臂与
C7 棘突对齐,读取角度。

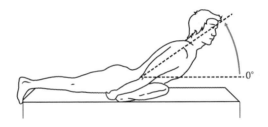

你会发现,这个由美国矫形外
科协会在《关节活动测量与记录方
法》(*Joint Motion, Method of Measuring and Recording*, 1965) 中推
荐的测试体位,测量结果受患者脊
柱后伸力量的影响。

作为备选,可以让患者取狮身
人面像一样的体位。

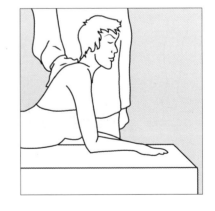

柔韧性较强的患者在用手臂与手支撑起上半身时，可以使胸椎获得更大幅度的后伸。在这个体位下，胸椎后伸可以从 T4/T5 到 L1。

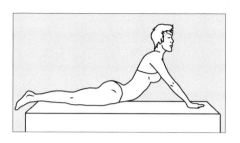

用量角器测量胸椎侧屈活动度

同样的，这个方法所测的角度包含了胸椎和腰椎共同的角度。

第 1 步 检查者站于患者身后，将量角器的中心放在 S1 棘突上，其中固定臂沿着脊柱棘突的方向，并与地面垂直。

第 2 步 让患者弯向一侧，在侧屈的脊柱上假设一条连接 C7 与 S1 的线，将量角器的移动臂与其对齐，并指向 C7。这条线与脊柱中线形成的夹角即为侧屈角度，注意需要综合考虑患者的胸椎与腰椎曲线。避免患者在完成此动作时出现的任何代偿性运动。

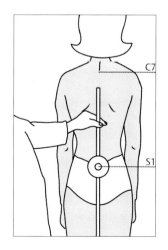

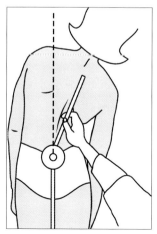

用量角器测量胸椎旋转活动度

为了减少颈椎、腰椎及骨盆的影响，一般建议患者取坐位，或四肢伏在地上，在测量胸椎活动度时需要保持患者的骨盆中立。遗憾的是，这在单人操作实践中很难实现，因为你无法在双手固定患者骨盆的同时移动量角器。

第 1 步　患者取坐位，量角器的中心点置于患者头顶，量角器的两个臂对准患者将要转向的那一侧的肩峰上。然后将量角器的固定臂对准患者髂前上棘（目测）。

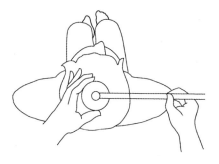

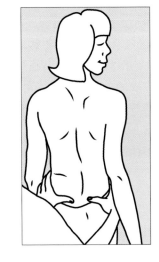

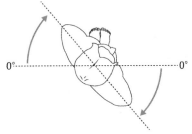

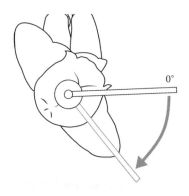

第 2 步　让患者将整个躯干转向一侧，移动臂跟随肩峰（转向的那一侧）移动，记录固定臂与移动臂之间的角度。同样的方法测量另一侧旋转角度，注意避免代偿性运动。

技巧：

　　一个非常好的技巧是，让患者旋转时手握长木棍，这样你可以更容易地观察患者的旋转情况，还可以让量角器与木棍平行，而不用去找肩峰对齐。

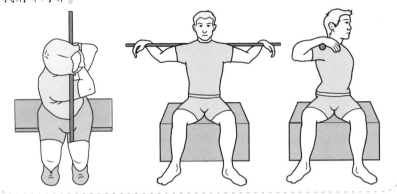

　　想想看哪个体位测出的数据最为准确？患者会觉得将双臂放在长木棍上舒服一些，但是他们肩关节的柔韧性及胸大肌的张力会影响测量结果。不管你是否使用长木棍，你需要站立以便俯视患者，从而更准确地测量出旋转角度。

问题：患者身体前屈对测量胸椎旋转活动度是否有影响？

　　当然有，在测量时务必让患者坐端正，因为在躯干前屈状态下所测的旋转活动度结果会不一样。

　　推荐一个非常有趣的练习，你可以与另外两个同学或同事作为一组，记录在骨盆固定与不固定的情况下胸椎的旋转角度。

　　关于如何使用量角器的详细描述请参照 Norkin 与 White（1985）的论著。

测试者	骨盆不固定时的旋转角度		骨盆固定时的旋转角度	
	左	右	左	右
A				
B				
C				

技巧 12：如何判断胸椎活动度是否正常

美国矫形外科协会 (1965) 建议测量 C7 至 S1 距离发生变化时，前屈时全脊柱增加约 10cm 为正常：其中胸椎增加 2.5cm，腰椎增加约 7.5cm。

后伸时总共减少约 4cm 为正常：其中胸椎减少约 1cm，腰椎减少约 3cm。

当用皮尺测量 C7 至 S1 之间的距离，发现测量结果出现增加或减少时，你很难精确区分所产生的增加或减少来源于哪一部分。

在 Moll 与 Wright (1971) 使用皮尺测量活动度的研究中，他们提醒我们需要谨记的是，脊柱的活动度随着年龄增加而减少，在同一个年龄段中，每个人的身体情况相差甚远，因而活动度的差异也很大。

使用皮尺测量胸椎活动度

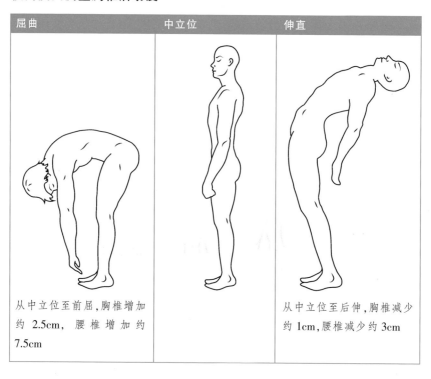

屈曲	中立位	伸直

从中立位至前屈，胸椎增加约 2.5cm，腰椎增加约 7.5cm

从中立位至后伸，胸椎减少约 1cm，腰椎减少约 3cm

使用量角器测量胸椎活动度

活动度	中立位	举例
前屈 站立时正常值:80°~90°		
后伸 站立时正常值:20°~30° 　（俯卧时从中立位算 　起,约 20°）		
侧屈 正常值:20°~25°（从中 　立位算起）		
旋转 正常值:30°~45°（从中 　立位算起）		

前面章节已有表格列出了正常胸椎活动度:使用皮尺测量的活动度(用厘米表示),并与量角器测量的结果进行了比较。你自己所测得的数据无疑会反映出个体变化,活动度会随着年龄、损伤、疾病,以及个人脊柱使用情况而变化。测量的结果在不同的研究报道中也不尽相同。其中的一个原因是,在一些研究中,测量时采用的是站立位,而另一些研究中采取的是坐位;在一些研究中,患者完成动作是主动的,而在另一些研究中,患者是被动完成这些动作的。不同的方法得出不同的结果。本技巧中提供的数据也仅作为粗略参考。定期进行活动度测量有助于你了解每位测试者的正常数据。了解了这些数据有助于确定你所采取的干预措施是否能改善患者的活动度,也有助于你了解患者是否存在一些导致活动度下降的行为。

更多的细节,请参阅 Greene 与 Heckman 的文献(1994)。

技巧 13:如何记录胸椎活动度

记录活动度有很多种方法。其中一个方法是使用一套固定模式的线条图来记录你的发现。每根线的末端代表了全范围的活动度。

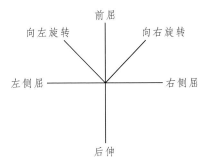

在这些线上画十字或者在末端画短线,即可记录你所测得的数据。下面举一些例子,分别有 3 位患者胸椎活动度的数据被记录下来,并附带简单的数据说明。

例如,以下的测量结果可以这样记录。

例 A

- 前屈:减少了 75%。
- 后伸:减少了 75%。
- 右旋:减少了 25%。

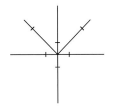

- 左旋:减少了 25%。
- 右侧屈:减少了 75%。
- 左侧屈:减少了 75%。

例 B

- 前屈:全范围/正常。
- 后伸:全范围/正常。
- 右旋:全范围/正常。
- 左旋:减少了 50%。
- 右侧屈:全范围/正常。
- 左侧屈:减少了 50%。

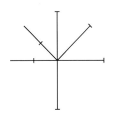

例 C

- 前屈:大于正常。
- 后伸:大于正常。
- 右旋:大于正常。
- 左旋:大于正常。
- 右侧屈:大于正常。
- 左侧屈:大于正常。

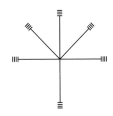

技巧 14：胸廓扩张度的评估——触诊法

患者取坐位，检查者站于其身后，将双手手掌轻轻放于患者下位肋骨上，双手拇指外展，指尖大致位于 T10 棘突上。让患者自然呼吸，观察双手拇指与脊柱中线的运动距离是否相等。不等距可能提示该侧的肋骨活动受限。

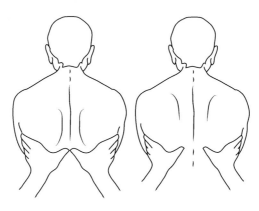

问题：必须让患者取站立位进行评估吗？

不需要，你会发现让患者坐在一张可升降的椅子上，而你坐在他身后的另一张椅子上进行评估会容易得多。一个备选体位是让患者跨坐在一张椅子上，然后你蹲在他身后。

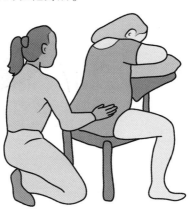

技巧:

　　呼吸模式的变化取决于患者的体位。在不同体位下比较胸廓扩张度:站立位、坐位或坐位双肘支撑,就像是靠在汽车方向盘上。用下表记录你的发现。你发现有何不同?

姿势	结果
坐位	
站立位	
驾车姿势	

技巧:

　　当患者既往有肩关节活动障碍时,肋骨的不对称往往出现在肩关节活动障碍侧。

技巧:

　　如果你将双手轻轻放在患者双侧肩部,嘱患者自然呼吸,通过吸气时肩部抬高程度, 可以判断"辅助"呼吸肌是否异常用力。患者呼吸时双侧肩部抬高及降低的幅度一致吗? 当患者一侧肩部受伤时你能发现什么?

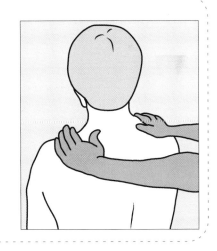

　　注意:所有附着在肋骨上的肌肉都被称为辅助呼吸肌。辅助呼吸肌在呼吸动力系统中起着非常重要的作用,虽然被冠以"辅助"二字,但它们并非无关紧要。

技巧 15:胸廓扩张度的评估——皮尺测量法

胸廓扩张度的测量非常重要,它有助于发现胸廓活动度改变的情形,如强直性脊柱炎。了解一位患者胸廓扩张能力的基线数据,有助于检验用于改善吸气与呼气相关的椎体、肋椎关节及肌肉功能的干预方案的有效性。介绍该技巧的一篇非常好的文章来自 Bocken-hauer 等(2007)。你可以采用以下两个不同位置进行评估:

- 上胸廓扩张度:腋窝下。
- 下胸廓扩张度:第 10 肋水平。

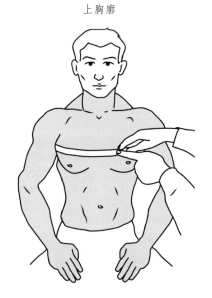

上胸廓   下胸廓

使用以上两个位置中的任意一个,请按以下步骤进行操作:

第 1 步 在患者呼气末进行第一次测量。

第 2 步 在吸气末进行第二次测量。计算不同的读数,得出患者胸廓可扩张的厘米数。

用下表引导你记录测量结果。正常胸廓扩张度为 3~8cm。你的数据与这些数据相比有何差距?

用于记录 3 位不同患者胸廓扩张度测量结果的表格

A	呼气	吸气	差值
上胸廓			
下胸廓			

B	呼气	吸气	差值
上胸廓			
下胸廓			

C	呼气	吸气	差值
上胸廓			
下胸廓			

患者呼吸模式的改变常由胸廓扩张导致的疼痛引起。胸廓扩张度下降提示可能存在一根或者多根肋骨活动度下降。

技巧：

如果你愿意，也可以测量中胸廓扩张度的数据，其位置在乳头线。

技巧 16：评估胸椎"僵硬"度

你是否遇到过这样一些患者，他们觉得需要自我放松胸椎的时候，经常做一些引发身体"啪啪"响声的动作？如果存在，那么这个技巧将特适合你。

任何一本关于胸椎的书都不能不提到 Lee（2006 和 2008），以及她杰出的贡献，她能帮助我们更好地理解胸椎。在此只选取了她有关胸椎评估的一小部分内容，被选取的理由是这部分内容适合有着特殊触诊技能的按摩师、体育运动治疗师、物理治疗师、整骨师，以及脊柱按摩医师，他们的工作是要评估生物力学的异常。

Lee 认为，想要让胸廓达到最佳功能状态，就必须正确控制胸廓的"环"。她将"环"定义为由椎间盘、两个相邻的椎体，以及与这两个椎体相连的肋骨，并包含它们与前方胸骨的连接。

Lee 认为整体肌肉的静息张力升高会压迫这一节段的脊柱，有时会被一些临床医生误解为关节僵硬。整体肌张力的增高，可能是因为它代偿了控制脊柱稳定性的某些特定部位的深部肌肉张力，即胸椎多裂肌、肋间肌、肋提肌及膈肌张力的降低。

Lee 所提出的完整的胸椎评估程序超出了本书范围，但为了理解她的理念，试试这些根据她的建议改进的评估测试方法，以提高你对胸椎评估的能力。

评估测试 1：躯干旋转时测试最长肌活性的增强或减弱

当躯干向左旋转时，在没有疼痛的情况下，右侧的胸最长肌活性下降。然而，Lee 发现，当患者存在胸椎疼痛症状时做同样的旋转动作，触诊右侧胸最长肌往往会发现其活性增高。

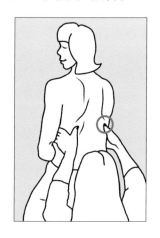

让患者坐在凳子上,双脚舒适地放在地上。当患者向左旋转时,触诊其胸最长肌。你是否发现右侧胸最长肌活动增加或减弱？同理,让患者转向右侧,做同样的检测。

可以用下表记录 6 位患者的测试结果。其中,3 位有症状,3 位无症状。用箭头表示对侧肌肉肌张力的增高或下降。

	有症状者			无症状者		
	1	2	3	1	2	3
胸廓向右侧旋转,左侧胸最长肌张力是否增高或降低						
胸廓向左侧旋转,右侧胸最长肌张力是否增高或降低						

你是否同意 Lee 的观点,即有胸椎疼痛症状的患者在胸廓旋转时,对侧的胸最长肌活性会增强？

你是否发现,没有疼痛症状的患者,其对侧的胸最长肌活性是减弱的？

评估测试 2：坐位手臂上举可测试胸椎"环"控制的丧失

Lee 认为在肩前屈的起始阶段,胸椎必须提供一个稳定的基座。正常人在肩前屈起始阶段,对侧的胸最长肌不应该被激活。可以自己尝试评估,比较有胸椎症状与无胸椎症状的患者。

站于患者身后,让患者缓缓将手臂举过头顶。当患者开始运动时,你发现其最长肌有何变化？

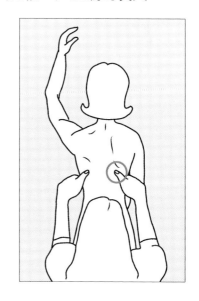

评估测试 3：触诊多裂肌

Lee 发现在某些未呈现最佳功能的脊柱节段，其静息状态下多裂肌肌张力是降低的，甚至肌肉也

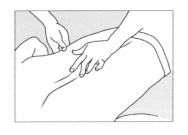

会出现萎缩。可通过触诊有胸椎疼痛的患者来检验这个现象。

Lee 认为，在完成特定动作的情况下触诊肌肉，有症状的患者表现为无肌肉收缩。患者取俯卧位，使其上肢外展然后触诊多裂肌。无论是静态触诊，还是在患者活动上肢的时候进行触诊，再以同样的方式测试无胸椎疼痛的患者，比较其结果有何不同？

评估测试 4：胸廓摆动

Lee(2006)认为这个测试反映的是连接胸廓与骨盆的浅表肌肉的僵硬程度。患者取站立或者仰卧位，检查者将一只手放于患者一侧的胸廓，另一只手放于对侧的骨盆，同时轻轻地施加压力。重复数次轻柔的摆动运动，观察需要使用多大力气。正常情况下会有一个摆动力从患者身上传至你的手上，同时你也会对患者产生一个反方向的摆动力。如果没有产生摆动，意味着肌肉僵化或肌肉过度活动，尤其是在更为放松的仰卧位下。

有趣的是，这个剪切式测试运动类似于肌筋膜放松治疗时做的动作，但是两者目的不同。

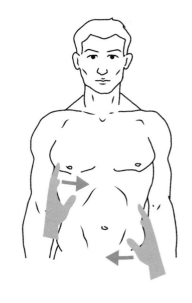

技巧 17：识别胸椎半脱位

当拮抗肌无力或瘫痪时，半棘肌、多裂肌及回旋肌都可以引发椎体旋转。为了确认这种旋转，Maitland (2001) 建议患者取坐位，检查者用拇指触诊每一个胸椎的横突。当感觉到拇指下方触及突出物时，此处即为旋转的椎体，突出的那一侧就是椎体旋转朝向的那一侧。例如，如果发现左侧的横突更为突出，则说明椎体旋转的方向就是左侧，因为横突朝向你的方向（图中 a 处）运动了。同时你也需要感受一下脊柱的另一侧——横突凹陷的地方，在这一侧，横突朝着远离你的方向（图中 b 处）运动。

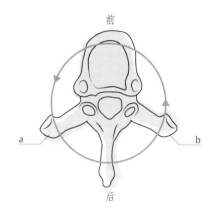

技巧：

Maitland 建议在学习过程中，只需要集中观察那些最为突出的椎体，放弃那些你不确定是否旋转的椎体。当你的触诊技巧更为熟练后，你将更擅长于定位那些旋转不太明显的椎体，并确定其旋转方向。

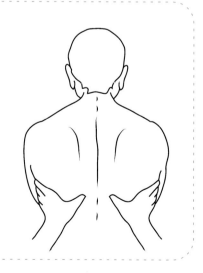

Rose(2008)提出了备选方法：让患者俯卧位做侧屈动作。尽量避免脊柱旋转。随后，触诊胸椎棘突。Rose 认为，所有胸椎棘突均应该在脊柱侧屈所形成的自然弧线上(图 a)。那些没有在这条弧线上的棘突即产生了旋转(图 b)。

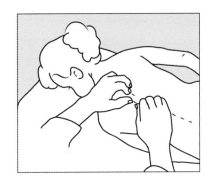

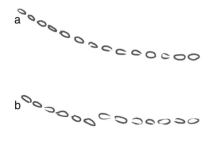

Rose 介绍了另外 3 种方法用于进一步评估胸椎区域。请参考 Rose 提供的方法，然后自行体会其价值。

方法 1

将手指沿着胸椎两侧快速地上下滑动,保持轻盈的手法。异常的一侧因局部汗液的增加,会影响手指在皮肤滑动的流畅性。

方法 2

沿着脊柱轻微地刮擦,观察红斑的出现。Rose 认为红斑颜色最深并且持续时间最长的区域也就是"受阻"的区域。

方法 3

触诊每个椎体的棘突。肿胀或者增厚的部位,提示是"卡住"的关节。

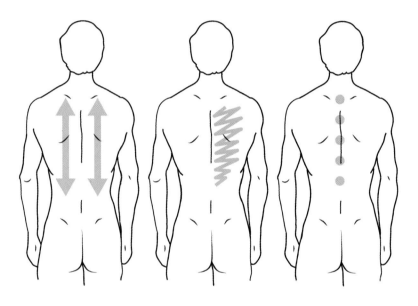

技巧 18：胸肌长度的快速测量

　　胸肌的缩短导致肌肉的不平衡，影响了胸椎的正常功能。

　　下面介绍评估胸肌缩短的 6 种方法，均为快速而简单的方法。

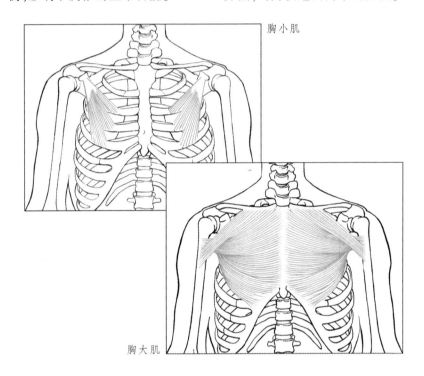

胸小肌

胸大肌

方法 1

评估胸肌缩短最简单的方法之一是让患者仰卧,观察其双肩的位置。正常人双肩应该紧贴支撑面或治疗床(图 a)。如果一侧的肩部比另一侧高(图 b),其中的一个解释可能就是这一侧的胸小肌缩短了。

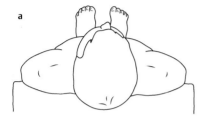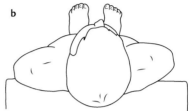

如果你的治疗目的是延长这些肌肉,你需要进一步测量双肩的位置,选择一个常见的骨性标志,在干预之后再行测量。

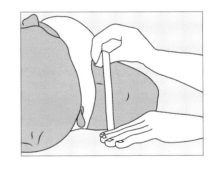

方法 2

评估的第二个方法是在肱骨头上轻轻地施加压力,朝着治疗床的方向往下压。活动幅度的减小可能提示同侧胸肌的短缩。

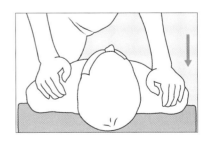

问题：这个测试对所有患者而言都是安全的吗？

在评估类风湿性关节炎患者及其他已知影响肩关节的情况，如肱骨头置换后的患者，在评估时需要当心，这个测试可能会加重症状。

技巧：
　　一次测试一侧的肩部，然后对比两侧的情况。

方法 3

这个方法用于评估胸大肌的长度。患者仰卧，双上臂紧贴治疗床，双肘朝外（图 a）。若一侧的肘关节抬起（图 b），提示同侧胸肌缩短。

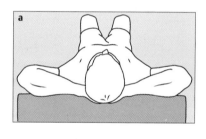
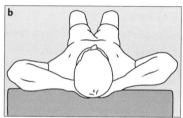

方法 4

评估胸肌长度的第四个方法是通过测量从胸骨上切迹（图中 a 处）到喙突（图中 b 处）的距离，比较左右两侧结果。

两侧的测量方法应该一致。如果一侧的数据较小，提示这一侧的肩胛前伸，同时伴有胸小肌的缩短。

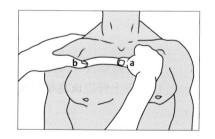

方法 5

让患者双肘屈曲,双臂水平后伸,然后问其哪一侧感觉更为"紧张"。

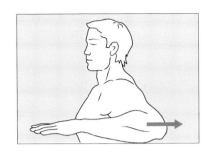

技巧:

常犯的错误是在患者肘关节伸直的情况下做肩后伸动作。这会导致上臂及前臂的组织紧张,一旦这些组织紧张,则会给出错误信息,提示胸肌缩短,但实际上并没有。

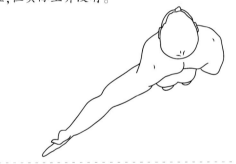

方法 6

患者取仰卧位或者站立位,双臂上举,测试背阔肌及大圆肌的长度。正常情况下上臂应该高举过头顶,并紧贴于治疗床上或者墙上(图 a)。如果做不到(图 b),提示肌肉缩短。

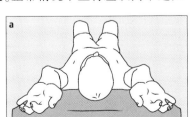

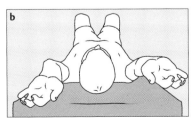

技巧：

记住，站立位测试时同时测试了肩关节前屈及上举的肌力。

技巧：

你可以选择测量患者手到墙或床的距离，如何选择取决于初次测量时的方式，以便于治疗前后对比。

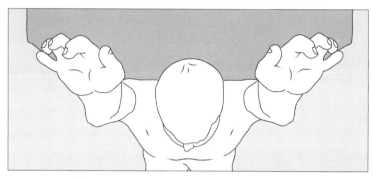

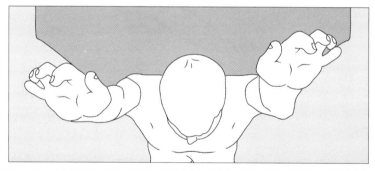

注意患者肘关节与腕关节的柔韧性也会影响测试结果，因为你测量的是手（或腕）到墙或床的距离。

技巧 19：竖脊肌的评估

竖脊肌肌群的作用是维持脊柱直立姿势。向心收缩时，它促使躯干从前屈位回到直立位；等长收缩时，可维持中立或前屈姿势；躯干前屈时，它离心收缩。维持以上姿势的任意一种——无支撑状态下的前屈、静坐、站立或后伸，都可能导致该肌群的疲劳。

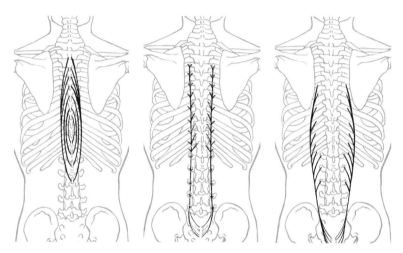

并且，当姿势不良引起脊柱后凸曲度增加时，竖脊肌被拉长，强度减弱，不能发挥最佳功能。

> **技巧：**
> 需要在俯卧位下触诊；否则，我们要触诊的肌肉正被激活，以维持脊柱竖直。坐位或站立位触诊时，可能出现竖脊肌肌张力增高，这如同触诊一块已经被激活的肌肉。在俯卧位，患者可以放松，因而可以发现肌张力异常的情况。

你是否遇到过主诉后背痛的患者，触诊时发现他的竖脊肌变得异常敏感，肌张力增高，轻触就可以被激惹？我们应该问"为什么肌肉会经常痉挛？"需要记住，肌肉痉挛往往是对邻近组织损伤的反应。如果怀疑竖脊肌邻近的结构有损伤，那么对这些肌肉进行放松是有益还是有害呢？有些情况下，肌痉挛会持续存在，直到原发的损伤得到解决。当疼痛是由痉挛本身导致的，那么缓解痉挛是有帮助的。如果存在持续的、潜在的关节问题，单纯地缓解竖脊肌痉挛，效果不会持久：一旦患者从俯卧位站起来活动，肌肉会被再次激活而出现保护性痉挛。

技巧 20：Cloward 点

在 1959 年的那篇引人注目的文章里，Cloward 提到了颈椎间盘疾病可能会引起身体其他部位的牵涉痛，其中一个部位便是肩胛骨内侧缘。在处理菱形肌区域的疼痛时，可以考虑将注意力从胸椎转移到颈椎上。评估该部位的肌肉是否过度紧张，注意是否有既往损伤。自问这是引起患者症状的原因吗？注意肋骨功能障碍也可以引起肩胛骨内侧缘的疼痛，肋骨的功能评估可参照本章"技巧 22：肋骨的评估"。

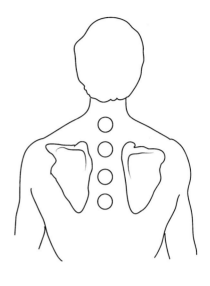

技巧 21：菱形肌的"硬结"

治疗师都知道，当他们面对姿势"不良"的患者，其特征性的表现为胸廓下降、肩胛前伸时，多数患者会主诉菱形肌区域存在剧痛，因为此时菱形肌处于被拉长而不是缩短的状态。在这类患者身上，其胸小肌及前胸壁软组织都是被缩短并削弱的，而菱形肌（及竖脊肌）则是被拉长并削弱的。这也启发我们如何去治疗脊柱后凸的患者。

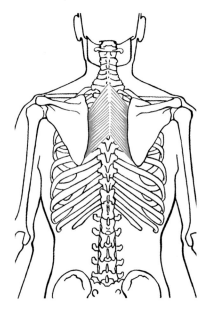

经常听到治疗师说患者菱形肌内有"硬结"。那么，这些"硬结"是什么？

对于菱形肌内坚硬的、可触及的区域，有以下几种可能：

- 正常的肌肉解剖结构。
- 正常的骨性解剖结构。
- 扳机点。
- Cloward 点。
- 瘢痕组织。
- 脂肪瘤。
- 严重疾病。

正常的肌肉解剖结构　斜方肌中束的肌纤维、菱形肌肌纤维及竖脊肌肌纤维呈不同方向排列。这些肌肉互相交叉、互相黏附。这个张力增高的区域会不会就是正常肌肉组织？我们要怎样鉴别？当局部出现一个张力异常增高的区域，如果是扳机点则会有压痛，如果是脂肪瘤或瘢痕组织则多数情况下不会有压痛。

正常的骨性解剖结构　有可能你所触诊的区域是正常的肋角，正巧在这位患者身上非常突出。同样，因为不是病理性的，触压的时候不会有疼痛。

扳机点　局限性的痛点，轻触就会产生疼痛，疼痛会在短时间轻压后，可能在 1 分钟之内缓解。如果疼痛没有缓解，可能就不是扳机点，那就不要去按压它。

Cloward 点　这是颈椎疾病引起的牵涉至肩胛骨内侧缘的疼痛，由 Cloward 在 1959 年首次提出(详见本章技巧 20)。然而，触碰这些点时，可能非常痛，但不一定能触摸到，因为疼痛来源于颈椎。

瘢痕组织　除非有急性损伤，瘢痕组织在按压时不会产生疼痛。斜方肌肌纤维撕裂不常见，某些动作引起斜方肌突然被过度拉伸、被迫剧烈收缩或者被压缩到一定程度，导致其撕裂。

脂肪瘤　脂肪结节，按压不产生疼痛。

严重疾病　有时你触诊某个区域时患者会觉得疼痛异常剧烈，比较罕见的情况下也可能提示严重疾病。如在此之前患者遭受过严重的外伤，则这可能是椎间盘突出导致的，也可能提示胸椎肿瘤。不论是哪种情况，你都不能对患者进行治疗，而应该把他们送回医生那里。胸椎间盘突出非常罕见，没有肿瘤病史的患者在这个部位出现肿瘤也十分罕见。作为治疗师，遇到胸部痛性肿块时，我们都要考虑是否存在潜在的严重疾病，在治疗时需要考虑到任何可能的情况。

技巧 22:肋骨的评估

肋骨与胸椎相关联,因此会对胸椎产生影响,同时,肋骨也受到胸椎的影响。肋头辐状韧带将每个肋头与两个胸椎及椎间盘相连接。这里介绍了一些评估肋骨的非常简单的方法。如果你是一名物理治疗专业、整骨专业,或者整脊专业的学生,阅读本节可学习到更多技巧。如果你是一名按摩师或运动治疗师,本节介绍的评估方法对你来说可能是新鲜的,可以帮助你评估今后遇到的背痛患者。本评估方法须结合本章技巧 14 与 15,有关胸廓扩张度的评估一起使用。

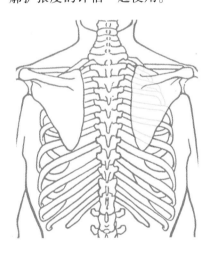

评估 1 患者双手交叉抱于胸前,检查者站于其身后进行观察。观察每一侧肋骨的轮廓。其表现正常还是有突出?肋骨是否对称?肋角是否特别突出?

评估 2 将手掌贴着患者背部移动,有没有感觉到哪根肋骨特别突出?

评估 3 患者取俯卧位,在其平静呼吸时触诊其肋骨。将一只手的指尖放在患者身体右侧的一根肋骨上,另一只手的指尖放在身体左侧的一根肋骨上,比较每根肋骨的移动。向上或向下依次对同一水平的左右两肋同时进行评估。

评估 4 患者取俯卧位,对肋骨轻轻地施加压力以评估它们的"弹性"。将你的大鱼际放在患者肋角上,每次一根,轻轻地施加压力,然后突然迅速撤离。"不受限"的肋骨会"弹"回,而"固定"或"卡住"的肋骨则不会。本评估禁用于急性疾病、类风湿或骨质疏松症的患者。患有强直性脊柱炎的患者,其肋骨可能会发生融合,丧失弹性。

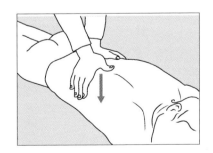

问题:我怎么知道我触摸到的是第几肋?

第 8 肋的肋角离中线是最远的,因而往往比其他肋角更容易被触摸到。由此,你可以轻轻地在其上下找到较靠近中线的肋角,既可以往上(第 7 肋)也可以往下(第 9 肋)。唯一真正可以确认你所触摸到的是第几根肋骨的方法,是从第 1 肋(在斜方肌上束的肌纤维之下能触摸到,通常会引发患者产生剧痛)依次往下数,或者从第 12 肋或第 11 肋依次往上数。

肋骨与椎体的关系

当胸椎椎体逆时针向左旋转,如果你站在患者身后看,其棘突也逆时针向右旋转。附着在椎体上的肋骨,也跟着一起运动:身体右侧的肋骨向前凸,身体左侧的肋骨向后凸。

观察肋骨的位置可以判断胸椎的位置,并判断胸椎朝哪个方向旋转;观察胸椎棘突的位置可为判断肋骨的位置提供线索。

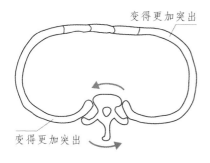

变得更加突出

变得更加突出

技巧 23:椎体活动受限的评估——主观法

本评估方法是安全的,但不正式。进行评估仅需 5 分钟,并且需要一个安静的房间,并且只适于特定的患者。一些治疗师可能会觉得此法并无吸引力,其他治疗师可能因为好奇而去尝试,并发现其价值。基于患者的反馈,有助于判断脊柱局部存在活动受限的情况,如小关节嵌顿或者半脱位。患者往往前期很难描述他们的症状或者辨认出现问题的特定部位。

如果你有一个脊柱模型,你可以在评估之前对患者进行演示,他们可以看到 3 组椎体:颈椎、胸椎,以及腰椎。你不用去使用这些名词,你可以表述为"颈部""上背部"和"下背部"。

你可以看自己提前写好的手稿,因为患者是俯卧位。

评估椎体活动受限的手稿举例:

平静呼吸。让自己放松。在你放松的时候,想象你呼吸的空气可以进入你的脊柱。注意你吸气的时候发生了什么,想象气流进入了你颈部的骨骼。正常地吸气与呼气。注意气流进入你上背部骨骼及肋骨的时候发生了什么。继续吸气与呼气,气流进入你的颈部,上背部及下背部。问自己感受如何。气流进入是否通畅或者有任何受限。是否感觉气流平滑流畅,是否还有其他特性。气流是否干净或者有颜色? 气流是否在震荡? 是否以同样的方式进入脊柱所有的骨骼? 有没有哪个区域感觉受限制或与其他区域不同? 进出的节奏是否一致?继续平静呼吸,当气流进入颈部、上背部和下背部的时候注意其特性。完成后,睁开你的眼睛,几分钟后坐起来。

当患者坐起并准备就绪,让其讲述在评估过程中所注意到的一切。他们可能没有任何东西可汇报,或者他们注意到当气流经过一些区域时有阻碍,或异常震动,或皮肤颜色改变。

该技术是一项征求患者反馈的评估技术,背后的原理是通过引导使患者放松,在一个他们觉得安全的环境下,使他们尽可能地去分辨出脊柱中感觉不一样的地方。作为治疗师,你可以根据这些信息,去对这些区域进行进一步深入评估。

尽管这是一个没有循证医学支持的评估示例,仅适用于部分患者,且必须在治疗师时间充裕的情况下才能进行,但它提供了一个机会,让患者在治疗室这个安全的环境中去找出自己脊柱中存在问题的区域。

技巧 24:软组织受限的评估——触诊法

下面有 4 个小技巧来帮助你触诊。

第一,按顺序进行。在身体的一侧水平触诊,从左到右,或者从上到下,仿佛在割一片草坪。然后在另一侧重复,用这种方法,你一定可以覆盖到整个有问题的区域。

第二,练习不同的触诊方法。例如,轻捏法(图 a)或者指尖牵拉法(图 b),以判断组织的柔韧性。

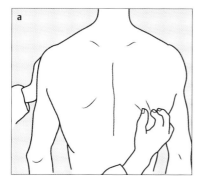

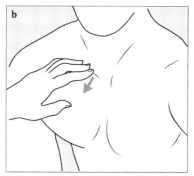

第三,从北东南西 4 个方向推(或拽)组织,以了解组织的柔韧性,两侧对比。

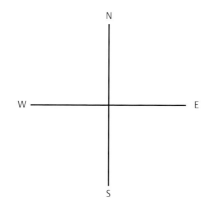

第四,比较患者站立位、坐位或者卧位时触诊组织的感觉,以此表格为例。

	站立位	坐位	俯卧或仰卧位
菱形肌			
胸肌上部纤维			
背阔肌			

技巧 25：浅筋膜的评估

评估浅筋膜移动受限时，可将
手掌平放在皮肤上，紧压皮肤，使
皮肤在各个方向活动，就像评估组
织柔韧性一样进行。

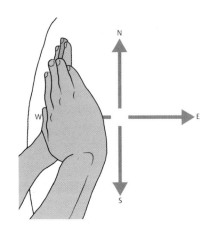

技巧：

一个记忆方法，北东南西评估法。

用同样的方法评估胸前区筋膜。

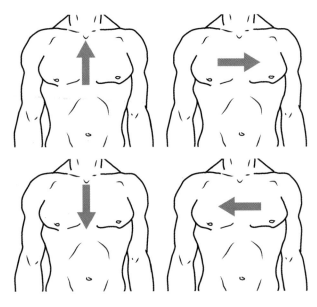

技巧 26:背部评估——东方人的方法

"按部就班日式指压法"(Step-by-Step Shiatsu)创立者 Ohashi (1977)在他的著作(前言)中声明,"为了人类的健康,我将与大家一起分享知识。"用 Ohashi 分享的两个技巧来结束本章会比较恰当,因为无论是富有经验的从业者,如 Ohashi,还是新手治疗师,无论经过什么样的培训,或者有什么样的人生观,我们都有一些东西贡献给治疗界。

用你的手掌

患者取俯卧位,检查者将手掌直接放在患者脊柱上,手指与脊柱平行,中指贴着脊柱。施加轻轻的压力,沿着脊柱上端往下直到骶骨尾部,Ohashi 认为通过这个技巧可以判断脊柱僵硬程度,以及肌肉痉挛的区域。

滑行触诊

患者取坐位,身体前倾,脊柱前屈以使棘突更为突出。将中指与示指指尖使劲按下,然后顺着脊柱往下滑。

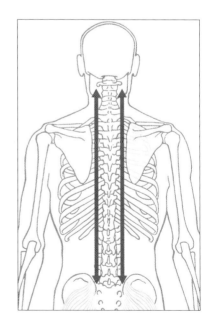

问题：指尖滑动的方向是从颈椎到骶椎，还是从骶椎到颈椎，这对于评估有影响吗？

没有影响。Ohashi 建议，如果你站于患者身后，那么就从颈椎往下滑动，如果你站在患者前方，那就从骶椎往上滑动。

第 **5** 章

胸背部
治疗

技巧 1：意念是怎样影响肌张力的　　224

技巧 2：促进胸廓扩张　　225

技巧 3：摇摆棘突　　227

技巧 4：治疗胸椎异常姿势——概述　　230

技巧 5：脊柱后凸姿势　　232

技巧 6：平背姿势——胸椎区域　　234

技巧 7：脊柱侧凸姿势　　235

技巧 8：平背的纵向牵伸　　237

技巧 9："S" 形技术　　239

技巧 10：处理竖脊肌的张力　　241

技巧 11：克服胸部肌肉痉挛　　245

技巧 12：胸部肌筋膜松解技术　　251

技巧 13：胸部软组织松解技术　　256

技巧 14：胸部被动牵伸　　261

技巧 15：用于胸肌的肌肉能量技术　　265

技巧 16：肩胛骨内侧缘的处理　　268

技巧 17：肋骨问题的处理　　275

技巧 18：牵伸背阔肌　　279

技巧 19：在长垫支撑下按摩患者　　280

技巧 20：胸部扳机点的处理　　281

技巧 21：胸部贴扎技术　　282

技巧 22：摇摆　　287

技巧 23：让技术多样化　　288

技巧 24：改变治疗体位　　292

第 **5** 章

胸背部治疗

作为一名按摩治疗师,你是否曾经感觉自己在反复地做同一种形式的背部治疗?你可能对患者采取了个体化治疗,也得到了患者的主观反馈,但是,在不同患者身上进行的治疗实际上变化甚微。许多治疗师告诉我,从医数年后他们开始感觉自己变得有些"落后",想要改变自己的治疗方法,但同时又担心其他治疗方法不一定有效。

本章为大家展现了大量可供选择的技巧,这些技巧有助于打破千篇一律的常规胸背部按摩疗法。当然,需要带着特殊的目的去使用这些技巧,比如使患者放松,减轻全身或局部的僵硬感,牵伸肌肉或拉长软组织。如同本书中所有的技巧一样,其在实践中都是有用的,

请你尝试并接受它们。在体验一种技巧的过程中可以学习到很多,因此我鼓励你成为同事的"患者",并共同努力去探索这些技巧。

少数患者不适合这里介绍的技巧。你可能已经知道一些无法解释的胸背部局部疼痛是个警示信号,因此当患者出现这种情况时,应该转介给其他医生。本章介绍的大多数技巧,都适用于大部分患者。有一些技巧适用于特殊的人群,比如平背患者或者严重的脊柱后凸患者。当治疗患者的时候,问问自己希望达到什么目的,以及这个技巧是否能达到这个目的?与同事一起练习后,再问问自己,这些治疗中哪些是自己乐于接受的?

技巧 1:意念是怎样影响肌张力的

你是否曾经使用牵伸或者按摩来降低患者的肌张力?按摩是除了叩抚技术以外,最常用来放松软组织及降低肌张力的方法。因而,寻找易于降低肌张力的技术及避免治疗时肌张力增高很重要。你可以做两个有趣的试验,来验证意念是怎样影响肌张力的。

试验 1

患者取俯卧位,检查者触摸其菱形肌。让患者收缩菱形肌,将肩胛骨拉向脊柱。你与患者均能够感受到这些肌肉在收缩,并且你还可以观察到肩胛骨位置的改变。在患者知道你要求他关注某块肌肉的前提下,让他试试能不能在保持肩胛骨不动的情况下收缩这些肌肉。持续触诊,你可以在患者想象将肩胛骨拉向脊柱的过程中,感受肌肉的收缩。

试验 2

你可以尝试的第二个试验,在一些定期从事体育活动的人身上效果更加明显,尤其是需要上肢大量参与的活动, 比如执拍运动、投掷、划船或者攀爬。患者取舒服的俯卧位,你的双手轻轻放在患者胸部的肌肉上。患者保持安静。一旦你感觉患者放松了,就让患者想象自己正充满活力并兴奋地做着熟悉的运动。或许他们正想象着拍球、投篮、快速地游泳或在岩壁上攀爬。当患者想象着做这些运动时,你可以感觉到双手下的肌肉张力在增高。

这两个简单的试验已被收录为治疗技术, 而不是作为评估技术。因为它们证明,当你的目的是降低肌张力时,在按摩或者牵伸过程中与患者交谈反而不利,尤其是当谈话内容让患者想起他们自己独特的运动时更是如此。

技巧 2：促进胸廓扩张

出现以下情形时,可能需要促进胸廓扩张:

• 肋间肌拉伤或肋骨骨折的患者,在度过急性期后,患者容易维持一种弯腰驼背的保护性姿势。

• 哮喘患者。

• 在进行姿势纠正时,为了鼓励患者对自己身体有更深的认识。

• 面对一位在日常工作或者业余爱好中长时间保持驼背姿势的患者。

• 一些手术后患者,如乳房切除术后患者在急性期过后,该技术可使胸部软组织得到牵伸。

• 帮助容易焦虑的患者保持镇静。

下面说说治疗师该如何用安全的方式促进胸廓扩张。如果希望在治疗前后进行胸廓扩张度的评估,那么可以使用第 4 章中的技巧 14 或技巧 15。

第 1 步　让患者舒服地跨坐在椅子上,在其胸前区域及腹部垫一个枕头,或让患者俯卧。如果患者觉得舒服,可以穿着衣服接受治疗。治疗师坐或跪在患者身后,将双手放在患者背部,手指打开呈握杯状,紧贴患者后外侧肋骨,手掌平放,贴着患者身体。通过手掌施加紧凑但轻柔的压力。嘱患者正常呼吸,感受患者吸气时胸廓的扩张与回缩。

第 2 步　当患者吸气时,稍稍减小手掌的压力。那么下一次吸气时,患者会不自觉地增加其吸气量,扩张胸廓,"跟随"你的手掌呼吸。

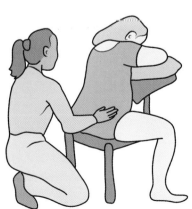
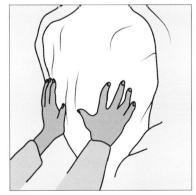

问题：可以让患者在沙发上完成这个技术吗？

可以，患者取俯卧位，治疗师站在沙发的头部，将双手放在患者下位肋骨上。需要注意，加压的方式不能与坐位治疗时完全一样，在患者仰卧或者半卧位时你可以够到其前部肋骨，但需要注意的是，在进行这个操作时，你需要保持弯腰的姿势，有可能损伤你的背。

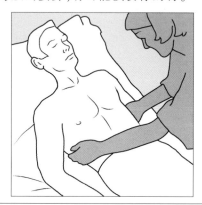

在不同的情景下，你可以比较以下方面的差异：

• 不同的治疗体位。

• 相同的体位，但是手放在不同的位置。

• 做同样操作时，伴有或者不伴有口头提示。

例如，"当你吸气时，尽量让胸壁紧贴我的双手"。

问题：这些技术可以同时做几次？

一旦患者放松后，就不要让患者吸气超过 3 次，以避免过度通气。

有很多自我练习也可以促进胸廓扩张。其中一些将在第 6 章"技巧 5：呼吸训练"中进行描述。

技巧 3：摇摆棘突

本技术在以下情况中尤为适用：

- 胸椎活动范围减小的患者。
- 上背部感觉"僵硬"的患者。
- 胸椎节段明显有"卡住"感觉的患者。
- 胸椎活动过度的患者，可能同时伴有胸椎节段性紧张。

该技术通过对关节周围相应的软组织进行小幅度的牵伸，来影响胸椎关节——含肋椎关节，促使每个胸椎椎体产生轻度的旋转。这个技术不适用于骨质疏松及关节融合的患者，用于过度活动的脊柱节段时也无益处。显然，也不能用于任何急性的情况，包括椎间盘突出。鉴于这个技术比较柔和、在治疗脊柱侧凸患者时，不大会产生伤害。尽管如此，考虑到脊柱侧凸患者脊柱的复杂性，想通过本技术产生解剖学上的改变也是不明智的。当然，如果你的目的是放松肌肉，那么对于脊柱侧凸患者也是有益的，或者当患者的胸椎疼痛是来源于肌肉时，本技术也是有用的。

第 1 步 患者俯卧，治疗者站在治疗床的一侧。定位好胸椎棘突，将双侧拇指重叠放在患者棘突的一侧并增加压力，如图所示。用拇指的指腹，而不是指尖接触棘突。不建议你用单侧的拇指关节去按压棘突，这样产生的压力是非常小的，而如图所示的双侧拇指重叠按压可以增加压力，还可以减少你自身关节的损伤。

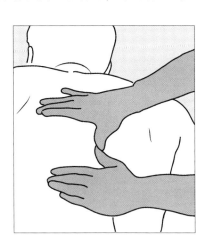

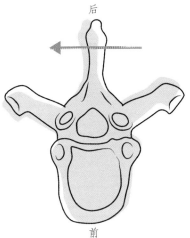

后

前

问题:我从哪里开始摇摆有关系吗,是从上胸椎还是下胸椎?

没关系,只要感觉合适,从哪里开始都可以。不过,顺序始终保持一致会比较好,因为你需要记录检查结果:当摇摆某个特定脊柱节段时,患者是否有不适的感觉? 或者是否有某个特定胸椎节段,比其他节段更不容易(容易)被摇动? 这些发现,可提示某个节段活动性减少或者增加。

第 2 步 轻轻地施加压力,将棘突推向远离你的方向,进行 1~3 次柔和的摇摆运动。用这个方法从上到下依次摇摆每个椎体。然后转到床的另一侧,用同样的方法摇摆另一侧的胸椎。

"摇摆"的目的是促进软组织放松及减轻关节压力。不要强行推动感觉被卡住的椎体,这不是一个推拿技术。如果某个节段的活动性感觉起来比其他节段小, 就跳过,然后过一会儿再回到这个节段。你可能已经发现,身体有时候对柔和的、微妙的技术的反应,要比强有力的技术好。

技巧:

用一个方法记住这个技术,就是把棘突想象成帆船的帆,而你在做让它倾斜的运动。当然,胸椎的棘突不像帆船的帆那么突出,因为它们是平坦地附着在脊柱上的。

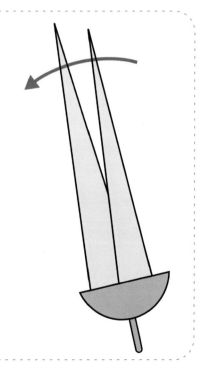

问题:我应该摇摆每个椎体多少次? 以多快的速度?

没有数据来回答这个问题。重要的是不要对脊柱任何节段进行过度的摇摆。因此,对每个节段进行 1~3 次的摇摆,似乎比较合适。本技术应该让患者感觉到柔和,并能接受,平均每秒 1 次的"摇摆"比较合适。这是一个很好的例子,让你去亲身体验一项技术,欣赏它带来益处的同时,体验它用在自己身上时的感受。

治疗结束后,需要做以下两件重要的事情:

• 首先,对患者再次评估。胸椎活动度是否增加? 症状是否缓解?

• 其次,记录下你"摇摆"了棘突多少次,针对的是哪部分脊柱。

后续的治疗中,你可以尝试只摇摆一侧的棘突,然后再次测试看看,是否有积极的改变。

技巧 4：治疗胸椎异常姿势——概述

胸椎可能出现以下 3 种异常姿势：

• 当胸椎自然向后的弧度——后凸增大时，此人被认为存在脊柱后凸。脊柱后凸有多种类型。

• 当自然的后凸曲度减小，背部显得较平，被称作平背。这个词常被用于描述腰椎前凸减小。

• 侧面看，胸椎呈 C 形或 S 形的曲线并伴后凸曲度增大，同时伴有腰椎前凸增大，被称作脊柱侧凸。

作为一名治疗师，在阅读这些治疗技术之前，在治疗脊柱后凸（技巧 5）、胸椎平背（技巧 6），或者脊柱侧凸（技巧 7）的患者前，需要考虑以下 3 件重要的事情。

第一，问自己："我干预的依据是什么？"

• 处理一些由脊柱形态改变所致的症状，如疼痛、感觉僵硬或者功能减退。

• 仅仅是追求美学，来回应患者的要求。

• 目的是预防，因为我相信，随着时间的推移，脊柱的形状可能带来问题。例如，当我们老了，后凸曲线变得更为显著，胸椎往前压缩，出现肋骨机械力学改变，会导致呼吸功能受损。

第二，尽管有一些人脊柱弧度过大，但并不代表他们的脊柱异常。Brunnstrom（1972）注意到，Braune 与 Fischer（1889）将直立、垂直的姿势定义为"正立位"（Normalstellung），却被后人错误地翻译成"正常姿势"，而实际上 Braune 与 Fischer 将这个词用于测量时，描述身体各个部位之间的解剖学关系。有趣的是，解剖学上用来描述非常竖直（very erect）的姿势，在 20 世纪逐渐演变为标准的、身体呈直线的姿势，而现在一般认为，普通竖直（erect）姿势是正常姿势。在临床上，姿势的纠正用于缓解现有的症状，以及预防未来可能出现的症状，而不是为了去谋求美学上的完美。

第三，改变姿势最有效的途径是患者自己的日常行为。治疗师提供的单一的、一次性的干预可能会有效，但是如果患者没有持之以恒，那么效果是不会持久的。

治疗概述

一般来说,后凸加重、平背或侧凸的治疗,包含如何缩短已拉长的肌肉,以及拉长已缩短的肌肉,以达到软组织的平衡及关节复位的目的。这有助于软组织及关节发挥最佳功能。有许多不同的方法来达到此目的,其中一些例子见下表。

缩短已拉长的肌肉方法举例
• 必要时让患者积极纠正姿势。
• 采用以下技术进行主动牵伸: –用体重对抗重力。   –借助拉力带的练习,比如使用弹力带(The Hygenic Corporation)。   –哑铃。   –多功能健身设备。
• 等长强化训练使用的技术,如肌肉能量技术,促使关节达到最佳的重排。

拉长已缩短的肌肉方法举例
• 患者取休息的姿势以易化牵伸,拉伸并放松软组织。
• 采取以下技术进行被动牵伸: –简单被动牵伸。   –软组织松解。   –肌肉能量技术。
• 采用一般牵伸或者特殊牵伸技术,如主动软组织松解技术,对特定部位进行主动牵伸。
• 尽可能让患者自行纠正姿势。
• 用主动的或被动的方法释放扳机点,降低肌张力,促进肌肉拉长。
• 使用肌筋膜松解技术,促进筋膜的放松。

技巧 5：脊柱后凸姿势

脊柱后凸姿势是指患者正常后凸曲度过大。纠正过度后凸有许多好处，包括以下方面：

• 肌肉失衡不仅会引起背部疼痛，还可能引起颈、腰椎区域疼痛，这些区域会对通过增加前凸的弧度，以对胸椎后凸进行代偿。

• 肌肉失衡还会导致肩关节功能异常，引起肩胛骨的前突。肩胛前突的患者出现肩前撞击综合征及胸廓出口综合征较一般人群更为常见。在脊柱后凸姿势下，斜方肌对肩胛骨的稳定作用被削弱。

• 胸廓下降，以及肋骨功能的改变可能损伤呼吸的机械力学。腹部脏器受挤压，进而导致其功能受损。

后凸姿势导致的肌肉失衡	
缩短的肌肉	拉长的肌肉
胸大肌 胸小肌 腹直肌(上部) 颈后部肌肉(与颈椎前凸有关)	菱形肌 斜方肌中束纤维

有很多方法可以纠正脊柱后凸姿势，然而，也有很多姿势会导致后凸，例如，伏案工作时习惯性地弓起背部，操纵方向盘或是长时间弓背进行的业余爱好活动。接下来，你会看到很多相关的处理，包括医生该做什么，患者该做什么。

下表列出了针对这一特殊姿势的治疗概述，你可以在本书中找到这项特定技术的详细介绍。你会发现，治疗脊柱后凸大多数推荐的治疗技术作为独立的技巧，被收录在本书的第 2 部分，因为这些技巧还可用于治疗其他疾病。

你可以为脊柱后凸患者做的 12 件事	页码
1.教患者做"投掷"运动,以增强斜方肌下束的肌力,有助于肩胛骨的复位	320
2.教患者做胸廓牵伸	299~301
3.教患者做胸椎活动度牵伸	308~310
4.教患者做呼吸训练,有助于增加吸气量及胸廓活动度	312~315
5.提供被动的胸廓牵伸:	
－简单的、被动的胸廓牵伸	261~264
－用肌肉能量技术,对胸部肌肉进行牵伸(仰卧位或坐位)	265~267
－用软组织松解技术,对胸部肌肉进行牵伸(单侧及胸骨)	257~259
6.使用肌筋膜松解技术,帮助患者放松前胸壁肌肉	251~252
7.牵伸胸部肌肉的按摩手法	
8.处理胸部的扳机点	
9.缓解上部腹肌的张力	
10.活动胸廓,促进呼吸改善,同时促进胸肋关节及肋椎关节的功能恢复	275~277
11.胸椎贴扎技术	
12.推荐患者进行适当的专业性运动,以强化斜方肌的中、下束纤维,以及脊柱后伸肌群肌力	284~286

　　请记住,患者可能存在颈椎前凸及肩关节内旋,这些部位也应接受治疗。本章节主要针对胸椎。

脊柱后凸患者自己可以做的 7 件事	页码
1.可采取类似投掷运动的运动,强化拮抗肌群。这有助于增强斜方肌下束肌纤维肌力,以及促使肩胛骨复位	320
2.进行主动的胸部牵伸	298~301
3.进行增加胸廓活动度的牵伸	308~310
4.进行呼吸训练,增加呼吸时胸廓活动度	312~315
5.改变习惯:避免工作及业余活动中长时间的胸椎后凸姿势	316~317
6.通过运动训练纠正骨盆姿势:防止过度前倾或后倾。脊柱通过骶骨及骶髂关节与骨盆相连,因此骨盆的不良姿势会对脊柱形态产生不良影响,进而影响脊柱功能	337
7.释放胸前区肌肉扳机点	305~307

技巧 6：平背姿势——胸椎区域

"平背"是指正常的腰椎前凸曲度变平。然而，你可能遇到过一些患者，他们的胸椎前凸曲度比正常人要平，这类患者还可能伴有肩胛骨异常突出，以及非常低的体重指数。这种类型的肩胛骨有时被当作"翼状"肩，然而事实上，其肩胛骨显得突出仅仅是因为胸椎弧度的减小。这类患者往往主诉"中背部"疼痛，尤其是在笔直站立或脊柱后伸的时候。而且，为了减轻疼痛，他们可能采取肩部轻度旋转的姿势（圆肩）。这个姿势会对脊柱的其他部位，如 C7/T1 产生过度的应力，颈后部的肌肉会持续收缩，以控制头部前倾姿势。针对平背的治疗性干预往往很受欢迎。

平背患者的疼痛在笔直站立或脊柱后伸的时候是逐渐加剧的，因为此时胸椎棘突会互相靠近，软组织则被挤压。

你可以为胸椎平背患者做的 5 件事	页码
1.提供一般的背部按摩，缓解肌紧张，包括使用 S 带缓解紧张	239~240
2.摇摆脊柱棘突，缓解肌紧张，减轻疼痛	227~229
3.处理竖脊肌、菱形肌及斜方肌中束的扳机点	
4.背阔肌被动牵伸	
5.纵向牵伸，缓解脊柱后部软组织的张力	237~238

胸椎平背患者自己可以做的 3 件事	页码
1.避免脊柱后伸	
2.主动牵伸竖脊肌、菱形肌及中斜方肌	302~304
3.胸后部扳机点的自我释放	305~307

技巧 7：脊柱侧凸姿势

无论患者的脊柱侧凸是 C 形还是 S 形，我们都有许多生理学（对应的是美学）的理由，去纠正过度的侧凸姿势。因为在这种姿势下：

- 内部脏器移位，其功能也将受到影响。
- 脊神经可能在出椎管的时候被压迫。
- 脊柱支撑体重的能力，因为脊柱侧凸而减弱。

Hartvig Nissen 是一位提倡用运动来纠正脊柱侧凸的坚定拥护者，在《实用按摩与矫正运动》（*Practical Massage and Corrective Exercises*, 1905）一书中，他提供了一些用运动干预患儿脊柱侧凸的实例，并在干预前后，分别进行了评估。Nissen 用黑白照片展示了他的"矫正性"运动，照片中的他留着胡子，系着领结，穿着高腰的裤子，在现代人眼中是一个滑稽的形象。Nissen 是一位按摩治疗师，因为勇于发表他根据 30 年经验得出的结论而受到称赞。Solberg（2008）注意到在 1941 年，美国骨科学会基于一些研究显示，运动不能阻止脊柱侧凸的恶化，而提出运动不能用于治疗脊柱侧凸。然而，Solberg 对这些研究做了彻底调查。她注意到，当把一些有方法学缺陷及重复的文章去除后，得出的结论是运动对脊柱侧凸姿势有着积极的效应，进而提出："治疗性运动事实上对脊柱侧凸具有改善作用，对身体姿势及脊柱的整体功能均产生显著的改变。"或许，Nissen 一直是正确的。

人们对于通过运动来纠正脊柱侧凸持有不同观点，这不足为奇。运动治疗的缺陷，无论是用于治疗脊柱侧凸还是其他疾病，都很常见。例如，不正确的运动处方最为常见；运动方式是正确的，但是其强度及持续时间是错误的；患者可能错误地执行了运动处方，或者根本就忘了执行。特别是，当患者状况改变时，运动处方也需要进行修正。脊柱侧凸的治疗性运动并不包含在本章节内，因为脊柱侧凸的类型不止一种，"治疗性"运动项目需要个体化制订，并由此领域的专业人员教授。

你可以为脊柱侧凸患者做的事情	
• 按摩及牵伸缩短的组织	
• 推荐专业的医生做矫正性运动	获得更多信息,请浏览: 英国骨科学会,http://www.boa.ac.uk/ 美国骨科学会,http://www.aoassn.org/

脊柱侧凸患者自己可以做的事情	页码
• 练习正确的姿势	319

技巧 8：平背的纵向牵伸

与正常人相比,胸椎曲度变平的患者其竖脊肌存在短缩。本技巧的目的是伸展这些短缩的组织,尤其是中线区域及背部竖脊肌。

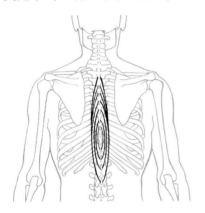

第 1 步　患者选择侧卧或俯卧位。如果采用侧卧位,患者需要屈髋屈膝 90°；如果采用俯卧位,患者需要将下颏紧贴着胸。

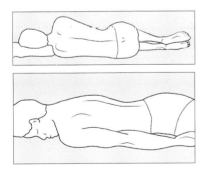

第 2 步　治疗师将一只手放于患者枕后部,另一只手放在患者骶骨上,轻轻地施加牵伸。目的是轻轻地牵伸皮肤、筋膜,甚至下方的肌肉。将双手放在一个舒服的位置,并耐心等待组织放松。

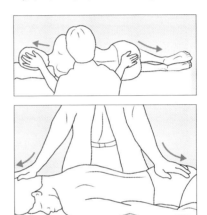

问题：这与肌筋膜松解技术中使用的硬膜管牵伸是否一致？

不一致。尽管这里描述的微弱牵伸与肌筋膜松解技术中使用的硬膜管牵伸采用的体位一致，但它们并不相同。此处的目的不是放松硬膜管，而是为了放松脊柱中央的后伸肌肉。

备选的方法是让患者将头转向一边（图 a），或进行对角线牵伸 （图 b），或者双臂交叉牵伸（图 c）。

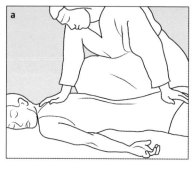
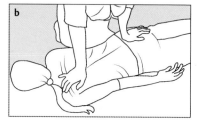
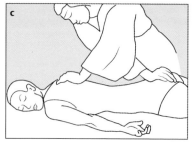

技巧：
　　在进行这个操作时要将治疗床降低，或者在地板上进行，看看哪种方式更舒适。

技巧 9:"S"形技术

此软组织技术也特别适用于脊柱中线区域肌肉紧张的患者,如脊柱后凸曲度变平。此技术动作舒缓,容易被患者接受,可用作为日常背部按摩的一部分。

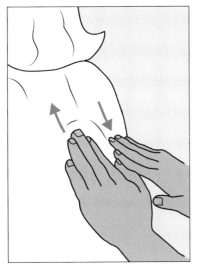 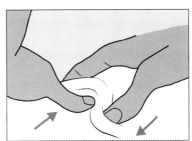

患者取俯卧位,不用任何按摩介质(如蜡或油),用手指轻轻牵拉棘突两侧的软组织,将一侧的皮肤往上推(向头端),另一侧皮肤往下推(向尾端),产生"S"形。

问题:我需要从胸椎上端开始往下做,还是从胸椎下端开始往上做?

这两种方式都可以。

问题：从脊柱的一侧由下往上推，然后再从脊柱的同一侧由上往下推的时候，需要改变"S"形的形状吗？

你可以用同样的"S"形，从脊柱的一端推到另一端，然后再反过来。例如，从腰椎到颈椎推的过程中，你可以开始以左上右下的方式推(图a)，当到达颈部时，改变方向，以左下右上的方式推(图 b)，如下图所示。

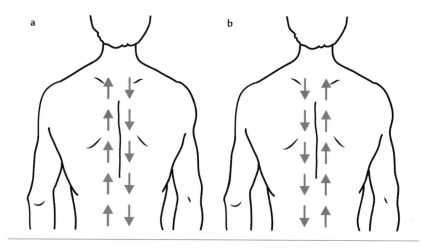

技巧 10：处理竖脊肌的张力

竖脊肌是脊柱的伸肌，它们在我们坐、站、走，从事体育运动或者体能活动的全程中，都处于主动收缩状态。当发现一个人的竖脊肌增大时，并不意味着有问题。比如说，一个人的肱二头肌发育得非常好，但我们并不需要去降低其的肌张力，不是吗？令人惊讶的是，许多治疗师觉得他们需要去减少某个人的竖脊肌大小，通过"活动"、摩擦肌肉，像拨动吉他的弦一样"拨动"它们，尝试将它们变平。

当然，当疼痛来源于肌张力的增加时，需要尝试着降低肌张力。这常常发生于局部小节段的肌肉张力增高。同样，当你认为肌肉过度肥大而导致了肌肉失衡时，也需要试图去降低肌张力。

与其他手法一样，如果你在日常工作中并没有觉得有帮助，那就不要用它。如果你喜欢这个技术，那你可以在不同的患者身上，或者同事身上反复练习，然后再应用于日常治疗。

推荐用于降低竖脊肌张力的步骤

患者取俯卧位，背部覆盖毛巾，你可以按以下步骤进行：

● 利用毛巾治疗

1.摇摆 将毛巾盖在患者身上，治疗师不直接接触患者背部，而将双手放在患者双侧胸椎、上臂、髋部、大腿上，轻轻地摇摆患者大约1分钟，沿着身体一侧从上到下，再沿着另一侧从下到上，温和、有节奏地低幅度摆动。想要获得更多的有关摆动的知识，请参照本章"技巧 22：摇摆"。

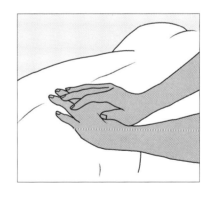

2. 静止 将双手分别置于患者背和腰上。想象自己在一个非常安静的环境,比如空旷的海滨或者乡下, 此刻的宁静传递经给你了吗?在温和的摇摆过后,让患者与你一起感受一下静止。

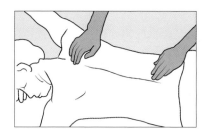

3.压迫 轻轻地靠在患者身上, 将你的体重通过双手(图 a),加强力量的双掌(图 b)或者前臂(图 c)传导至患者身上,然后将身体从患者身上移开。重复数次,双手不要移动。这种温和的压迫–释放–压迫–释放方式是舒缓的。将你的双手(或前臂)移到背部两个不同的部位,然后重复该技术。

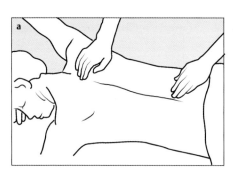

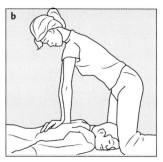

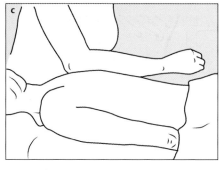

- **将毛巾取走,涂一点按摩介质(如按摩油或蜡)**

4.按摩　只使用轻抚法按摩背部。当你在按摩时,留心哪部分竖脊肌存在张力增高,或者按摩哪个部分时,患者会不舒服。之后,继续将该法用于日常治疗。

- **将毛巾放回**

　　由于皮肤上有按摩介质,它会"吸住"毛巾并提供一个较大的吸引力,这让你在按压或者牵伸组织时,只需要使用较小的力。

技巧:

　　在下一个技巧中,比较涂按摩油之后,在毛巾上进行按摩与直接在皮肤上进行操作有何不同。

5.横向牵伸　治疗师站在患者一侧,定位好脊柱棘突。使用毛巾辅助按摩,用手掌的大鱼际,轻轻地"锁住"对侧的脊柱软组织,将竖脊肌推离脊柱。

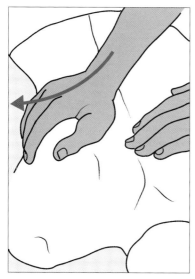
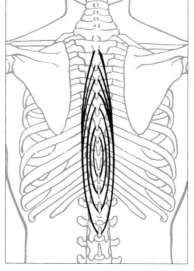

　　从哪一侧开始都可以,每次牵伸之间可以有少部分重叠区域。每侧脊柱重复 2~3 次。在换到另一侧前,从上或者从下开始都可以,若感觉舒适,可以在两侧脊柱交替进行,从一侧往上,另一侧往下。避免"拨动"竖脊肌。有的治疗师有时候会对肌肉过度操作,结果反而使肌张力增高,而不是降低。原因可能是"拨动"手法起到的是刺激作用,而不是抑制作用。

6.按摩 使用按摩介质,行背部按摩数分钟。注意哪个部位发生了肌张力降低的情况。

7.纵向"剥离" 站在患者一侧,从腰部或者下胸椎开始,将强化力量的拇指或手指放在竖脊肌上,以慢于正常的速度进行。

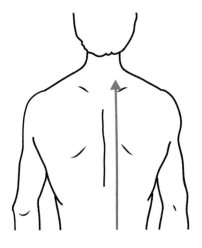

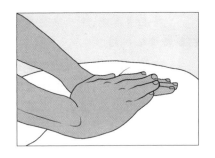

当你抵达一个张力增高的节段时暂停。有时张力会因为扳机点的释放而降低。如果没有,减小压力,从这个点上移开,继续以这种缓慢的方式前进。你可以使用肘部,但记得需要引导它在竖脊肌上缓慢移动。

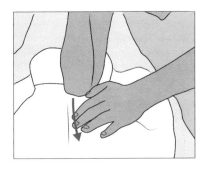

8.按摩 以轻抚法结束,重新评估患者的症状。

技巧:
　　与另外两个人一起练习该过程是很有帮助的:一个人接受治疗,另一个人提供治疗,第三个人朗读每个技巧。

技巧 11:克服胸部肌肉痉挛

你是否经历过肌肉痉挛?痉挛发生在胸部时，可能会有以下感觉:

• 腹直肌的上部附着在邻近中线的肋软骨上。如果你做弯腰弓背、脊柱前屈的动作,可能会诱发该肌肉痉挛。

• 肋间肌痉挛常被描述为一侧的胸壁上"被扎了一枚针"。

• 腹斜肌痉挛时,感觉它被系在一侧的肋软骨上。

• 胸段竖脊肌痉挛时,患者可能主诉背部变得强直(尽管这常常发生在腰椎,而不是胸椎)。

随着时间推移,痉挛会自行缓解,但会产生难以忍受的疼痛。本技巧介绍了几种不同的方法来应对突然出现的胸部肌肉痉挛。本技巧也可用于处理胸部的局部肌肉张力增高。肌肉痉挛是一种非自愿的、痛苦的暂时性肌肉收缩,它可能持续 1~2 分钟。而局部肌张力增高可持续较长时间,不一定会引起疼痛。局部肌张力增高可能是对无法正常工作的深层结构的一种保护性机制。在腰部,最常见的例子是当患者出现椎间盘突出时,周围的肌肉可立即出现痉挛。肌痉挛是非常痛苦的,疼痛可能随着时间推移自行缓解,但肌张力的增高呈持续状态。同样的,当大腿受到打击时,肌肉组织受损,导致损伤部位上方及下方的肌肉张力增高。这种情形下,肌张力增高不一定会产生疼痛。

有 5 种方法可用于处理胸部肌肉痉挛,列举如下:

(1)牵伸有问题的肌肉。

(2)静态按压。

(3)静态按压同时进行牵伸。

(4)拮抗肌群的等长收缩或向心性收缩。

(5)体位放松技术。

让我们逐一介绍每一种治疗技术。

问题:是什么导致了肌肉痉挛?

肌肉发生痉挛的原因还不清楚,其中一些可能的因素如下:

• 维持肌肉短缩的姿势。当主动或被动地维持一个肌肉缩短的姿势时,该肌肉很有可能发生痉挛。

• 脱水。当人在脱水状态时更容易出现肌肉痉挛。

- 电解质紊乱。肌肉不仅需要水,还需要葡萄糖、钠、钾、钙、镁。当这些营养素供给不足时会导致肌肉痉挛。
- 疲劳。当肌肉过度使用或疲劳时更容易发生痉挛,因为当肌肉储备的能量耗尽时,容易过度兴奋。
- 重复使用同一块肌肉。
- 血管畸形。血管畸形可能影响到下肢肌肉,但很少会影响到背部肌肉。
- 某些疾病(如贫血、糖尿病、多发性硬化)。
- 激素水平异常。
- 压力与焦虑。
- 咖啡因。
- 某些药物。

---

(1)牵伸有问题的肌肉:下表介绍了一些如何牵伸胸部痉挛肌肉的方法,并集中介绍身体经常发生痉挛的肌肉。

- 腹直肌上部或前部肋间肌。
- 腹斜肌或侧方肋间肌。
- 胸椎伸肌。

建议牵伸的时候,患者采取坐位、站立位、卧位。在一些情况下,可选择其他替代的体位,由于患者发生肌肉痉挛的时候可能正在工作,或在家,或在户外,因此让他知道一些牵伸的替代体位是非常有用的。

如果有非常容易发生痉挛的患者,就应教给他们如何用牵伸来处理肌痉挛。

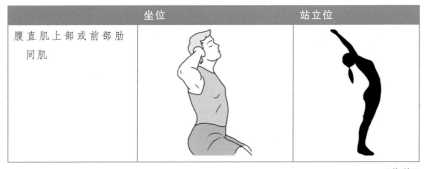

	坐位	站立位
腹直肌上部或前部肋间肌		

(待续)

（续表）

	坐位	站立位
腹斜肌或侧方肋间肌（这里展示的是身体左侧肌肉发生痉挛时的牵伸方法）	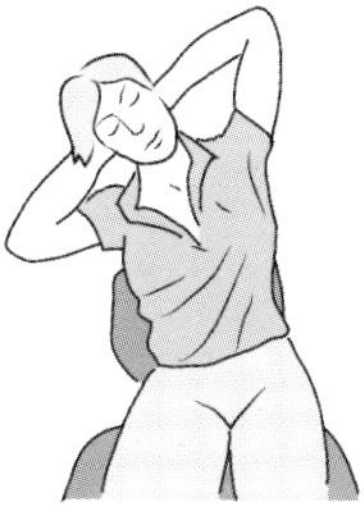	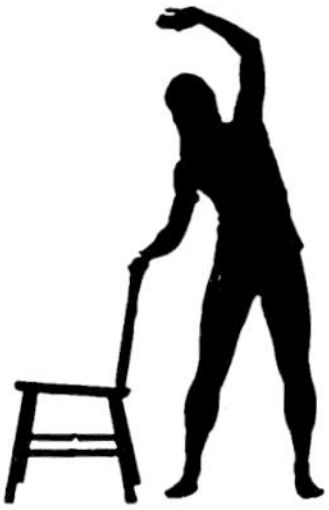
胸椎伸肌	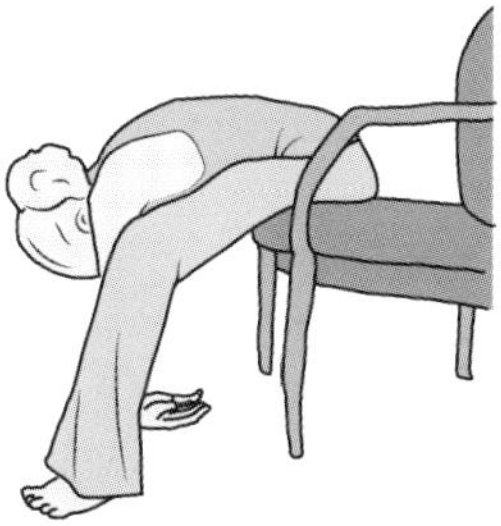	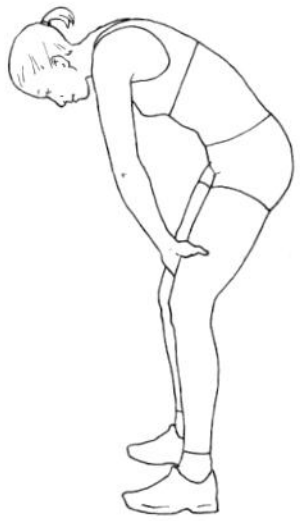

	地板上	其他体位
腹直肌上部或前部肋间肌	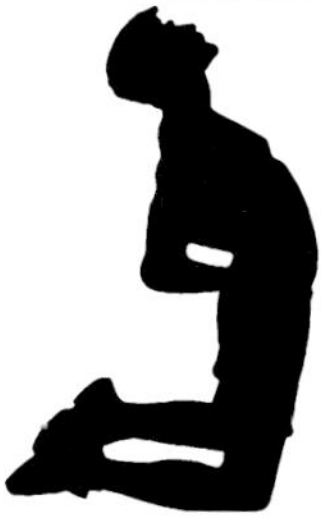	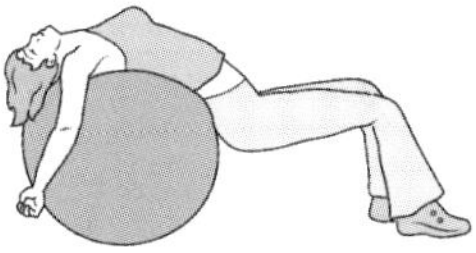
腹斜肌或侧方肋间肌（这里展示的是身体左侧肌肉发生痉挛时的牵伸方法）	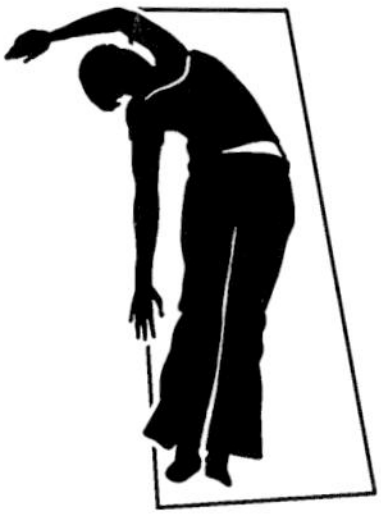	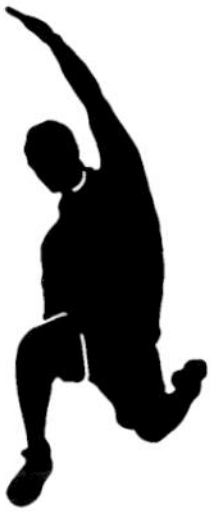

（待续）

（续表）

	地板上	其他体位
胸椎伸肌	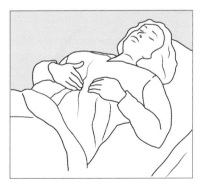	

问题：为什么没有被动牵伸的例子？

有 3 个原因。

第一，在牵伸以上肌肉时，需要做脊柱后伸（牵伸腹肌时），或旋转的同时后伸（牵伸腹斜肌时），或前屈（牵伸胸椎伸肌时）。被动牵伸脊柱使其后伸、旋转或前屈时，需要非常小心，故不包含在一般的按摩师培训内容里。这本书主要针对的是初学者，如学生和刚毕业的治疗师，被动的脊柱牵伸在此不再赘述。

第二，胸背部肌肉不同于股后肌群、小腿及足部肌肉，它很少发生痉挛，因此治疗师不一定要在场提供牵伸。

第三，有其他备选的技术可供选择（参见下文），这些用于处理痉挛的效果更好。

（2）静态按压：即简单地将压力直接施加在痉挛肌和痛点之上。如果你曾经经历过肌肉痉挛，应该知道我们会本能地压住痛点以缓解疼痛。

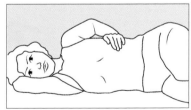

如果患者肌肉痉挛发作,而你正在对他进行治疗,最好的方法是用指尖或者拇指,以垂直组织的方向对痉挛肌肉施加静态的按压。

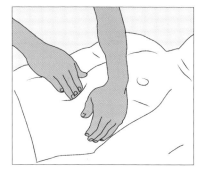

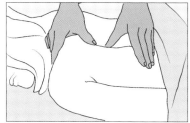

(3)静态按压的同时进行牵伸:联合运用静态按压与牵伸,使用锁扣技术(pin-and-lock)或软组织松解技术(soft tissue release, STR),这在处理肌痉挛时非常有效。患者可以自己操作。例如,针对腹肌痉挛,可以在疼痛区域(常位于前方肋骨上)施压,同时将身体向后倾斜,背往后弓,即牵伸腹肌的同时持续按压。

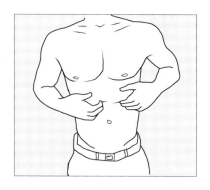

发生肋间肌痉挛时,需要在按压的同时,向背离疼痛的那一侧倾斜。

(4)拮抗肌群的等长收缩或向心性收缩：收缩痉挛肌肉的拮抗肌，是缓解痉挛肌肉疼痛的另一个方法。例如，如果痉挛发生于腹直肌的上部，患者需要收缩拮抗肌，即竖脊肌群，这需要指导患者将背压向墙壁或者椅子的靠背。主动收缩拮抗肌可以降低原动肌(痉挛肌肉)的肌张力(及痉挛)。

(5)体位放松技术：此法与软组织松解技术中的锁扣技术相反。它不是去牵伸痉挛肌肉，而是鼓励患者向痉挛的一侧倾斜，减少肌肉的长度并达到舒适的位置。如果痉挛发生在腹肌，患者需要做腰部前屈动作。如果痉挛出现在胸椎的一侧，则应该向疼痛的一侧屈曲。

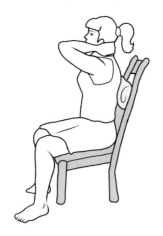

问题：我还能做什么来帮助患者预防胸部肌肉痉挛？

你可以建议患者做两件事情。

第一，避免可能引起痉挛的姿势，尤其在运动后。例如，如果腹肌痉挛发生于长跑结束后的脱鞋过程中，可建议患者在长跑结束后进行10分钟腹肌及腰部牵伸，然后再脱鞋。如果痉挛发生于胸椎一侧，如肋间肌或者腹斜肌，就建议他们在工作或业余休闲的时候，避免胸椎长时间向一侧旋转。

第二，确保饮用足够的水，并处理可能出现的任何营养缺乏。如果怀疑是药物引起的痉挛，则建议他们接受药物咨询。

技巧 12:胸部肌筋膜松解技术

受限于本书的篇幅,只能简略地介绍各种技术,然而,为了让你能尝试各式各样的治疗方法,本书还选取了一小部分肌筋膜松解技术(myofascial release, MFR)的内容。

浅表松解技术

如果你使用过第 4 章"技巧 25:浅筋膜的评估"中所介绍的方法,当位于皮肤及浅筋膜之间的浅表层组织移动受限, 就可以使用 Manheim 与 Lavett(1989)推荐的松解技术。他们描述了如何在受限处通过 J 形弧线,对浅表层组织进行松解:将一只手在受限区上方固定并牵伸受限区上方的组织,另一只手在患者皮肤上"划"短的 J 形弧线, 使划线逐渐跨过受限区域。

用你的指尖或者手掌按第 4 章技巧 25 所示再次进行评估, 再重复做 J 形弧线,直到不能感觉到受限区为止。

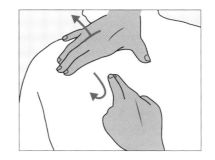

十字手技术

十字手技术可运用于你正在处理的任意胸部区域,该区域可以是侧卧时的肋骨部位,俯卧时的背部,或仰卧时的胸部。不管用在哪个部位,步骤都很简单。

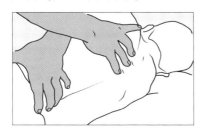

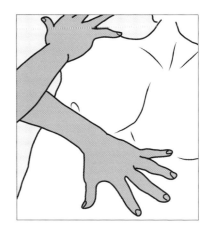

第 1 步　治疗师可以站在任意感觉舒适的位置。不使用任何按摩介质。将交叉的双手放在患者皮肤上，将注意力集中在这个部位，随着患者皮肤放松，手指开始"陷入"组织。

第 2 步　在等待的时候，避免将手指压入组织，耐心地将手跟随任何你能感觉到的、在手下方发生的运动，保持手与皮肤接触。

压缩技术

可在仰卧位或坐位进行。例如，检查者坐在床的一侧，将一只手放在患者胸骨上，另一只手放在患者胸廓后方，双手手掌紧贴患者皮肤。等待患者放松并适应你的接触。一旦发现患者组织放松，就开始用上位手轻轻地施加压力，并将双手陷入患者组织中。检查者以这个姿势坐于治疗床旁，注意观察患者是否发生抽搐及其他变化。

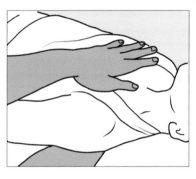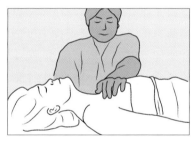

针对脊柱侧弯

你可以在脊柱各个特定节段进行该操作，即用手指尖对软组织轻轻地施加压力。Earls 与 Myers（2010）讲述了如何运用肌筋膜松解技术，来纠正脊柱侧弯患者任意一侧的竖脊肌。例如，针对一位右侧侧凸的患者，其凸侧的组织远离脊柱，因此你需要促使这些组织往中间滑动，而凹侧的软组织则更靠近脊柱，你需要促使这些组织向侧边滑动，从而促使组织的位置恢复平衡。本技术需要患者取坐位，在身体向患侧的对侧侧屈时进行操作。如需获取有关本技术的完整叙述，以及其他的胸椎技术，请参考他们的文献。

脊柱右侧弯的治疗举例		
	软组织的位置	治疗目标
曲线的凸侧	内侧竖脊肌远离脊柱	将组织往中间滑动
曲线的凹侧	内侧竖脊肌靠近脊柱	将组织往侧边滑动

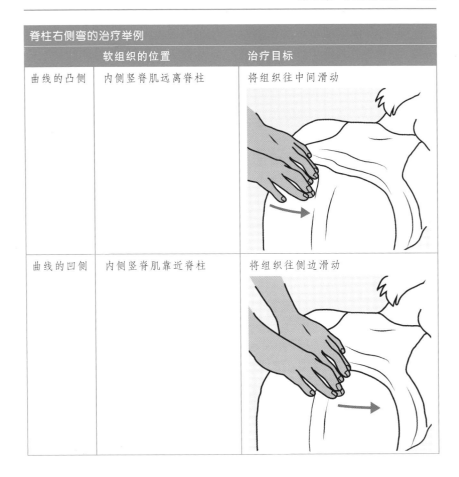

胸廓旋转受限的处理

　　Duncan(2012)介绍了另一种处理胸椎旋转受限的肌筋膜松解技术。需要注意,这个技术不必牵拉或牵伸皮肤,只需要做一个机械的运动。

第 1 步　治疗师站在治疗床的一侧,将双手分别置于患者胸骨柄及下位肋骨上。与其他肌筋膜松解技术一样,治疗师用双手接触组织,并使用较轻的压力将双手陷入患者组织中。

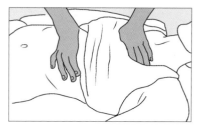

第 2 步　先向远离你的方向轻轻地旋转患者胸廓,然后再朝着你的方向旋转,判断哪一侧感觉起来更为受限。如果向远离你的方向旋转时出现受限,则继续留在你所站立的位置上。如果向朝着你的方向旋转时出现受限,你需要转到治疗床的对侧进行治疗,因为在进行第 4 步时,将患者向远离你的方向旋转,比朝向你的方向旋转更为容易。

第 3 步　一旦你确定了站在哪一边进行治疗,则重新开始,耐心等待手指陷入组织,然后先将胸廓旋转至松弛的位置,如果你站的位置正确,应该是朝向你的方向。

第 4 步　然后开始处理受限的部位。保持你的站立位置不变,将胸廓朝着远离你的方向旋转,直到感觉到受阻。停在此处并保持不变,直到你感觉到了 3 次"放松"。

下表提供了一个概述,有助于你决定站在哪边,将患者转向哪个方向。

将患者转向其左侧时感觉到受限	
站在患者的右侧	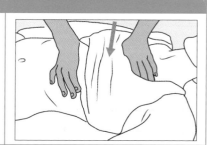
先将患者转向其右侧,即朝向你的方向,直到他们感觉舒适的位置	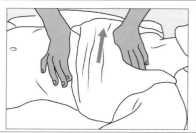

(待续)

(续表)

将患者转向其左侧时感觉到受限

再将患者转向其左侧,即远离你的方向,进入受限的区域,等待 2~3 次"放松"	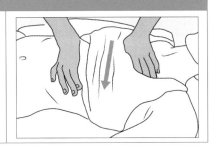

将患者转向其右侧时感觉到受限

站在患者的左侧	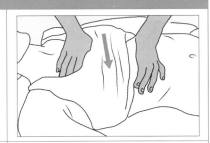
先将患者转向其左侧,即朝向你的方向,直到他们感觉舒适的位置	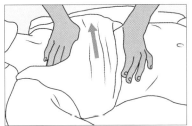
再将患者转向其右侧,即远离你的方向,进入受限的区域,等待 2~3 次"放松"	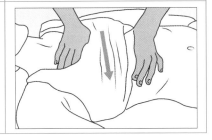

技巧13:胸部软组织松解技术

软组织松解技术用于轻柔地牵伸软组织,它首先形成一个"锁", 然后需要维持这个"锁",并通过主动或被动移动身体来实现牵伸。

用于菱形肌的软组织放松技术

第1步 患者取俯卧位,身体与治疗床呈一定角度,上臂被动外展。

第2步 轻轻地施加压力,将组织从肩胛骨内侧缘向脊柱方向推移,形成一个凹陷。

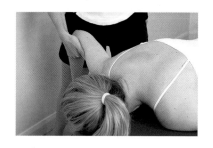
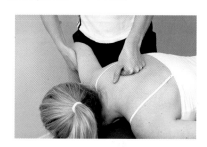

> **技巧:**
> 患者需要将上臂前屈以使肩胛骨前突。在俯卧位做这个动作时,必须让患者将肩置于治疗床的一侧。你可以看到,这个技术的优点是可以在俯卧位做软组织放松,缺点是当需要处理对侧组织时,需要重新定位患者的体位,这会干扰正常的治疗流程。

第3步 一只手保持卡紧状态,另一只手将患者手臂放下。注意治疗师在做这个动作时的尴尬体位。一个备选的方法是,首先用你的手指或者强化的拇指卡住患者软组织,然后让患者自己将手臂放下。

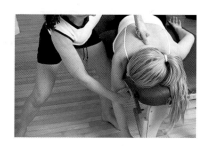

这个技术成功的关键是在将软组织滑向脊柱时,需要保持对软组织的牵伸,而不是将其往下压至肋骨上。

问题:可以在患者坐位时,进行菱形肌的软组织放松技术吗?

可以。如同在俯卧位治疗一样,将患者肩胛骨被动后拉。患者在坐位做该动作时,你需要为患者上肢提供支撑,轻轻地将其肩关节拉至后伸位,使肩胛骨后缩。然后,按住靠近你一侧的肩胛骨区域的皮肤松弛部,将其从肩胛骨内侧缘推向脊柱,再保持固定。在这个位置,让患者将上肢往前活动,类似给自己一个拥抱。在患者坐位时做该软组织牵伸的难点在于,你的力臂较短,当你固定软组织以便获取锁定的时候,会倾向于将患者往前推。

用于胸肌的软组织松解技术

第 1 步 患者仰卧,将其胸肌被动缩短后,用指尖或者松散的拳头在胸肌上选择一点,轻轻地锁住。缓慢地将组织往远离你的方向推动,使其松弛。

第 2 步 让患者轻轻地将手臂收回,如图所示,如果感觉牵伸过于剧烈则暂停。

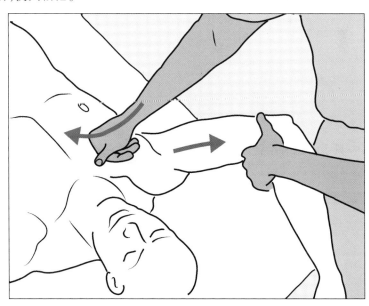

问题：患者在活动肩关节的时候需要保持肘关节伸直吗？

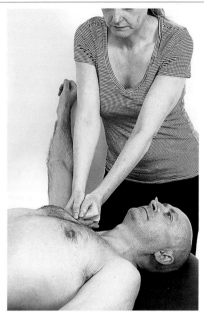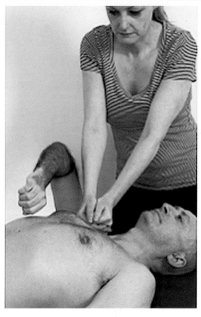

　　不需要。在肘关节伸直的情况下，往往会让患者感觉牵伸幅度比较大，因为它可以在上臂、肘关节和前臂的软组织中感觉到。

> 技巧：
>
> 　　你需要提前测试站立的位置，因为需要预留足够的地方，以便患者活动手臂。有时站在治疗床的床头比站在治疗床的一侧更好。

胸骨两侧软组织松解技术

　　此技巧可以牵伸胸骨两侧的软组织，主要针对从上位胸骨到下位胸骨的肋间隙。尽管可以隔着 T 恤或者毛巾，但此技巧并不适合所有患者（出于隐私考虑）。

第 1 步 患者取仰卧位，治疗师站在治疗床头侧，嘱患者双肩前屈至 90°左右。轻轻触诊患者胸骨，找到肋间隙。需要将指尖逐一放进每一肋间隙中。

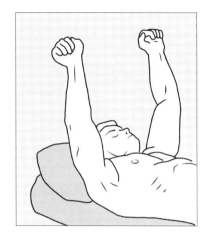
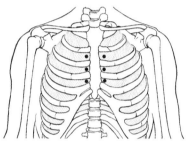

第 2 步 将指尖放入胸骨两侧的肋间隙中，轻轻锁住胸骨上的软组织，并将其在胸骨上滑动，然后嘱患者将双上臂外展。

问题：我应该沿着胸骨滑动多远？

这取决于患者在接受该技术时的舒适程度，以及操作者所能够到胸骨的最远部位，且不会引起操作者自身不适。由于只需要非常小的压力，因而这项技术在应用时不超过 1 分钟，就可以非常快地从上做到下。注意，避免在胸骨的最末端按压剑突。

背部软组织松解技术

通过这个例子，可以很好地区分软组织松解技术与肌筋膜松解技术在使用时的模糊不清的界限。如果你是一位运动按摩治疗师，你就应该知道软组织松解技术不管有没有按摩油均可进行，而肌筋膜松解技术则必须在皮肤干燥的情况下进行。

第 1 步 患者笔直地坐在凳子上或者长椅上,治疗师轻轻地将双侧拳头的背面,分别放在患者双侧上背部。最好以垂直患者皮肤 90°的方向施加压力。

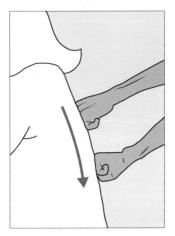

第 2 步 从上胸椎开始,让患者将其身体向前缓慢地屈曲,每次一个椎体。此时,治疗师将拳头沿着患者背部轻轻地往下滑动,直到抵达骶骨。

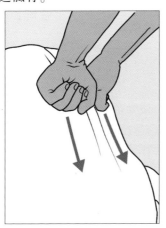

一个备选的方法是,一次处理一个局部的点。为了保护你的手指,可用双肘轻轻地锁住组织,确保不将压力直接施加在脊柱的棘突上。一旦锁住组织,就让患者颈部屈曲。你会发现与使用拳头相比,这个方法不能按摩到脊柱远端。

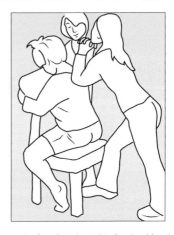

注意,如果压得太重,就可能将患者往前推,而患者则被迫向后用力以对抗检查者。你无须为确保有效而施加太大的压力(Johnson,2009)。

技巧 14：胸部被动牵伸

有多种胸部肌肉的牵伸方法。牵伸体位取决于患者的选择及治疗场所。重要的是,记住无论采取什么体位,患者越放松,牵伸的效果越好。

治疗师在进行胸部肌肉牵伸时,最常犯以下两种错误：

• 牵伸的速度太快：如果过快地将患者肩关节活动到紧张状态并过度用力,其结果是患者会收缩他们的肌肉以保护肩关节。记住,如果患者将上肢举到身前、匍匐在桌子上、进行体育运动或上半身进行紧张的体力活动时,其肌肉会缩短并紧张。缓慢地将患者上肢放到牵伸的位置很重要, 需要逐渐地、敏锐地寻找受阻的区域,并使用温和的力量。

• 牵伸维持的时间不够长：找到受阻点仅停留数秒钟,这就不是被动牵伸。你需要找到受阻点,持续牵伸,并感觉到软组织放松。这在某些患者中耗时比较长,曾经接受过被动牵伸的患者比没有接受过牵伸的患者容易放松。因此,给你自己,也给你和患者需要足够的时间感受牵伸。

仰卧位被动胸肌牵伸

这是其中一个最简单的牵伸方式。患者取仰卧休息位,治疗师轻轻地外展患者上肢并给予轻微的压力。

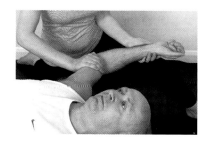

此方法仅对胸肌特别短的患者有效，如果患者可以做主动牵伸，如第 6 章技巧 1 所示，同时又感受不到牵伸，那么这个体位牵伸可能无效。

作为备选，可以让患者将手放在头的后方。在这个姿势下，腋窝及胸大肌的下部纤维能获得更多的牵伸。

当你一次只想牵伸一侧的胸肌，或者当患者一侧上肢有问题而禁止牵伸时，这个牵伸姿势的效果非常好。

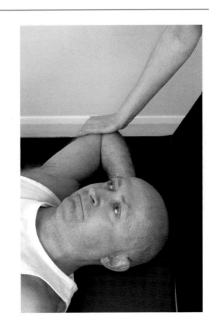

坐位被动胸肌牵伸

当患者可以接受全范围的胸肌牵伸，那么牵伸可在坐位下进行。尝试不同的握肘方式及体位（如下图所示）：患者背对治疗师，治疗师的双手放在患者肘关节上（图 a）；患者背对治疗师，治疗师的双手放在患者肘关节下方（图 b），或者患者与治疗师背对背（图 c 和图 d）。

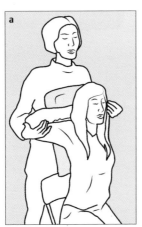

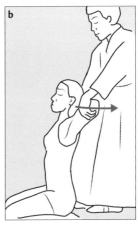

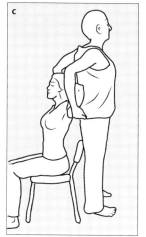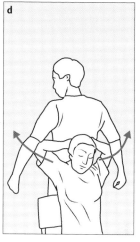

　　也可尝试在不同高度的座位上牵伸，比如椅子与凳子，或者让患者坐或跪在地板上。

　　用下表作为简单的引导，帮助你与同伴一起在两种不同坐姿下，使用 3 种不同的握肘方式的牵伸练习。

　　A：在正常高度的椅子上。

　　B：在较矮的椅子或凳子上。

　　你可以在下方表格中的插图上添加简单的标记，表示你已经完成了牵伸，或简单地做一些笔记，记录你在做牵伸时的感受。

　　记住让自己体验一次牵伸，亲身感受一下被牵伸时的感觉。你和搭档是否同样喜欢这个牵伸技术？在接受牵伸时，哪种牵伸姿势及哪种握肘方式让你感觉最舒适？你和搭档是否一致同意或者反对？

	背对前,治疗师的双手在患者肘关节的上方	背对前,治疗师的双手在患者的肘关节的下方	背对背
A			
B			

技巧 15：用于胸肌的肌肉能量技术

肌肉能量技术（muscle energy technique，MET）可用于增强胸肌肌力，也可用于胸肌牵伸。当用于增强肌力时，肌肉能量技术特别适用于损伤后的情况，它可以用非常低强度的等长收缩来促进愈合。然而，胸肌的损伤比身体其他部位的损伤更少见，因此这里介绍的肌肉能量技术，主要用于胸肌牵伸。很多患者存在胸肌"紧张"，帮助他们牵伸这些组织，有助于纠正肌肉的失衡，减少肩关节前部撞击。

记住，如果仅做一侧牵伸，则需要摆放好患者的体位，以便让其肩关节能够伸展。患者的体位须与治疗床在水平方向呈一定角度，其目的是让患者需要治疗的一侧位于治疗床的边缘。无论你选择一次牵伸一侧胸部，还是双侧胸部同时进行，原则是一样的。

单侧使用肌肉能量技术适用于另一侧胸部因为肩部损伤而不能接受肌肉能量技术的患者，这非常有用。该技术也推荐用于特别强壮的患者，因为在这个体位下，治疗师可以获得较长的力臂。

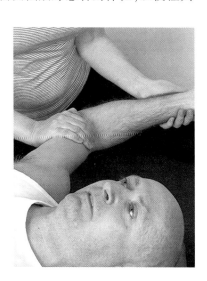

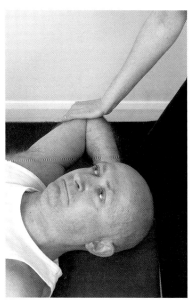

当患者可以双侧同时接受肌肉能量技术时，那就会节省时间。背对背站立的姿势尤其适用于有着强壮胸肌的患者，因为这个姿势给你提供了很长的力臂。在治疗这类患者时，将此治疗体位与单侧治疗时的体位相比较，看看你与患者更喜欢哪种。

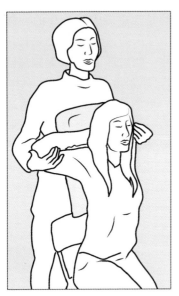
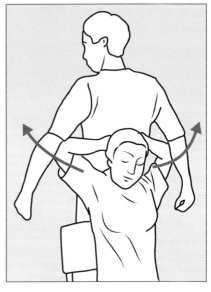

记住需要通过牵伸患者的胸肌来"打开"其胸廓，同时不引起脊柱后伸。将一个长垫或枕头纵向地放在患者后背与椅子之间，可以有效地避免该问题。

第 1 步　患者取舒适的体位，仰卧或坐位，治疗师轻轻地将患者的手臂活动到阻力点。在此处患者会感觉到肌肉被牵伸，肌张力持续增高。这就是开始治疗的位置。

第 2 步　让患者收缩肌肉，使出大约 10% 的力量。做什么动作取决于治疗体位。如果是坐位，让

患者试着将双侧肘关节伸向前方并合拢。如果是仰卧位，让他们试着将离开治疗床的肘关节回到中线，就像在健身房使用胸肌训练器械一样。

在此牵伸中，你需要与患者对抗，以维持患者的姿势，即便他们只是在轻轻地收缩。需要记住的是，你在对抗患者，但患者不应该试图对抗你。让患者自己决定其力量的"10%"有多强而不是你。初学者常犯的错误是一开始就往后拉（如果患者取坐位）或推（如果患者

取仰卧位)患者的上臂,或对抗患者的力量,这将导致患者不自主地更加用力地收缩。这反而会导致患者疲劳,阻止了肌肉能量技术所需要的低水平的收缩。

第 3 步 10~12 秒的收缩之后,让患者放松,然后轻轻地牵伸患者的肌肉。保持这个新的姿势,确保只在患者舒适的位置处牵伸。重复 1~2 次或更多次。

技巧:

有些患者在坐位进行双侧肌肉能量技术时上肢会有刺痛感,这仅仅是因为神经血管组织暂时受到压迫,当完成牵伸后患者甩动上肢就能缓解。

问题:在胸肌上进行肌肉能量技术有什么禁忌吗?

当患者出现急性颈部或肩部损伤,或者肩关节严重活动受限时,不适合使用肌肉能量技术。背靠背的姿势下做胸肌的肌肉能量技术,对于粘连性关节囊炎的患者是不可能完成的(尽管在其他治疗姿势下做是有益的)。肌肉能量技术用于牵伸时,不大适用于肩关节脱位、半脱位或活动度过大的患者。这些患者能受益于肌肉能量技术中的肩关节肌肉强化训练,而不是胸肌牵伸。

技巧 16：肩胛骨内侧缘的处理

我们中的许多人把肩胛下技术作为上背部治疗的一部分。如果你是一名整骨学或者物理治疗学专业的学生，在阅读这部分内容之前，你需要学习更多关节松动术的知识。毫无疑问，知道如何处理肩胛骨内侧缘周围的软组织是很有用的，因为在试图获得胸椎关节活动度之前，解除软组织的受限是非常重要的。通过评估肩胛骨内侧缘，可集中处理从斜方肌中束到菱形肌的问题。

有很多不同方法可以评估肩胛骨内侧缘。介绍本技巧的初衷，是期望你能获得关于如何去修正你自己治疗理念的知识。

将患者上肢放于身后

许多治疗师都知道将患者上肢轻轻地放在其身后，可以使其肩胛骨内侧缘更为突出。在很多情况下，这确实如此。

然而，除非上肢与肩部都获得了恰当的支撑，否则患者很可能不自主地收缩其菱形肌，以试图稳定其上肢。其结果是，治疗师往往会认为患者菱形肌紧张，判断为肌肉问题，而事实上更可能是因为治疗体位的关系，患者被迫让这些肌肉做等长收缩。

在你与患者之间放一块海绵或一个小枕头，往往能阻挡患者上肢从背部滑落至治疗床，这种滑落经常会发生，尤其是当你使用按摩油，或没有握住患者上臂或手的时候。

有些治疗师在处理患者肩胛骨内侧缘的时候会握住患者的手臂，但这可能提供不了足够的支撑。

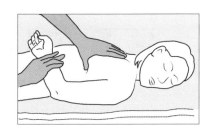

为了克服这个问题，当患者俯卧，上肢放于身后进行治疗的时候，仅须将一个小枕头、垫子，或卷

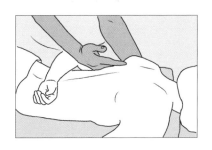

起的毛巾，垫在患者肩关节前下方。用这种方法，可以防止患者肩关节向前紧贴治疗床，这在俯卧位的情况下一般是不可避免的。这个方法使斜方肌上部及中部纤维恢复到中立位，减小了这些组织的张力。

问题：为什么不能于伸直位下支撑患者的上肢，进行肩胛骨内侧缘周边的按摩？

有两个原因可以解释为什么这个姿势不如用海绵或毛巾支撑肩关节。第一，你采用不利于自己的姿势：当试图用一只手支撑患者的上肢，用另一只手按摩肩胛骨内侧缘时，你需要将身体前倾并且扭转腰部。第二个原因是，很多治疗师认为他们支撑住了患者的上肢，而实际上并没有，尤其是肘关节没有得到支撑，可以自己试验一下，看看哪个姿势下菱形肌感觉起来最紧张，然后再决定选择哪个姿势。

俯卧位下操作

一旦你决定了在俯卧位对患者进行肩胛骨内侧缘的评估，有许多技术可供选择。包括用手指(图a)、拇指(图 b)、前臂(图 c)、手掌侧面(图 d)，以及虎口(图 e)进行施压。每一种方法都各有利弊。

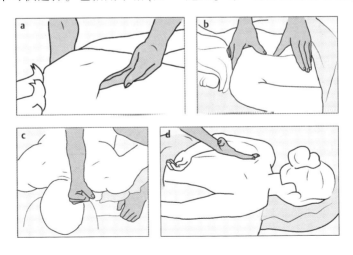

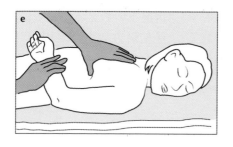

侧卧位下操作

可以作为治疗的一部分,手指勾住肩胛骨内侧缘的下方,对菱形肌轻柔地进行被动牵伸。

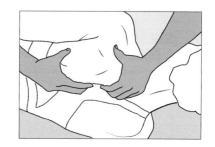

> **技巧:**
>
> 　　在进行这个操作时,要尽可能地靠近患者,最好在两个人之间放一个枕头,那样会比较舒服,因为在你牵伸时,患者会放松并靠向你。牵伸的时候要当心,由于牵伸菱形肌时需要对抗患者的重量,因此操作的时候要慢且小心。

有时候在侧卧位可以轻轻地触摸到肩胛骨内侧缘,尤其是患者将手放在体侧呈休息状,或者稍稍向后时,此姿势被动地缩短了肩胛骨的牵拉肌。

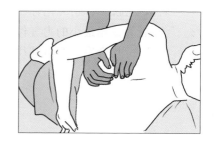

问题:如果以这种方式无法抓住肩胛骨该怎么办?

你可以隔着毛巾,这种方式在用了按摩油或蜡,以及患者皮肤比较光滑的情况下特别有效。用毛巾时,可以"抓住"这些组织。记住,没有任何一种技术适用于所有患者,如果感觉某一种技术不合适,还有很多其他的技术可以尝试。

坐位下操作

按压肩胛骨上及肩胛下是个有用的技术,但有时候在一些患者身上很难完成,在女性身上做的时候,可能出现毛巾掉落的问题。

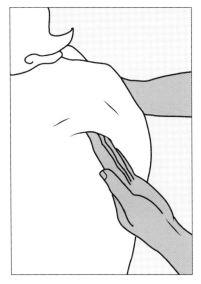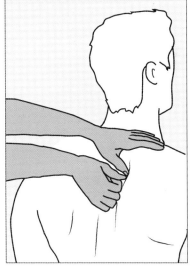

患者取坐位的时候,无论你做什么操作,就算是用最小的力气作用于患者背上,均会有一个将其往前推的趋势,因此患者并不会真正放松。一个可以克服的方法是,将一只手放在患者肩关节前方并使其固定。

技巧:

注意,如果你沿着肩胛骨内侧缘轻轻地触摸痛点,可以让患者跟随你的拇指活动其肩部。要完成该动作,患者要将肩胛骨往后缩,顶住你的手。备选的方法:不用按摩油,固定住患者肩胛内侧缘一个点,让患者将肩抬高、放下或前伸,你可以通过牵伸局部的点来牵伸软组织。

问题：患者抱怨将手背在身后的时候感觉不舒服，我该怎么办？

你不需要把学到的所有技术用于每一次治疗，而要问问自己为什么要用这个技术。如果不这样放置手臂，你能达到治疗目的吗？最后，疼痛会导致肌张力增高，治疗效果适得其反。有些观点认为，治疗时引发患者疼痛也是不合理的。

用下表帮助比较这些技术，你需要在练习中确定你自己的选择。

俯卧位下练习	
技术	我的发现
手指勾住 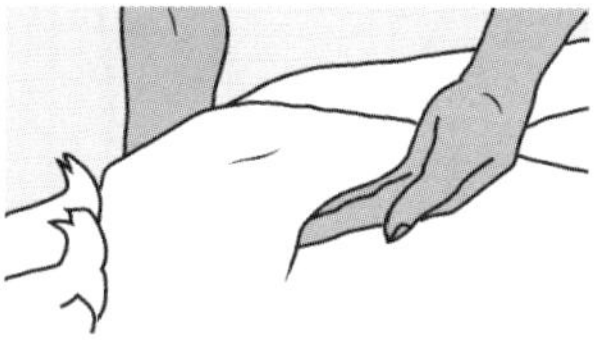	
用手指推 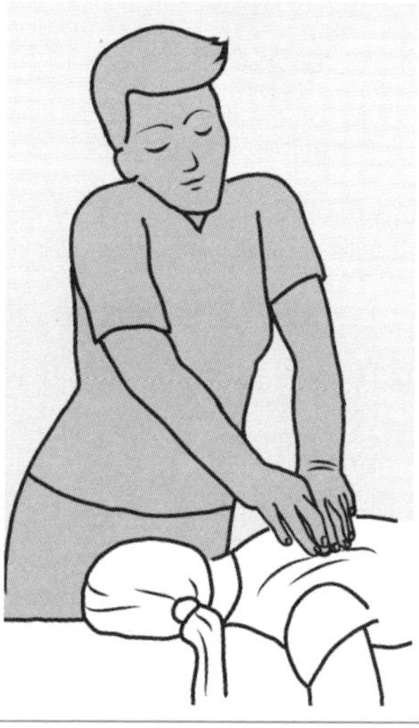	

（待续）

（续表）

俯卧位下练习	
技术	我的发现
用拇指 	
虎口 	
手掌侧面 	
前臂 	

技巧：

准确定位"紧"的点。通常，肩胛提肌非常紧张，它可以从肩胛上角插入，有些治疗师会将这个点与小菱形肌混淆。我们知道，当对这类患者进行按摩时，用手接触到肌肉(比如当你触及肩胛提肌)会使其肌张力增高，并且在存在脊柱后凸姿势时，当长时间维持静态姿势，肩胛提肌本身也会收缩以提升肩胛骨。当施加压力时，确保施加在软组织上，而不是骨骼上。

技巧：

可以考虑减少对痛点的按摩。治疗师在菱形肌处发现的紧绷的"硬结"，可能是扳机点，其"激活"时会引起其他部位的牵涉痛。对这些区域施加静态的压力，或者同时加以牵伸(如同软组织松解)，而不做按摩，被认为是处理扳机点的好办法。问自己这些问题："当我按摩这些菱形肌的紧绷点时，它们是真的消失了，还是当下次患者复诊时依然存在？""我的按摩是否有效？"

技巧：

避免产生不适。比如，过于剧烈按压肩胛骨内侧缘，会导致不适及肌张力增高。肌肉收缩造成的结果是你认为它们很紧张，最终需要更加费力地去将其放松。在处理三角肌前束及胸肌紧张(常见于脊柱后凸)的患者时，你会发现使用单臂扼颈的姿势做肩胛下的操作，会使患者非常难受，同时，这又会导致包括菱形肌在内的肌肉张力增加。

技巧 17：肋骨问题的处理

如果你认为肋椎关节处的呼吸肌张力增高是影响患者症状的因素，那么你可能会用到本技巧。有很多轻柔、微妙的方法可以处理肌张力增高及肋骨功能障碍。包括回弹(rebounding)、弹起(springing)、前胸壁肌筋膜松解术及膈肌肌筋膜松解术等。

下面选取了 7 种不同的技术，希望你逐个去练习，来寻找满足你需求的方式。

这 7 种技术如下：

- 回弹。
- 肋间按抚法。
- 胸廓支撑。
- "打开"一侧胸廓。
- 弹起。
- 前胸壁肌筋膜松解。
- 膈肌肌筋膜松解。

回弹

Duncan(2012)将回弹用于治疗肋骨隆起、呼吸障碍，以及脊柱侧凸。治疗师站在患者一侧，双手手掌叠放在一起，掌心贴着患者侧胸壁，然后身体靠向患者进行施压，离开患者进行解压，有节奏地摇摆患者身体，但掌心始终保持与患者接触。由上到下治疗双侧胸廓，在患者身体两侧分别进行。施压的时候需要非常紧实，但以患者感觉舒适为宜。注意回弹与摇摆的区别(见本章"技巧 22：摇摆")。

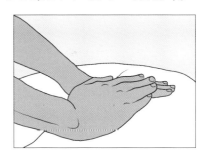

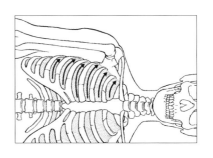

肋间按抚法

你可以用非侵入的方式接触患者肋骨，轻轻地触摸并确定其肋间隙。然后立即开始，用拇指指腹或一个手指轻轻地按抚肋间软组织，向侧方移动拇指或手指。此技

巧用于治疗有坐位驼背倾向的患者，或者经常胸椎前屈的运动员——比如划船运动员或者赛车

手。在治疗该部位容易出现痉挛的患者时也很有效。

胸廓支撑

相比之下，如下图所示简单的支撑胸廓，是特别令人放松的，并且不需要运动你身体的任何部位。将一只手滑到患者靠近你身体一侧肋骨之下，另一只手放在的肋骨之上，保持这个姿势数分钟。

对这个技巧加以改进，可以作为促进患者深呼吸的技术。在患者正常呼吸的时候，轻轻地挤压肋骨。鼓励患者将注意力集中在你手掌的压力上，并在手掌内呼吸。缓慢地减少压力时，鼓励患者做更深的吸气以便让胸廓扩张，以触碰你的手掌。

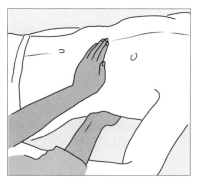

"打开"一侧胸廓

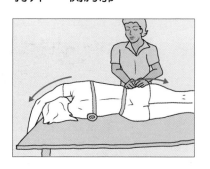

开始之前，你需要辅助患者取舒适的侧卧位，最好在患者胸廓下方垫小毛巾、海绵垫或泡沫块。当患者将手臂举过头顶的时候，在其髂骨处轻轻地施加压力，患者会感觉胸椎的侧面到腋窝处受到轻微的牵伸。注意，这与牵伸腰方肌不完全相同，因为毛巾或者海绵放在胸廓下方，而不是腰部。

这个技术适用于治疗肩内收肌群过度使用的患者,它还有增强呼吸功能的作用。肩内收肌过度使用常见于使用拐杖者或者高强度游泳训练人群。

为进一步"打开"或牵伸一侧胸廓,需要逐渐增加压力以便牵伸软组织,前提是患者感觉舒适。

注意按压方向的不同,患者感觉受到牵伸的位置也会发生改变。

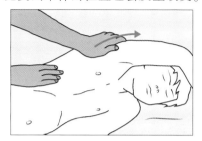

弹起

在第 4 章"技巧 22:肋骨的评估"中,你已经学习了肋骨的弹起技术。肋骨弹起技术既可用于评估,也可用于治疗。

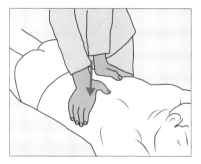

患者取仰卧位姿势,每次对一根肋骨轻轻地施加压力, 评估其"弹性",然后手靠在肋角上,再突

然释放压力。建议先评估一根左侧的肋骨,然后评估相对应的右侧的肋骨,沿着身体从上到下以"之"字形的方式进行,每根肋骨只需要评估 1~2 次。

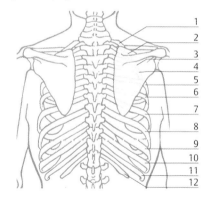

问题:这个技术有禁忌吗?

当然,在急性疾病或者患有类风湿性关节炎和骨质疏松症的患者中禁用。如患者存在已知的关节融合,如患有强直性脊柱炎,这个技术是无效的,因为患者的关节已经融合而不能活动。

前胸壁肌筋膜松解术

第 1 步　患者取仰卧位,治疗师坐在治疗床头的一侧,将一只手掌放在患者颈胸椎交界处,另一只手放在胸骨切迹正下方,身体的中线上。

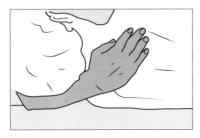 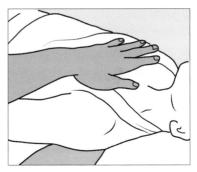

第 2 步　用放在前胸壁的手施加非常轻的压力，双手挤压胸廓,确保施加的压力非常轻。

当组织放松后,你会感觉到放在上方的那只手开始移动。让手跟随着患者胸廓运动,但始终保持与皮肤接触。手停止移动意味着受阻。等待片刻,然后继续跟随随后的移动。

注意,放松过程产生的变化非常轻微,需要反复练习。

膈肌肌筋膜松解术

第 1 步　患者取仰卧位，治疗师站在治疗床的一侧,将一只手放在患者膈肌的前方,另一只手放于膈肌后方。

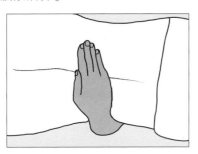 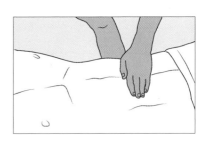

第 2 步　与前胸壁肌筋膜松解术一样,上方的手轻轻用力,对患者进行施压。注意你手上能感觉到的任何变化,让筋膜组织"推动"手的方向,并保持手与皮肤的接触。

技巧 18：牵伸背阔肌

在技巧 17 "打开" 胸廓的部分中描述了牵伸肋间肌的技术。侧卧位可用于牵伸肋间肌，如插图所示，也可用于牵伸背阔肌——这块强大的上臂内收肌。

让患者双臂高举过头顶并对其轻轻地牵引，这可同时牵伸双侧背阔肌。很多患者感觉做这个动作时，从上到下牵伸了整个脊柱，直达骶骨。尽管这里展示的是双侧牵伸，你也可以一次牵伸一侧上臂。

第 1 步　患者取仰卧位，抬高双侧上肢，治疗师握住其肘关节下方。依靠治疗床的高度，患者可以抱住你的腿或腰，但一些治疗师觉得这个姿势太过于亲密，因而并不适用于所有患者。

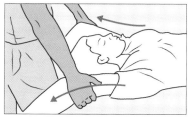

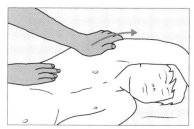

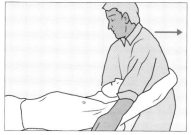

第 2 步　轻轻地牵拉患者的双臂，牵伸从背阔肌到肩内收肌群。如果患者抱住你，牵伸会比较容易实施，因为你仅须将身体稍向后靠。你需要试验不同高度的治疗床，以便找到一个舒适的牵伸体位。保持牵伸姿势约 15 秒钟，然后放松。

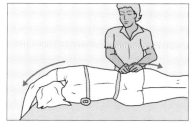

问题：此牵伸有禁忌证吗？

肩关节半脱位或脱位是禁忌证。当治疗肩关节撞击综合征的患者时需要当心，因为这个抬高的姿势会导致患者症状加重。有肩锁关节疾病的患者也会感觉不适。

技巧 19：在长垫支撑下按摩患者

这个简单的体位对于脊柱后凸或者胸肌紧张的患者很有帮助。仰卧位下，将一个长垫或卷起的毛巾沿着患者胸椎的长轴摆放，确保其头部也得到支撑。

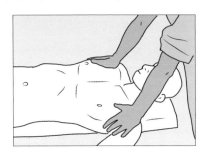

注意，当与同事一起练习并且你作为患者接受治疗时，你不仅可以感受到胸肌被牵伸，而且在这个体位下，胸肌牵伸的强度感觉起来更为强烈。

作为治疗师，你可以使用以下技术：

• 将手放在患者肩关节前方进行简单的胸肌牵伸。

• 轻轻地按压或者按摩胸肌。

• 治疗扳机点。

在这个体位处理患者胸肌上的扳机点时，注意局限的压力往往比用手掌及前臂按压时产生播散的压力感觉起来更加敏感，甚至感觉会很剧烈，因此需要当心。

采用这个体位的一个缺点是，如果你只按压一侧，患者可能会滚动到一边，滑出长垫外。在这个体位下，肩部组织因受到牵伸而变得高度敏感，因此实际上只需要较小的压力，这往往可以抵消前面的缺点。

技巧 20:胸部扳机点的处理

胸部的扳机点遍及整个胸廓,涉及前部的胸大肌、胸小肌,以及腹肌;侧方的前锯肌;后方的斜方肌、背阔肌,以及脊柱伸肌。让患者躺在一个长垫上, 如本章技巧 19 所示,取一个便于触诊患者胸肌的体位,因为在这个体位下肌肉被拉长,处于低张力状态,只需要用最轻的指尖触诊,即可发现这些肌肉中的扳机点。

一个小技巧:如果你是初次学习寻找扳机点, 可以先寻找一个已知的骨性标志, 根据它们之间的关系开始寻找。例如,练习在自己的胸肌上寻找扳机点,可先定位锁骨。轻轻地滑动你的指尖, 从锁骨外侧端即肩峰端(图中 a 处), 到内侧端即胸锁关节端(图中 b 处)。试着将指尖滑向锁骨下方, 但仍然与之保持接触。注意当靠近你的胸骨时,由肋骨向外凸而形成的弧度。体会指尖滑动感觉到的沟是如何变浅的。以同样的方法在另一侧寻找。看看两侧有区别吗? 当你的手指在胸壁上滑动的时候,是否发现任何压痛点?之后,重复这个过程,但这次采用更宽一点的距离, 可以是一个指尖的宽度往下, 将指尖从边上往中间移动,触诊压痛点。一旦你感觉用这种方式触诊扳机点很有把握, 可在同事或者患者身上进行练习,可取仰卧位,或者让患者躺在一个长垫上,如本章技巧 19 所示。

一个处理患者胸肌上扳机点的备选体位,是让患者取坐位或者半卧位,你站在其后方,用手指滑过肌肉,方法与仰卧位相同。

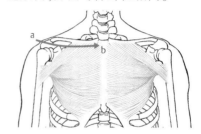

在压痛点上轻轻施加压力,并稍加停留,直到患者没有任何的不适感,或者可以被动外展患者上肢以轻微地牵伸胸肌。一些治疗师会让患者主动活动其上肢,但这会激活胸肌,这是我们不希望看到的。

另一个练习处理扳机点的部位是背阔肌。患者俯卧,治疗师轻轻地触诊其肌肉,当触摸到一个痛点时,仅须用手指抓起肌肉。维持压力直到不适感消失。备选的方法为抓住或按压痛点,同时让患者外展上肢,从而牵伸肌肉。

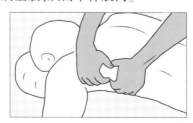

技巧 21：胸部贴扎技术

随着不同类型贴扎的发展,贴扎技术变得越来越流行。有关贴扎的功能与疗效,已经有过很多论证了。一些类型的贴扎被设计用来阻止组织(或关节)的活动,而另一些则用于允许运动,甚至在一定程度上有易化运动的作用。

贴扎应用于胸椎以阻止运动的一个例子是,当患者出现因肌肉痉挛导致的单个节段的脊柱疼痛时,贴扎有助于"卸下"该区域。其原理是将组织聚集到一起,从而在任何情况下都不会被拉紧。

另一个你可能希望使用约束性贴扎的例子是,当患者出现肋间疼痛的时候,可能还伴随有组织撕裂。对于脊柱而言,其目的可能是限制一些软组织的活动。贴扎最好在患者上臂内收时进行,这可以抑制肋间肌的紧张,但在实际应用中很难操作,因为接近患者该部位时,患者需要外展上肢。如图所示,上肢后伸时,可以更加容易接近该区域。

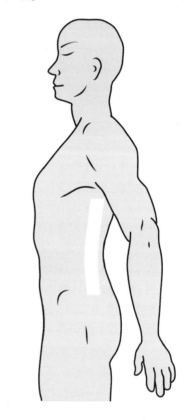

技巧:
　　一个小诀窍是,当使用贴扎时让患者采取非疼痛侧卧位。

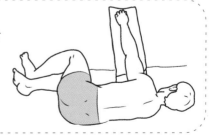

你或许还希望用一种限制性较小的贴扎方法来帮助改善姿势，以求让患者处于一个放松但"良好"的直立姿势。有多种贴扎方法可以选择，其中一个简单易行的方法是，仅须将贴扎在胸椎区域贴成一个大的十字形，从肩峰向后，附着在身体对侧的下位肋骨上。

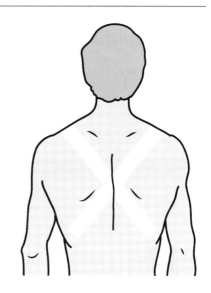

弹性贴扎的应用方法有很多种，但是都不应该在中立位时使用，而应该在脊柱屈曲及肩胛前突时使用。使用弹性贴扎的预期效果是，当患者笔直站立时出现"皱褶"，生产厂家宣称这有利于治疗。

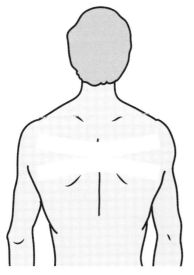
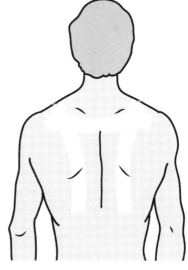

试验胸椎贴扎的疗效

　　一个有趣的试验,你可以在同事身上进行,体会不同方式的贴扎形状,感受有何不同。一个简单的练习是,当你中立位站立时,将贴扎直接贴于脊柱上,保持这个姿势 1 小时,看看感觉如何。几天过后,在同样的贴扎位置,但使用较短长度的贴扎,看看感觉如何。

贴扎形状	评价
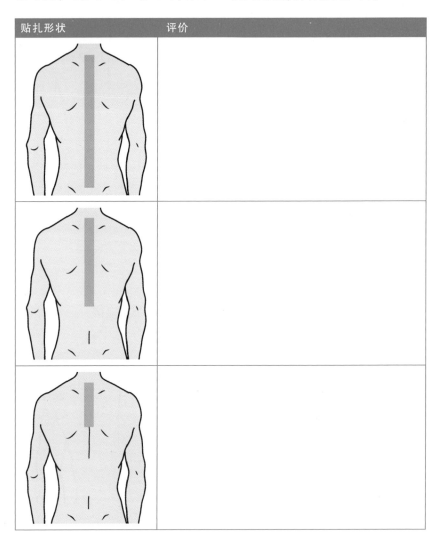	

　　你可以用这种方法试验各种贴扎形状。如果你正在尝试这种简单的十字形贴扎,将其贴在身体中线的不同胸椎上时,会产生什么不同效果呢?

贴扎形状	评价

如果你用的是 V 形贴扎，当 V 形的尖端位于不同的脊椎时，会产生什么效果？

贴扎形状	评价

技巧 22：摇摆

在技巧 17 中，你已经学习了如何运用回弹技术治疗肋骨功能障碍。摇摆与此类似，但有所不同。摇摆作为一项基础技术，如果你是按摩师，肯定学习过相关内容。一些治疗师将其用于治疗的初始阶段以放松肌肉，另一些治疗师则不将其作为治疗常规技术，而是使用其他技巧。

进行摇摆时，治疗师站在治疗床的一侧，将一只手放在患者的肩胛骨上，另一只手放在其下位肋骨上。用手掌轻轻地将患者朝远离你的方向推，随后再向你的方向滚动。与回弹技术一样，摇摆也是一种节律性的运动，但与回弹技术不同的是，回弹是可以用力的，而摇摆则是温和的。注意，如果你按上面描述的位置放置你的手，需要先朝远离你的方向摇摆患者，然后再摇摆回来，就像摇树一样。如果仅将一只手放在患者的肩胛骨上进行摇摆，那么患者仅胸椎的上部发生运动，其骨盆则保持不动。其效果是引起脊柱的轻微扭转，有助于放松并"释放"椎旁肌。有时候正是这些微妙的技术，被证实比其他用力的、剧烈的技术更有效。

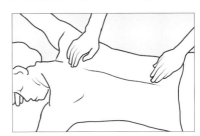

问题：摇摆的速度应该多快？

Fritz(2005)建议摇摆的节律与患者自身的节律一致，为了达到这一目的，你可以摸患者的脉搏，然后施加与脉搏匹配的摇摆频率。

技巧 23：让技术多样化

治疗师很容易在治疗上变得千篇一律，尤其是当你非常忙碌或缺乏信心去尝试新的工作方法的时候。本章给你提供了很多种不同的技术，其中一些你可能已经很熟悉了，而另一些可能是新的，罗列如下。

- 促进运动的技术：
  胸廓扩张（技巧 2）
  摇摆棘突（技巧 3）
  肋骨弹起（技巧 17）
  摇摆（技巧 22）
- 局部牵伸与放松：
  长轴牵伸，用于脊柱中线组织（技巧 8）
  S 形技术，用于中线组织（技巧 9）
  横向牵伸（技巧 10）
  肌筋膜 J 形技术（技巧 12）
  脊柱侧弯的肌筋膜松解技术（技巧 12）
- 静止与支撑：
  静止（技巧 10）
  支撑（技巧 17）
- 压迫技术：
  压缩（技巧 10）
  静态按压（技巧 11）
  肌筋膜压迫技术（技巧 12）
  扳机点（技巧 20）
- 压迫与牵伸技术：
  压迫与牵伸（技巧 10）
  软组织松解（技巧 13）
- 全身肌筋膜放松：
  十字手（技巧 12）
- 剥离：
  剥离（技巧 10）
- 滚动与摇摆技术：
  胸椎肌筋膜松解（技巧 12）
  回弹（技巧 17）
- 全身被动牵伸：
  被动牵伸（技巧 14）
  肌肉能量技术（技巧 15）
  "打开"胸廓（技巧 17；技巧 18）
  贴扎（技巧 21）

想要获得更多的变化，你可以尝试以下额外的技术。其中一些对你来说可能是新技术，也可能只是让你回顾一下在以往训练中已经学过的技术。

皮肤牵拉　用于牵伸局部的软组织，有助于预防粘连。不需要按摩油及蜡，轻轻地夹紧皮肤，朝着你的方向牵拉。尽量避免引起疼痛。注意不同部位的皮肤弹性不同，比较胸椎的左右两侧。你会发现，有些患者皮肤很容易捏起，而另一些患者，则根本就捏不起来。

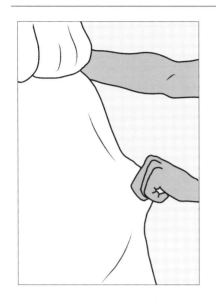

体的不同部位有效地联系起来。用轻的、节律性的类似抓的动作，将患者的背部组织"抓起"与放下，不使用任何按摩油或蜡，可以直接在皮肤上进行，也可隔着衣服或者毛巾进行。保持动作缓慢、可控及节律性，以舒缓的速度进行，一次使用一只手，这与猫开心的时候抓垫子的方式完全一样。

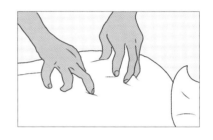

抓捏　本技术用于放松患者，并使局部软组织松弛，也可以将身

问题:我每次"抓"起多少皮肤有关系吗？以及我从哪里开始？

你可以提起多少皮肤因患者而异。从哪里开始无所谓。可以从腰椎的一侧开始抓，直到颈椎，到达颈椎时换到另一侧，从上抓到下，直到腰椎，然后再回到开始的地方。

皮肤按压　轻轻按压对于降低局部的张力及促进循环有帮助，还可放松皮肤及皮下组织。在使用该技术前后需要进行柔韧性检查，可用第 4 章介绍的技术进行。可从任意部位开始，只要感觉合适，轻轻地拉起患者皮肤持续 1~2 秒，然后放松。可以重复进行，或者转移到大约一个拇指宽的地方重新开始，最

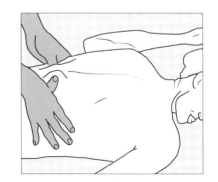

终覆盖这一小片区域。注意这个区域是怎么随着血流的刺激快速地变红，以及组织的柔韧性是如何提高的。你可以使用按摩油或其他按摩介质，但如果想对皮肤产生更大的牵引力，则选择不使用按摩介质。

指压法　这个技术对于释放扳机点，或者缓解局部肌张力增高很有用，也可用于痉挛部位。多数治疗师会在训练时使用四指，但有时使用拇指。按右图所示的方法强化手指，可以使拇指关节得到保护，并且不需要使用很大的压力，就可以使软组织发生变化。你可以使用手指在一个点上维持压力，或在皮肤上轻轻地横向牵伸，将皮肤推向远离你的方向。如果将指尖在一块肌肉上来回地刮擦，可能刺激胸椎的长伸肌，反而导致肌张力增高，而不是降低。

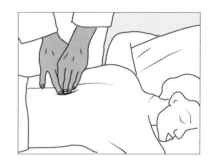

叩抚法　在希望增加肌肉张力及刺激血流的时候，这个技术是很有用的。在治疗的末尾阶段，灵活地使用此法，可帮助"唤醒"患者，但要避免使患者受到惊吓。砍击，用尺骨的边缘/小指（图 a）；叩打，将手掌弓起（图 b）；击打，用空握的拳头敲打（图 c），均是这一技巧下极好的变化形式。

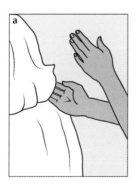 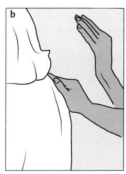 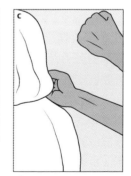

　　使用前臂按压、滑动、刮擦、牵伸　由于过度使用,很多治疗师的手腕、手指及拇指渐渐出现问题,所以最好养成尽可能减少使用双手的习惯。可以考虑用你的前臂完成某些技术,用前臂在干燥的皮肤上刺激血流,通过用一侧或双侧前臂在患者背上进行摩擦生热;将一侧或双侧前臂倚靠在患者身上,对其组织施加轻轻的压力(记住避免对椎体本身或者肩胛骨施加压力);使用按摩油的情况下,用前臂滑过背部或锁住牵伸的组织。

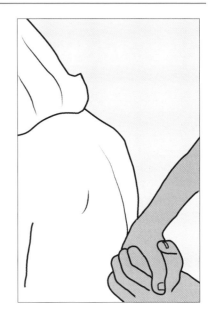

技巧 24:改变治疗体位

最后这个技巧用于提醒你,可以通过变换治疗体位达到更好的治疗效果。如果你是一名经验丰富的治疗师,变换体位应该成为你的习惯。然而,刚毕业的学生或者实习治疗师往往较少考虑这点,这是可以理解的。一旦患者处于一个舒适的姿势,似乎就不应再去改变他的姿势。就算是一名长期从事治疗工作的治疗师,有时候也会墨守成规。当治疗进度缓慢时,与他们讨论不同的治疗体位是有价值的。与同事一起练习,有助于熟练地移动患者, 而不至于造成明显的混乱。保持毛巾正确的覆盖,恢复治疗秩序。当患者带着某种特殊的疾病来接受治疗的时候, 应在不同的阶段,采用不同的治疗方法。有时候某一种技术在一种体位时效果不佳,却有可能在另一种体位下会非常有效。各种治疗体位贯穿本章节。接下来的内容,其中的一些会再次出现,并按体位分组,附带使用时的提示。

俯卧位 这是治疗胸椎疾病中一个最常用的体位。记住,可以通过在肩关节下方放置垫子,来让肩胛骨被动后缩。

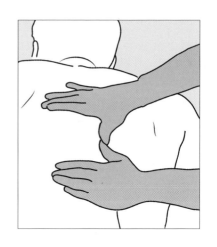

你也可以在治疗床的一侧摇摆患者的身体,或者摇摆单个棘突,以及横跨身体组织在另一侧操作。

仰卧位 这是另一个常用的治疗体位,用于处理锁骨及胸肌疾病。记住,可以通过在患者身下纵向放置长垫或毛巾来改良姿势,并同时支撑患者头部。

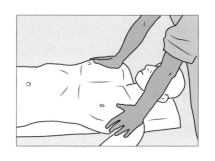

你还可以在这个体位下处理下位肋骨及膈肌的疾病,可变换体位让患者处于半卧位。

坐位　这个体位在促进胸廓扩张、处理上胸部,或使用针对竖脊肌的技术时十分有效。

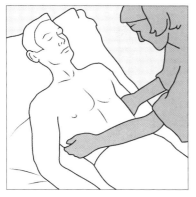

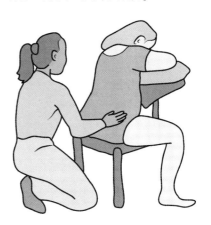

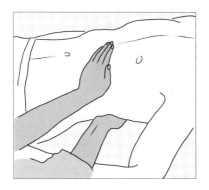

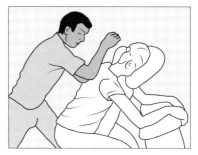

　　侧卧位　这个体位用于"打开"一侧胸廓的最上部,以及通过易化肋间技术处理一侧的背阔肌与菱形肌(通过牵伸肩胛骨)。

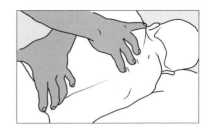

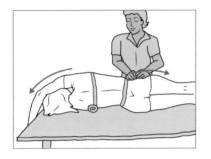

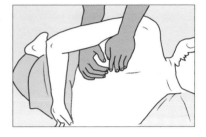

第 **6** 章

胸背部
养护

技巧 1:胸部牵伸的 10 种方法   298

技巧 2:上背部牵伸的 8 种方法   302

技巧 3:胸部扳机点的自我治疗   305

技巧 4:胸廓扩张度训练   308

技巧 5:呼吸训练   312

技巧 6:改善日常姿势   316

技巧 7:克服痉挛   318

技巧 8:帮助改善脊柱侧凸   319

技巧 9:肌肉强化训练   320

技巧 10:其他方法   321

第 6 章

胸背部养护

本章的护理技巧包括胸部牵伸及呼吸训练、扳机点的自我治疗、姿势纠正，以及克服胸部肌肉痉挛等技巧。同时有一些牵伸上背部的重要技巧，附带应用指南。与其他章节介绍的护理建议一样，你既可以将这些知识用于患者的一般教育，也可以用其满足患者的特别需求。从患者身上了解关于哪一方面的护理是有效的。任何技术都不一定会对所有患者有效。你可以用这种方式建立属于自己的有关胸椎护理的要诀与技巧的数据库，甚至提出自己的观点。本书中包含的许多技巧，都是过去数年中我在日常处理患者背部疾病的时候，通过记录患者所说的话和所做的事，最后收集整理而来。在当时，有些技巧并不为人所知，后来才变得普及。例如，扳机点的自我管理以及一些背部牵伸技巧。

技巧 1：胸部牵伸的 10 种方法

当为胸部疾病患者提供护理的时候，胸部牵伸是有价值的，原因有四：

第一，胸椎疼痛的患者，经常碰到的一个问题是姿势不良。患者的这类姿势常被描述为圆肩，它表现为头部过度前伸，与胸椎显得不协调。这种姿势下，患者的菱形肌因为肩胛骨的前突而被拉长，胸肌则被缩短。保持每天持续 30 秒的胸部牵伸，可促进姿势的改善。

第二，牵伸有助于一些有呼吸问题的患者"打开"其胸廓，增加胸廓扩张度。

第三，有助于减轻胸部及上背部肌肉疼痛。

最后，改变胸椎的形态有助于恢复患者头部姿势，颈部疼痛也随之缓解。在一些案例中，下背部疼痛也随之缓解。

下文列举了 10 种牵伸方法，从简单的(牵伸 1、2、3、4)到较为高级的(牵伸 5、6、7、8)，以及特殊的(牵伸 9、10)牵伸。根据范例进行练习，并选择适合患者的牵伸方法。

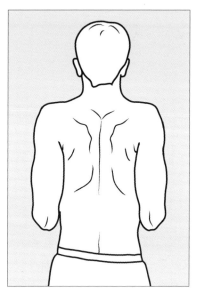

牵伸 1 鉴于菱形肌是胸肌的拮抗肌，因而收缩菱形肌有助于缓解胸肌的张力。

牵伸 2 让患者按右图所示，用手触摸头部的后方。在做这个动作的时候，菱形肌产生收缩，然后，让患者将肘部往后运动，此时胸肌则被牵伸。

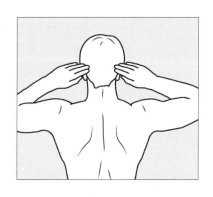

牵伸 3 该牵伸为胸肌牵伸的改良方式,即通过双手往背后伸展。然而,并不是所有人都能做这个动作。

牵伸 4 可以用毛巾辅助牵伸。注意体会随着毛巾位置的不同,牵伸的胸部肌肉位置也随之变化。

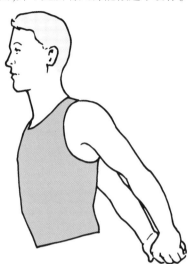
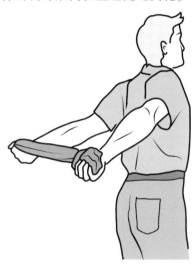

问题:这些牵伸有禁忌证吗?

使用毛巾辅助上肢后伸的方式,禁用于既往有肩关节半脱位或脱位的患者。

当有足够治疗空间,时间也充裕的情况下,可以用下面两种牵伸。

牵伸 5 患者取俯卧位,沿着胸椎纵轴的方向垫一块卷起的毛巾。头部也需要获得支持,可以用毛巾或者枕头,否则头会往下坠,导致颈椎后伸,引起不适。用毛巾的优点是毛巾可以折叠或卷起,以适应患者的需求。缺点是,一些体重较重的患者,可能需要更强的支持。

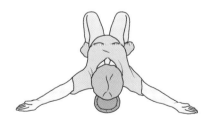

可用长枕或泡沫轴代替毛巾,然而一些患者会发现,在泡沫轴上很难摆好姿势,而且,泡沫轴的长度也无法调节。

　　牵伸 6 患者背靠墙壁站立,尽量将上肢后压紧贴墙壁,变换上肢的位置,从水平到抬起。备选的姿势是患者蹲下,以同样的方式变换上肢的位置。

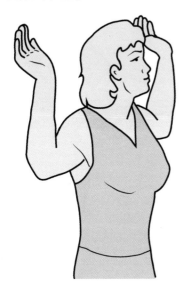
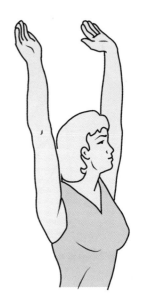

　　牵伸 7 患者可以站在紧贴墙壁的位置,通过改变上肢的位置来牵伸胸大肌的不同肌束。

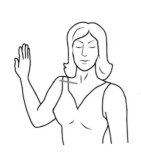
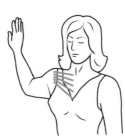
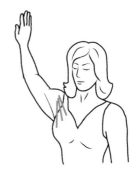

牵伸 8 如果有门框，患者可站在门框内，如牵伸 7 所示，改变上肢的位置，完成同样的牵伸。

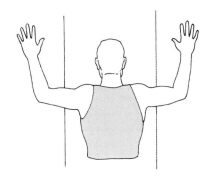

牵伸 9 和牵伸 10 让患者尝试不同牵伸胸肌的方法，并发现最有效的姿势，这会是很有趣的尝试。患者可以利用手边的一些东西，如椅子(牵伸 9)、墙壁、长凳或者通过简单地改变姿势来进行牵伸。卧床的患者可以简单地将身体向上撑起(牵伸 10)以实现牵伸。

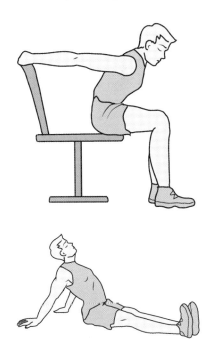

技巧 2：上背部牵伸的 8 种方法

上背部牵伸对于减轻该区域肌紧张引起的疼痛有效,对于在工作或日常爱好中长时间维持静止姿势的患者尤其有效。它不但可以减轻肌紧张引起的疼痛,而且每天定期进行 30 秒的牵伸,可预防肌紧张的发生。

在此提供一些上背部牵伸技巧供大家选择,与胸部牵伸一样,这些技巧从简单牵伸(牵伸 1、2、3、4),到较为高级的牵伸(牵伸 5、6、7、8)。

牵伸 1 双臂紧抱的姿势下,肩胛骨前凸,菱形肌被拉长。为进一步强化牵伸,可让患者做这个动作的时候将下颏紧贴胸部。

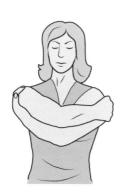

牵伸 2 在站立位或坐位的时候将背往上弓,同样可以牵伸菱形肌。

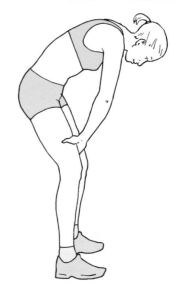

牵伸 3 作为备选,弓起背部的同时做头、颈前屈的动作,可以牵伸胸椎竖脊肌。注意在这个姿势下不要给头颈施加过度的压力。

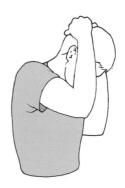

这些姿势有一个缺点,尤其是牵伸 2,它主动使腹肌缩短,可能会引起腹肌痉挛。

牵伸 4 与牵伸 2 相似,但是在跪着的姿势下完成。如同牵伸 2 一样,患者需要集中精力收缩腹肌以完成弓背动作。有时又被称作"猫式牵伸"。

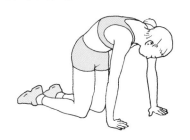

牵伸 5 通过双手交叉抓住椅子两边的扶手,同时轻轻往后靠来强化牵伸 1。当患者既往有肩关节半脱位或脱位病史时,此动作须掌握力度。

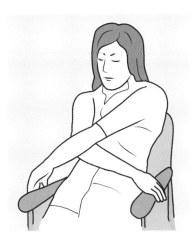

牵伸 6 将一侧或双侧上肢悬挂在身体前方的绳子上,可以牵伸菱形肌。同样需要当心患者既往有肩关节半脱位或脱位病史的情形。

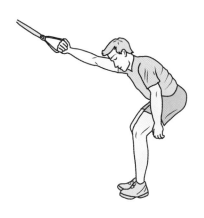

牵伸 7 坐在椅子上将身体往前倾斜,用一只手勾住脚后跟,并停留一段时间,一次牵伸一侧菱形肌。然而,这需要患者有良好的旋转柔韧性,但不是所有患者都具备的。

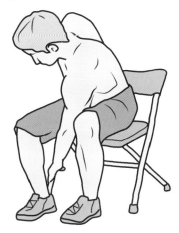

牵伸 8 作为备选，只须将身体往前倾斜，然后用手去够椅子的下方，或者用双手勾住脚踝或脚掌。

注意：牵伸 7、8 对于有椎间盘突出的患者是禁忌。体重过重的患者会发现，像这样挤压胸部及腹部会不舒服。

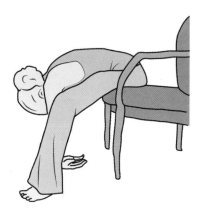

技巧 3：胸部扳机点的自我治疗

扳机点,是局部可触及的压痛点,它存在于整个胸部,包括 T4 至 T6 肩胛骨内侧缘的周围(图 a)、邻近脊柱的深部回旋肌(图 b)、长伸肌内(图 c),以及胸小肌(图 d)和胸大肌内(图 e)。

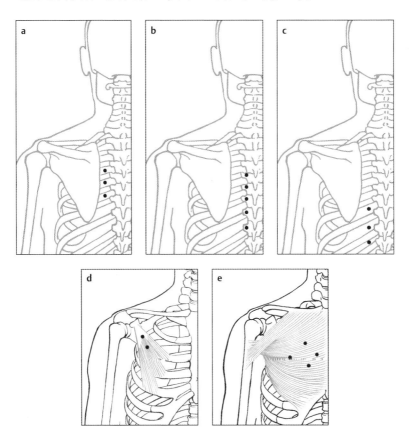

你可以帮助患者治疗这些痛点,教会他们怎么样将一个治疗球安全地放在痛点,然后轻轻地施加压力,每天 1~2 分钟。

问题:用这个方法自我治疗扳机点是否有禁忌?

　　有的。容易擦伤、皮肤易破或者骨质疏松的患者,应避免自我治疗扳机点,因为使用这些技术的时候,局部会产生较大压力,容易伤及骨骼以及软组织。

　　一个自我处理背部扳机点的简单方法是,将一个网球或者一个结实的治疗球放在墙壁与背部之间(图 a)。双臂交叉使肩胛骨前突(图 b),在肌肉拉长的状态下触碰到菱形肌。

技巧:

　　将球放进一只长袜子里面,将袜子搭在肩上,这样患者就无须经常改变站姿,弯腰去捡掉落的球。

　　另一个选择是让患者躺在球上(图 c)。

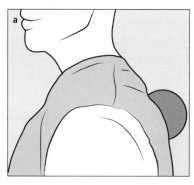

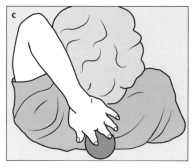

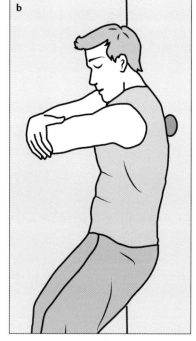

可以用同样的方法去处理胸部扳机点。类似的方法是将一个球固定在扳机点上(图 a)。如果想进行深压,患者可以轻轻地将固定在胸部上的球压向墙壁(图 b)。将一侧上臂往后伸(图 c),主动牵伸放松扳机点所在的组织。

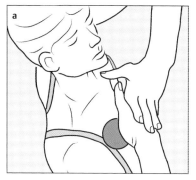

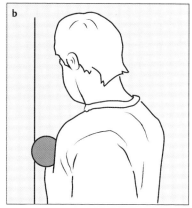

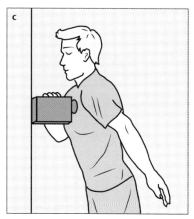

技巧 4：胸廓扩张度训练

不同的练习可扩张胸廓不同的部位。在 Paulin 等（2003）的研究中，所有的研究对象均患有 COPD（慢性阻塞性肺疾病），在进行后面几页所介绍的训练后，显示出下胸部扩张度增加。因为其中使用了多种训练方法，所以不能确定具体是哪一种训练可以提高胸廓扩张度，也不能说它们都同样有效。其他研究显示，训练可使上胸部扩张度增加。有趣的是，Paulin 等所列举的训练方法，均能通过屈、伸、旋转训练增加胸廓活动度，所有的训练都非常简单，患者可以在家里进行。因此对于治疗师来说，这可以作为一项有用的额外补充。

胸椎的后伸，可通过在站立位（图 a）或坐位（图 b）时，将身体往后倾加以训练，在胸部或者椅子之间放小枕头或卷起的毛巾，可强化这一训练。如图所示，与狮身人面像一样的休息位（图 c）或者伸肘位（图 d），也非常有用。上肢抬高的跪位（图 e）可以在牵伸胸部的同时，改善后伸活动度。以往有人推荐使用泡沫滚筒（图 f），但是注意需要让患者用自身的重量在滚筒上活动，这是一项剧烈的运动，骨密度低或关节炎患者是禁止使用的，脊柱侧凸的患者也不适用。脊柱后凸的患者，也可能会发现难以完成，甚至会引发疼痛。

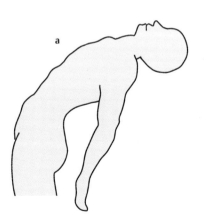
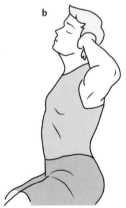

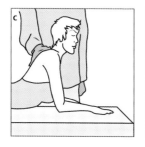

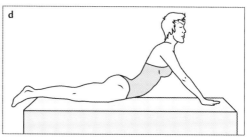

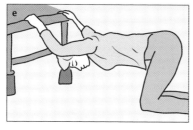

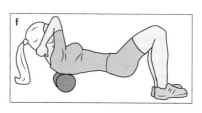

建议患者坐在椅子上进行胸椎的旋转训练，双臂交叉抱胸，然后旋转躯干(图 a)，扶着椅子的底座可以让动作更容易完成(图 b)，弯向一侧以进行侧屈运动(图 c)。

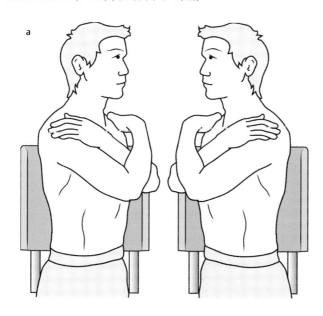

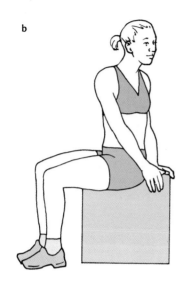

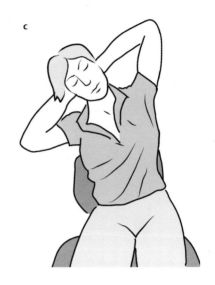

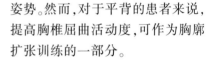

　　通过上背部的运动完成胸椎的屈曲。多数患者不需要进行胸椎屈曲运动,因为很多人都有后凸的姿势。然而,对于平背的患者来说,提高胸椎屈曲活动度,可作为胸廓扩张训练的一部分。

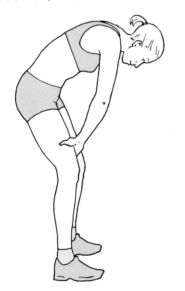

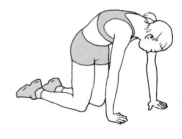

有效吗?

如果你好奇这些训练是否真的有助于增加胸廓扩张度,你可以自己做个试验。你可以从测量患者的胸廓扩张度开始,用第 4 章的技巧 15。判断患者是否有胸椎屈、伸或旋转活动度的降低。选择这里列出的一个或多个训练,进行多次练习。记录初始测量胸廓活动度的日期,以及哪方面的活动度受限,为患者提供的是哪些训练,训练的频率是多少(如每天 2 次)。7 天后,再次评估胸廓扩张度。你所选择的方案是否能帮助患者提高胸廓扩张度?你认为哪些因素导致了成功(或失败)?

患者姓名:_____

	日期	日期
胸廓扩张度		
活动度减少最多的运动(屈、伸或旋转)		

选择的训练方法:_____

每天训练的次数:_____

技巧 5:呼吸训练

有多种训练方法可以提高患者呼吸能力。本书的第 2 部分针对的是按摩师以及普通美体塑形师，因而选取的都是用于牵伸软组织与肌肉的简单的练习方法，可以针对肋间肌进行牵伸，也可用于肌肉撕裂后，或者肋骨骨折度过急性期后的患者。在接下来的几页将介绍 4 种简单的训练：

- 练习 A:简单的肋骨扩张。
- 练习 B:上位/下位肋骨扩张。
- 练习 C:一侧肋骨牵伸。
- 练习 D:肋骨及肋间松动。

这些练习改编自 Berry 的文章(1963)，它们最初用于胸部外伤战士的康复训练。在训练的时候无须遵循特定的顺序，而是一些简单有效的训练。

练习 A:简单的肋骨扩张

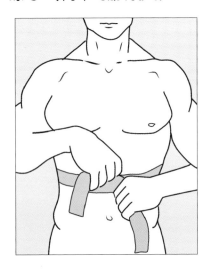

为了促进总体的肋骨扩张,可将一根条带或卷尺绕胸部一圈,做 2~3 次吸气练习，将胸廓推向卷尺。如果使用的是真实的卷尺,可以观察并记录到测量值。一些患者发现这样做具有激励性。注意,患者可以每天练习 2 次,每一组练习的时候只能吸气 2~3 次,以防止疲劳,同样也防止头晕。将这个练习与第 5 章"技巧 2:促进胸廓扩张"相比较。

练习 B：上位/下位肋骨扩张

在这个训练中，患者将一只手放在上位或下位肋骨上，目的是促进指定的一侧或特定的一部分胸壁扩张。手放置的位置就是需要他们集中注意力的地方。患者吸入尽可能多的空气，然后在呼气的时候用手帮助推出空气(图 b)，只须重复 2~3 次。

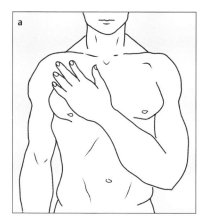
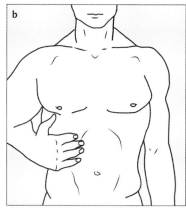

技巧：

通过直接注视或者镜子辅助，观察手的活动，以强化特定部位胸廓的活动。

练习 C：一侧肋骨牵伸

为了牵伸既往受伤的一侧肋骨，指导患者轻轻上抬上肢至外展位，在上抬的同时做吸气运动。抬至最高点，让患者保持不动数秒钟，然后将上肢放下，重复做 1~2 次。

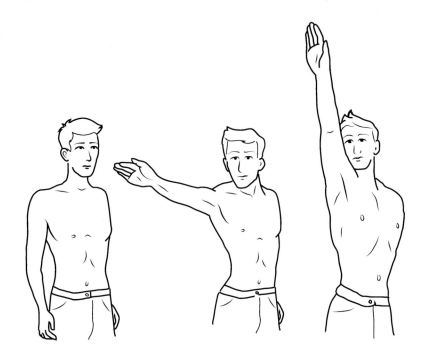

技巧：

如果患者在做这个动作的时候难以深吸气，则建议做正常呼吸。这种技巧本身就牵伸了受伤侧的软组织。

练习 D:肋骨及肋间松动

这个练习稍微有点难度,患者用手按压非损伤的一侧,并用另一只手加强这一点。受伤侧的肘关节稍稍抬离躯体。做吸气动作,然后将身体转向非受伤侧,患肩转向前方。然后,在转回起始位置的过程中用力呼气。

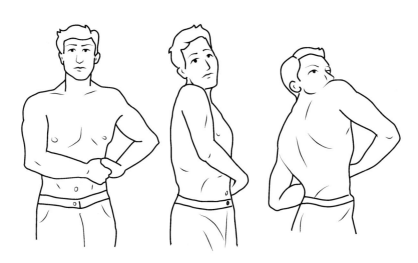

例如,如果右侧胸壁出现功能障碍,患者将双手放在左边的肋骨上。将右侧肘关节抬离胸壁的同时,保持右手放在左边的胸部。吸气时,身体转向左侧。然后,转回右侧的同时,用力呼气。

技巧 6：改善日常姿势

胸背部肌肉骨骼疼痛的其中一个原因，是长时间维持静态的姿势。试图维持一个强迫的直立姿势，比维持一个懒散的姿势更疲劳。尽管长时间保持一个直立的姿势，比保持懒散的姿势更可取，但直立姿势也可能导致疼痛。身体喜欢活动，一个克服姿势紧张的最好的办法是改变体位，即从一个姿势变换到另一个姿势。你可以帮助患者识别出在何种场合下需要长时间维持一个姿势。

开始询问患者，以确定他们在过去的 24 小时内，在维持所有姿势上花了多长时间。复合姿势是指那些既非站也非坐的姿势。例如，天然气工程师可能在一天当中的大部分时间里，都以单脚或双脚下蹲的姿势来查看煤气表；汽车修理工在修理汽车的时候，都站在汽车下面的坑道中，呈头颈后伸，上肢上举的姿势。

下面表格中列举了一些用于克服静态姿势的建议。

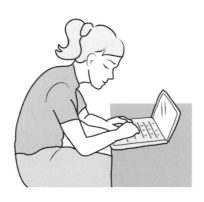

姿势	24 小时内花了多长时间
站	
坐	
躺	
与工作相关的复合姿势	
与业余爱好相关的复合姿势	
任何保持很长一段时间的其他姿势	

长时间维持的姿势	缓解该姿势的方法
站	<ul><li>尽可能地坐下——例如,如果站立是工作中的一部分,就抓紧时间在休息的时候坐下</li><li>将上肢向上伸展过头顶</li><li>一次紧抱一个膝盖</li><li>做骨盆倾斜活动</li><li>髋关节拉伸</li><li>肩胛前突和回缩</li><li>向一侧稍稍弯腰,然后向另一侧</li><li>向一侧扭转,然后向另一边</li></ul>
坐	<ul><li>尽可能地站立</li><li>如果发现自己向前倾,就努力向后倾斜</li><li>抱紧一侧膝盖,然后换另一侧</li><li>改变坐姿,例如,如果你懒散地坐了很久,那么就坐直</li><li>将一边臀部抬离椅子,然后换另一边</li><li>如果你习惯跷二郎腿,那么就纠正这个习惯</li><li>肩胛前突和后缩</li></ul>
复合姿势	<ul><li>尽可能将身体朝向长时间维持姿势的反方向,保持数分钟</li><li>如果可能的话,转换另一侧身体使用,如果习惯用左侧下肢下蹲,那就试着用右侧下肢下蹲</li><li>只要可能,要求进行工作站评估</li></ul>

患者对于以上表格中关于防止静态姿势建议感觉如何?患者是否将以上建议融入日常之中?你是否能想出其他方式,来帮助患者改变他们的姿势? 更好的是,患者有什么建议?

有时候,难免有需要长时间维持的姿势。例如,为了通勤,某人不得不长时间站在火车上。试图让患者试图改变一个已成为习惯的日常姿势很有挑战性。识别长时间维持的姿势,是开始改变的关键。通过识别这些姿势,患者可以确认这些姿势可能与胸背部疼痛有关,一旦患者脑海中有这个意识,就可能自己去寻找方法,以纠正不良姿势。

技巧 7 : 克服痉挛

胸背部的痉挛常见于腹肌,常发生于躯干长时间维持屈曲和(或)旋转姿势时。

克服痉挛的方法如下面插图所示:

- 牵伸受累肌肉(图 a 和图 b)。
- 静态按压受累肌肉(图 c)。
- 对侧肌群的等长收缩或者向心性收缩(图 d)。
- 对受累肌肉同时进行静态按压与牵伸。患者可以在按压受累肌肉同时,身体往后倾或者转向另一侧。

- 姿势放松技术。患者能找到最舒适的休息姿势,往往会使肌肉缩短。姿势放松可由患者主动完成,但更有效的方式是让治疗师帮助。

与患者交谈是很有必要的,应询问患者是否能自己确认引发肌肉痉挛的关键姿势,然后他们就可以去避免这些姿势。

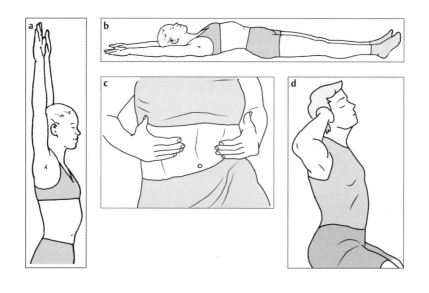

技巧 8：帮助改善脊柱侧凸

脊柱侧凸治疗方法的详细介绍，超出了本章涉及的范围。简而言之，在监督和定期评估下的矫正性练习是有帮助的。通常情况下，患者会试图通过牵伸来延长缩短的组织，并通过强化训练来缩短延长的组织。例如，他们可以在靠墙站立时使用一个块状物(图 a)，或坐位时使用一根弹力带（图 b)来促使骨盆复位。需要注意的是，这些运动激活了很多肌肉，包括稳定肌及拮抗肌，在尝试帮助脊柱侧凸患者纠正之前，需要详细了解这类肌力训练。

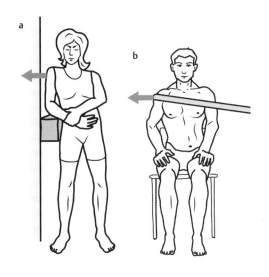

技巧 9：肌肉强化训练

一般来说，运动有助于缓解肌肉骨骼问题导致的胸背部疼痛。除非患者有急性损伤，一般而言，运动对于关节、韧带、肌肉以及其他软组织来说是有益的。简单的肩胛骨后缩运动可用于胸部牵伸（本章技巧 1），并有助于强化菱形肌肌力，一些运动，如划船或者攀岩，可强化菱形肌以及其他肌肉。在姿势不良的患者中，常常会存在斜方肌下束肌力减退。为了强化这些肌束，患者可进行一些简单的，类似"投掷"式的练习，因为这些肌束常常涉及投掷的姿势。

第 1 步 患者取坐位或者站立位，轻轻地将肩胛骨后缩。这个动作同时运动了菱形肌及斜方肌中束的纤维。

第 2 步 在这个姿势下，患者轻轻地将双肩下压。做这个动作的一个方法是，建议患者试着将双肘往地面方向压（或者当患者坐位的时候，将双肘压向椅子扶手）。

> **技巧：**
> 为了帮助患者识别他们斜方肌下束纤维的位置，及确定这些肌肉是否在收缩，其方法是触摸到第 12 肋骨，定位出第 12 胸椎。然后再将手指轻轻地往上移动，就会触及斜方肌最下部的肌束。在训练前轻轻叩击这点，让患者将注意力集中在这上面。

保持这个姿势数秒钟，目的是让患者可以在较长时间内维持这种低水平的收缩。重要的是，患者不要试图大幅度后缩和（或）下压肩胛骨，因为这会诱发斜方肌下束纤维的紧张与疲劳，也可能引起疼痛。

> **技巧：**
> 如果患者在俯卧位做这个训练，难度会加大一些，因为在运动的起始时，患者需要在对抗重力的情况下后缩肩胛骨。

技巧 10：其他方法

有许多不同的方法与技术来治疗胸椎疾病。与脊柱其他部位一样，简单的方法如下：

- 热敷或冷敷均能有效缓解疼痛。
- 一些患者表示，经皮神经电刺激(TENS)可以在一定程度上缓解疼痛。
- 还有一些用于脊柱牵伸的倒立床或倒立设备，这些均需要专业人员来操作。

下面列举了一小部分可能遇到的设备供大家选择，每种设备如何使用均有详细解释：

- 治疗球。
- 泡沫轴。
- 扳机点设备。
- 背部牵伸设备。

治疗球

不同尺寸的治疗球均可用于胸椎疾病患者的后期护理。治疗球的尺寸由小到大，小球比如网球，可用于处理扳机点；中等尺寸的如软橡胶球，可用于俯卧位牵伸胸大肌(图 a)；大的瑜伽球用于仰卧位牵伸胸肌(图 b)。

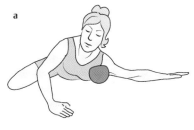

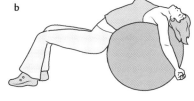

泡沫轴

可用于牵伸胸肌(图 a),也可以上下滚动以活动胸椎(图 b)。使用此设备运动时需要注意,在这个姿势下,脊柱局部区域受到的力较大,对于骨质疏松的患者或有椎间盘突出的患者是禁忌,脊柱有类风湿性疾病的患者也须当心。

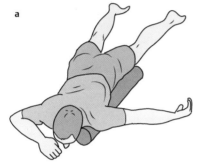
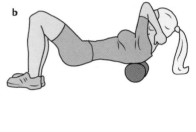

扳机点设备

　　此设备用于治疗扳机点,包括简单的双球设备(图 a),塑料的 S 形设备(图 b),以及各种类型的弧形塑料设备(图 c),旨在方便从任意角度接近扳机点。

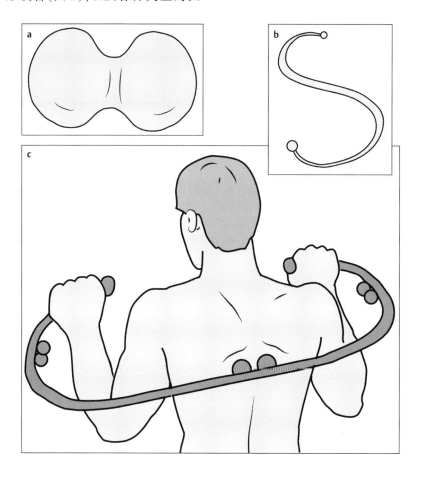

背部牵伸设备

背部牵伸设备有不同的长度与设计，从简单的、平板形的，或者弧形产品，到更精致的设备，目的是更加贴合竖脊肌。

这些产品尤其适于治疗脊柱后凸的患者，但需要注意的是，由于其可能导致对肋骨特定点的压力，因而禁用于骨质疏松患者，在其他情况下使用也须当心。

各种形式的设备，无论新式的还是老式的，都能帮助治疗肌肉骨骼疾病，我们都有必要去了解并使用它们。

许多设备都有作用，尤其是那些可以帮助保护治疗师自身关节的产品。然而，在帮助处理胸背部疾病的时候，与其说是花哨的设备，不如说是知识与技能对你与患者更有用。丛林生存专家 Ray Mears（1996）注意到，在计划探险的时候，重要的是丛林生存技能本身，而不是一个装满花哨设备的帆布背包。他说："知识重于一切。"同样的话适用于手法治疗界：即使是最基本的亲身实践的技能与理解，也比昂贵的设备有价值。我希望本书的这一部分可给你带来一些理念，你可以将这些理念放进自己的"治疗背包"，并在不断前行的旅途中发现它们的价值。

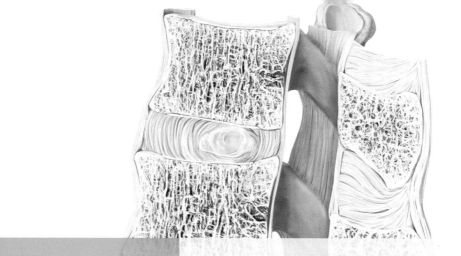

第 **3** 部分

腰部

如果你是一位治疗师或卫生健康方面的专家，你可能就会了解到，腰椎领域集中了大量的研究。原因可能在于，有很多人的腰部有或曾经有过问题——我们都知道有这样的人存在。例如，腰椎功能障碍往往会导致下背痛、髋关节，以及下肢的问题。Furlan 等(2002)的一项系统回顾研究发现，按摩可能会使慢性非特异性腰痛患者获益，尤其在结合锻炼和健康教育时效果更佳。Yin 等(2014)的系统综述评估了按摩对疼痛相关问题的不良反应，报告称，按摩疗法并非没有风险，但此类事件的发生率很低(严重的不良事件与脊柱矫正手法相关，《躯干诊疗要诀》中没有纳入这样的手法)。因此，那些阅读本书的治疗师可在治疗患者时运用本书的相关知识，并取得良好的效果。

　　然而，仅靠按摩并不能解决腰椎问题。如果可以，就没有人会被腰痛困扰了。本书这一章节讲授了额外的疗法，但这些方法不一定可以替代按摩。你可以在这里找到和颈部、胸部章节类似的关于腰椎评估、治疗和后续养护的建议，你可能还没有用过这些方法。我鼓励你用这些方法来完善现有的实践，并与同事和整个治疗界分享你的成果。

第 **7** 章

腰部评估

技巧 1：识别关键的骨性标志　　　　　330

技巧 2：腰部的姿势评估　　　　　　　332

技巧 3：识别骨盆位置的技巧　　　　　337

技巧 4：评估坐姿对腰椎的影响　　　　338

技巧 5：睡姿　　　　　　　　　　　　343

技巧 6：评估腰椎活动度　　　　　　　346

技巧 7：日常活动中的腰椎活动度　　　351

技巧 8：定位腰方肌　　　　　　　　　353

技巧 9：了解竖脊肌的功能　　　　　　355

技巧 10：魁北克背痛残疾问卷　　　　　357

技巧 11：屈髋肌长度与腰椎评估的相关性　361

技巧 12：用卷尺测量腰椎活动度　　　　363

技巧 13：正常腰椎活动范围　　　　　　366

第 7 章

腰部评估

你可能已经从头至尾阅读过本书，你就会意识到本书的评估部分遵循了相同的模式。本章中的13项技巧涵盖了骨性标志的确定、运动范围的评估，以及触诊可以获得的信息，同时也包含了睡姿、日常活动对下背部的影响等知识，还有一个背部疼痛专家问卷的范例。

当你有大量患者，尤其是当你知道患者更倾向于按摩或手法治疗的时候，你会希望尽量缩短腰部评估环节，以尽快进入治疗。然而我们都知道，物理治疗已进入了循证实践的时代，因此，进行基线评定是很重要的。这些评定不需要太宽泛，也不需要太复杂，但却要保证让你能评价治疗效果。本章则为你提供了一些技巧。

如果在评估过程中，你发现患者问题严重，或病情超出了你的执业范围，那就应该停止本次评估，并将他们及时转诊。此外，如果你的同事没有下背部问题，而且乐意与你合作，练习这里给出的评估技巧，那么，你就可以确定哪些建议对你和你治疗的患者来说可能是最有用的。

技巧 1：识别关键的骨性标志

让我们通过复习一些关键的骨性标志，来开始这一节的腰椎评估技巧。腰椎位于第 12 胸椎(T12)和骶骨之间。腰椎的 5 个(有时是 6 个)椎骨(L1~L5)有方形的棘突，棘突位于厚筋膜的深层，很难单独识别。

确定第 1 腰椎

在确定第 1 腰椎(L1)时，可先定位其上方的第 12 胸椎。第 12 胸椎连接第 12 肋，通过定位第 12 肋可确定第 12 胸椎。此外，突出较为明显的第 11 肋，几乎与第 12 胸椎处于同一水平。

确定第 5 腰椎

在确定第 5 腰椎时，可先定位骶骨的顶部，第 5 腰椎紧邻其上方。由于腰骶部表面覆盖厚的筋膜层，因此骶骨和第 5 腰椎的棘突难以区分。所以，另一种选择是定位第 4 腰椎，它与髂嵴平行。把手放在被测者腰部，然后下压到髂嵴。此时，你的拇指大致落在第 4 腰椎上。

请注意，腰椎触诊组内信度(intra-rater reliability)良好，但组间信度 (inter-rater reliability) 较差(McKenzie 和 Taylor，1997)。因此，一定要自行对患者进行评估，而不能依靠其他同事。

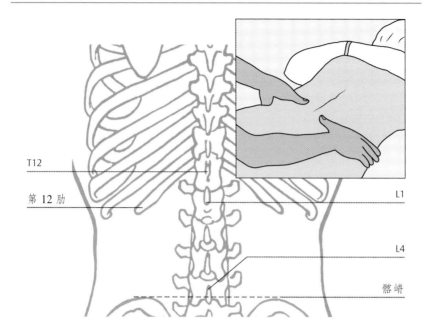

T12

第 12 肋

L1

L4

髂嵴

技巧 2:腰部的姿势评估

通过对腰椎进行姿势评估,有助于选择治疗方法。简单的事情容易忘记或忽略,例如,皮肤折痕的位置和深度,提供了骨盆是否水平和脊柱是否侧弯的线索:褶皱越深,弯曲的程度就越大。然而,当我们伸展脊柱时,皮肤也会出现皱褶。因此,皮肤皱褶也可以提示前凸或旋转的增加。你可以来试一下,如果你的同事愿意配合,并有明显的皮肤皱褶,当你站在他后面时,你会发现当他做脊柱伸展和侧弯动作时,皮肤的皱褶会加深。

你同时也需要考虑胸椎的位置。但就目前而言,你仅需要留意以下问题,这些问题会提醒你在观察腰椎和骨盆时要注意的事情,以及进行评估时你需要了解的方向。

后面观

脊柱是垂直的还是有侧弯迹象(图 a)?

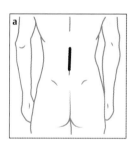

腰肌对称吗?是否有竖脊肌高张力的迹象(图 b)?

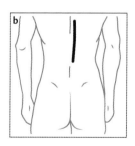

髂嵴是水平的吗?骨盆的一侧看起来是否比另一侧高(图 c)?

皮肤褶皱的高度和深度是否对称?

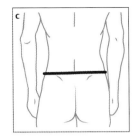

髂后上棘是水平(图 d)的吗?

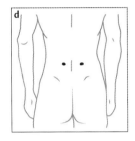

坐骨是水平的吗?这个部位是看不见的,因此需要观察臀部皱褶是否是水平的(图 e)。

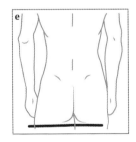

骨盆是处于正中位置（图 f），
还是有顺时针旋转(图 g)或逆时
针旋转(图 h)的迹象？如图所示，
你可以通过观察骨盆的一侧是否
更靠近你来进行评估。为了说明问
题，插图中的骨盆旋转是夸大的。

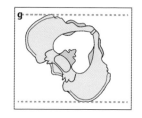

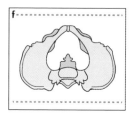

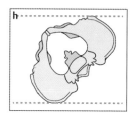

侧面观

腰椎曲线是否正常(图 a)？是
否有前凸增大(图 b)或前凸不足
(图 c)的迹象？

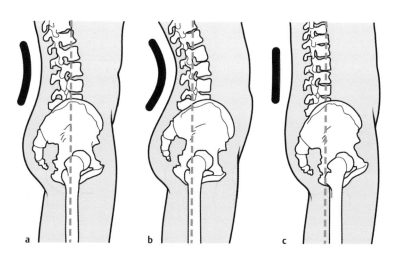

腹部是平坦的，还是突出的？

骨盆是否处于中立位置(图d)？
是否有骨盆前倾(图 e)或后倾(图
f)的迹象？

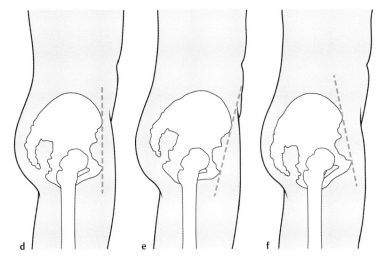

前面观

腹部是平坦的(图 a)？　　　　　还是突出的(图 b)？

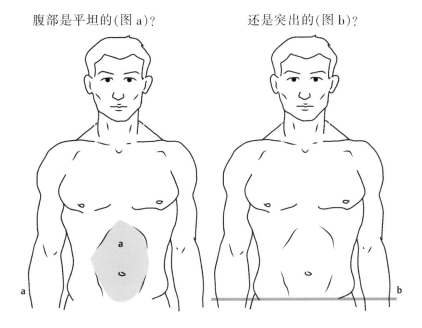

骨盆是否处于中立位置(图 c)，是否有骨盆顺时针旋转（图 d)或逆时针旋转(图 e)的迹象？

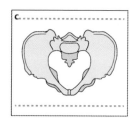

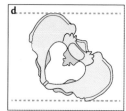

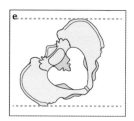

Fedorak 等(2003)研究了腰椎的视觉评估信度，研究中要求治疗师评估腰椎曲度是否正常，或者是否有前凸增加或减少。他们发现，此项评估的组内信度尚可，但组间信度差。因此，你必须亲自对患者的腰部姿势进行评估，尤其当你认为腰部姿势可能是导致症状的一个因素时。你应该定期进行姿势评估，以检查进展情况。

重要的是，姿势的变化不一定与疼痛或疼痛的变化相关。例如，Franklin 和 Conner-Kerr（1998)发现，虽然在妊娠的第一个月到第三个月时，腰椎前凸和盆腔矢状位的倾斜有所增加，但这些变化与腰痛无关。

技巧 3：识别骨盆位置的技巧

当评估一个明显超重的患者时，单靠姿势评估难以确定骨盆的位置。触诊时常需要定位髂前上棘(anterior superior iliac spine, ASIS)。然而，有些患者会对此触诊感到不适。同样，透过脂肪组织触诊，难以确定站立时的骨盆位置。下面的技巧，可以帮助你确定被测试者的骨盆位置是中立的(图 a)、前倾的(图 b)，还是后倾的(图 c)。

(1)站立时，首先向你的患者演示如何进行骨盆后倾。必要时，在仰卧位帮助患者将骨盆重置到后倾位(参见第 7 章技巧 2，了解相关的信息)。

(2)接着，演示骨盆前倾(在站立位)。

(3)一旦你确信患者学会了如何改变他们骨盆的位置，就询问他们，是容易做到骨盆前倾位，还是容易做到骨盆后倾位。

如果患者发现很难做到某个骨盆位置，那就是因为他们已经处于这个位置了。

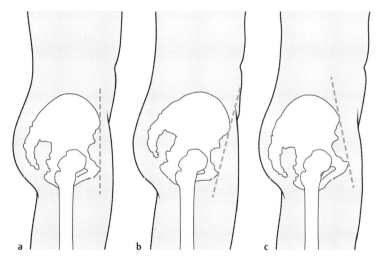

患者：
- 发现更容易做到骨盆前倾位的患者，可能有骨盆后倾。
- 发现更容易做到骨盆后倾位的患者，可能有骨盆前倾。
- 能够轻松地在骨盆前倾位和后倾位之间移动的患者，骨盆应处于中立位。

技巧 4：评估坐姿对腰椎的影响

背部不喜欢保持静止不动。因此，当接诊一个习惯久坐的患者时，应观察他们在以下情况下的坐姿：

- 在工作的时候。
- 在家里。
- 放松的时候。
- 上下班的时候。

观察坐姿是有用的，因为它提供了脊柱和骨盆长时间所处的位置信息。一旦得到这个信息，你可以容易推断出哪些肌肉缩短，哪些肌肉延长。因而你可以得知，为了减轻软组织疲劳而产生的疼痛，需要进行哪些运动。有时，患者特意采取他们发现的、可以减轻背部疼痛的姿势，这个信息也是有用的。有时，他们可以长时间地坐在一种类型的椅子上，但却不能坐在另一种类型的椅子上，他们可能不知道是因为椅子的问题而导致的差异。座椅高度和倾斜度的微小变化，会对症状产生较大的影响，因为它们会改变腰椎的姿势。

> **技巧：**
>
> 有一件事要记住，当你坐直的时候：
> - 髋关节屈曲增加，会使腰椎曲度减少。
> - 髋关节屈曲减少，会使腰椎曲度增加（请注意，当患者颓坐并伸膝时，情况就不是这样）。

下图详述了与不同坐姿相对应的腰椎姿势。请记住，也要观察长时间娱乐时的姿势，例如，在划船、画画、写作、游戏和看电视时。

有关坐姿如何改变腰椎关节突关节和椎间盘形态及功能的信息，请参阅 Adams 和 Hutton（1985）的论著。

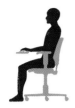

在正常的直坐位,髋和膝大约呈 90°时,腰椎保持其自然曲线。

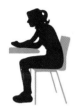

向前倾斜，把手臂放在桌子上，髋和脊柱产生屈曲,减少了腰椎前凸程度。

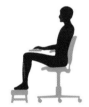

直坐位并使用脚凳,可以使髋和脊柱产生屈曲,减少了腰椎前凸。

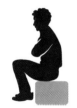

坐在矮凳上，髋和脊柱产生屈曲，减少了腰椎前凸。

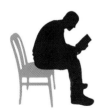

手臂置于膝上阅读,使髋部和脊柱产生屈曲,减少了腰椎前凸。

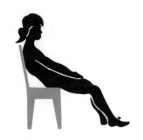

颓坐并伸膝时,骨盆向后倾斜,腰椎曲度减少。

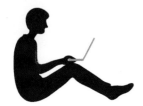

如图所示,坐在地板上看书或笔记本电脑,可使髋部和脊柱产生屈曲,并减少腰椎前凸。

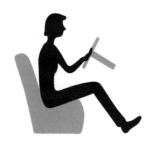

前倾位驾驶时,腰椎是处于中立位还是屈曲位,取决于髋关节屈曲的程度:髋关节屈曲越大,腰椎屈曲度越大。

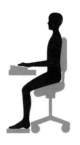

向前下倾斜的座位会导致骨盆前倾,使腰椎前凸增加。

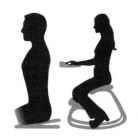

用楔形坐垫使骨盆向前倾斜，可使腰椎曲度增加。

使用"跪"椅或高脚凳，可以减少髋关节屈曲，使骨盆向前倾斜，使腰椎呈现较正常的前凸。

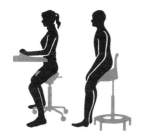

使用马鞍型座椅或高脚凳，可以减少髋屈曲，使骨盆较为向前倾斜，使腰部前凸曲度较为正常。

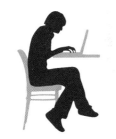

跷二郎腿或臀部一侧坐在厚垫上，会抬起一侧的骨盆，使腰椎产生侧弯。

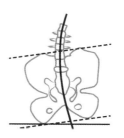

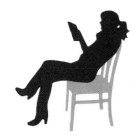

可能出现姿势的组合。例如，颓坐加上跷二郎腿的坐姿会产生后骨盆倾斜，以及腰椎的旋转和侧弯。

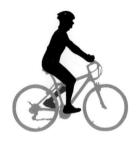

骑自行车的姿势各不相同：直坐时，脊柱处于较中立的位置，但仍不太可能保持正常的腰部曲线；当身体前倾朝向车把手，就像竞技骑车那样时，腰椎会产生屈曲。

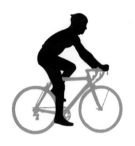

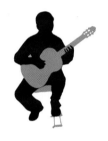

使用一侧脚凳——这是古典吉他演奏时常见的做法，会增加脚凳一侧的髋关节屈曲，抬高骨盆，并产生脊柱侧弯和屈曲。

如你所见，不同的坐姿会影响腰椎的曲度。也须谨记，坐位和站位对脊柱的影响有所不同。Lord等（1997）在评估腰痛患者时发现，站立时腰椎的前凸平均比坐位时的腰椎前凸多 50%。因此，如果你的患者每天站立的时间更长，他们的站姿可能比他们的坐姿更重要。虽然几乎没有证据支持疼痛和姿势之间的关系，但这可能与病情询问方法及所做的评估有关，而这是有待改进之处。事实上，姿势和疼痛之间可能有某种联系（Sahrmann，2002）。

技巧 5:睡姿

当处理腰痛或腰部僵硬的患者时,须询问他们的睡眠情况。有关患者睡眠姿势的信息,可能有助于你进行以下操作:

• 确定该姿势是否正在加重现有病情。

• 确定在无症状的患者中,其腰椎发生问题的可能性。

• 确定一个现存问题的原因——患者通常采取与造成问题相反的姿势。例如,如果屈曲可以缓解疼痛,那问题可能是腰椎伸展导致的。

你可以通过这些信息,来帮助制订治疗计划,给患者提出建议。

下表描述了一些常见睡姿中的腰椎位置。

睡姿	腰椎位置
俯卧 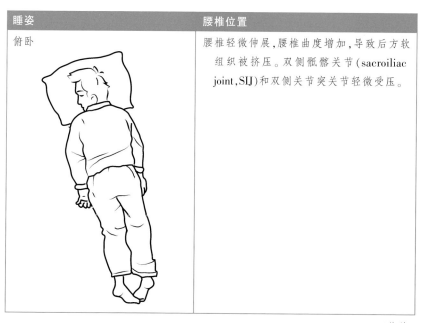	腰椎轻微伸展,腰椎曲度增加,导致后方软组织被挤压。双侧骶髂关节(sacroiliac joint,SIJ)和双侧关节突关节轻微受压。

（待续）

(续表)

睡姿	腰椎位置
仰卧 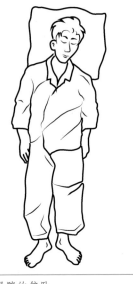	当肌肉放松时,由于重力将椎骨拉向床垫,正常的腰椎曲度开始减小。然而,髂腰肌紧张的患者可能并非如此。这是由于髋部在中立位时,腰大肌可能会向前牵拉腰椎,暂时增加腰椎前凸。
单侧屈髋的俯卧 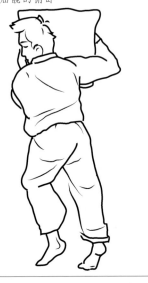	髋关节屈曲导致腰椎前凸轻微减少。屈髋侧的骨盆上抬,导致脊柱侧弯(凹向髋屈曲的一侧)和旋转。屈髋侧的腰椎关节突关节受压。屈髋侧的 SIJ 可有细小的缝隙,而对侧的 SIJ 会出现挤压。这种情况与屈髋侧的膝关节下是否垫枕头有关,垫枕头可以缓解这种现象。总的来说,骨盆是扭转的:中立位髋关节的一侧骨盆是中立或前倾的,而屈髋侧的骨盆后倾。

(待续)

（续表）

睡姿	腰椎位置
屈膝仰卧 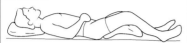	由于屈髋产生骨盆后倾和轻微的腰椎屈曲,致腰椎曲度减少。
侧卧屈膝屈髋,双膝相触 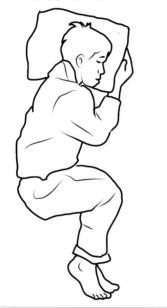	由于屈髋产生骨盆后倾和轻微的腰椎屈曲,致腰椎曲度减少。髋关节屈曲程度越大,腰椎的曲线就越"平坦"。与屈膝仰卧位相比,此体位中的 SIJ 可能出现轻微的"缝隙",腰部后方组织较为延长。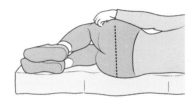
侧卧,上方的膝关节坠向床垫 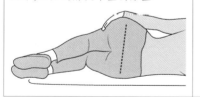	由于髋关节屈曲引起骨盆后倾,腰椎曲度减小。随着上方膝关节的下坠,出现骨盆旋转,腰椎可有轻微的旋转。靠近床垫侧的脊柱关节突关节,可出现轻微的挤压。

技巧 6：评估腰椎活动度

同颈部和胸部类似，当患者出现腰部的症状时，评估他们的腰椎活动度（ROM）会有所帮助。腰椎活动度的增加或降低可能导致局部的或下肢的症状，或两者兼有。你很可能会遇到之后出现腿部症状的背痛患者，坐骨神经痛是一个常见的例子。

在进行测试时很难单独测量腰椎的活动度，因为腰椎节段的运动总是伴随着胸椎的运动：

- 腰椎旋转伴随着胸椎向另一侧的侧屈。
- 腰椎侧屈伴随着胸椎旋转至对侧。

腰椎和胸椎的运动

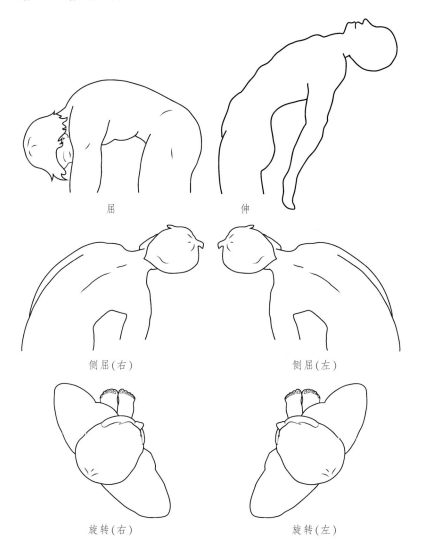

屈　　　　　　　　　　伸

侧屈(右)　　　　　　　　侧屈(左)

旋转(右)　　　　　　　　旋转(左)

评估腰椎关节活动度最好的方法之一是自己逐个演示动作，然后让你的患者尝试做同样的动作。不仅要观察患者活动的范围，还要观察他们运动的方式。

对于每一个动作，都要问自己以下问题：

- 运动是流畅的还是有卡顿的？

- 患者看起来不舒服吗？
- 患者是否使用代偿动作来实现你要求他们执行的动作？
- 患者在执行这个运动时是情愿的还是犹豫不决的？
- 你能在此阶段辨别出阻碍这个运动的因素吗？比如恐惧，痉挛，痛苦，还是解剖学上的限制？

> 技巧：
>
> 在评估的主观部分中，你大概已经对可能导致患者症状的动作类型有了一些判断。因此，最好是让患者最后再做可能引起症状的这些动作。如果你对新患者进行这种评估，可能会发现技巧 7 很有用，因为它提供了一个图表，显示出腰椎的哪些运动与日常活动的选择相关联。

> 技巧：
>
> 如果在主观评估中，患者报告某一特定动作会使他的症状加重，但与你一起做同样的动作时却不会产生任何症状，这时可以让患者保持动作 15 秒，看是否会出现症状。

腰椎不同节段之间的活动度，以及不同年龄组之间的活动度差异很大：活动度随着年龄的增长而下降。

测试者	正常腰椎 ROM[a]
屈	40°
伸	30°
侧屈	20°~30°
旋转	10°

[a] 来源：Kapandji 的数据（2008）。

关于腰椎旋转检查的几点建议

观察腰椎旋转有多种方法。最常见的两种方式是让患者站着或坐着。

在站立位,患者可以任意活动他们的髋部和腿,这样可能会比髋部固定时有更大的旋转度。可以说,坐位评估腰椎活动度更为精确,因为此时骨盆是固定的。

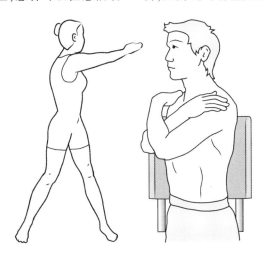

技巧:

无论患者是站着还是坐着,观察时不要把目光集中在患者的头部,而是要把注意力集中在患者的躯干上,然后自问,患者的躯干旋转离骨盆有多远?

用下面的图表来检验站立位和坐位腰椎旋转的差异。评估 3 名受试者，要求每人先在站立位尽最大可能旋转到一侧，再在坐位时做同样的动作。记录你的观察。

受试者	站位		坐位	
	向左	向右	向左	向右
A				
B				
C				

技巧 7：日常活动中的腰椎活动度

通常情况下，患者无法确定是什么导致了他们的背痛。然而在问诊中，他们有时会记得是在进行了一项特定的活动之后，他们感到疼痛加剧了。这种描述对治疗师是有帮助的，因为你由此可以确定在这个活动中，他们的脊柱可能做了什么动作或组合动作。物理治疗师、整骨治疗师及整脊医师曾接受相应的训练，即如何以被动活动再现这些组合动作，为了确定哪些动作可以引发症状，通常会在被动活动时施加一些压力。然而，这本书主要是针对按摩治疗师的，你可能没有受过这种培训，也可能没有以这种方式评估患者的资质。尽管如此，你也可以就避免已经加重或可能加重患者症状的活动提供建议。

下表提供了日常活动和与每一项活动相关的腰椎动作的例子。例如，如果患者表示他在刷牙时容易出现症状，你可以从表中看出，这涉及腰椎的前屈，所以应该暂时避免涉及前屈的活动。

日常生活活动	需要的活动度范围 *
刷牙	轻微前屈
洗脸	轻微前屈
扫地	轻微前屈
将垃圾袋从垃圾箱中取出	弯腰抓住袋子时中度前屈，然后腰椎在前屈基础上后伸，将垃圾袋从垃圾箱中提出来
使用吸尘器	轻度至中度前屈
给孩子洗澡	前屈
穿袜子或鞋	完全前屈
调试低位的洗衣机	屈曲
打开低位的洗衣机，从中提出洗衣篮	屈曲然后伸展，伴随着相当大的压缩
晾衣服	挂/收衣服时伸展；如果洗衣篮位置较低，拿湿衣服时需要屈曲
使用烤箱	如果烤箱在低位，需要屈曲伸展；如果拿着一些重的东西，如肉排或砂锅，则伴随着脊柱的负荷
园艺	因工作而异：弯腰锄地、锄草或插秧时涉及屈曲；跪着够一侧的植物时旋转增加；如拿泥炭通常从屈曲位开始，需要伴有负重的伸展。挖掘时涉及屈曲和旋转，并在伸展时有相当大的压缩力
笔直地坐	伸展
在驾驶位上扭转身体倒车	旋转
将所购货物提到/提出汽车后座	屈曲+伸展+旋转
上车	屈曲+旋转
下车	旋转+屈曲
擦窗户，给高架除尘	伸展+旋转+侧屈
伸手拉上窗帘	伸展+旋转+侧屈

*请注意，大多数日常活动都涉及一系列的综合运动，不同的人做事方式也不尽相同。如果受试者有腰痛，他们也可能为减少痛苦而做非"正常"运动。有时候这是有意识的，有时是无意识的。

技巧 8：定位腰方肌

已经有许多关于腰方肌（quadratus lumborum，QL）的文章，鼓励治疗师采用手法治疗该肌肉。为了通过手法操作技术来治疗腰方肌，有必要先用触诊来定位它。肌肉图谱（如右图）通常显示单独的肌肉，虽然这有助于显示肌肉的附着，但是很容易使人忽视肌肉在体内的深度。

观察腰椎区域的横截面，如下图所示。注意腰方肌是如何深埋于竖脊肌组和两层筋膜间，即胸腰椎后层、中层筋膜之间的，这两层筋膜内有竖脊肌。

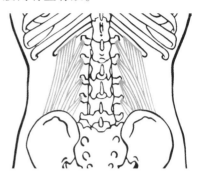

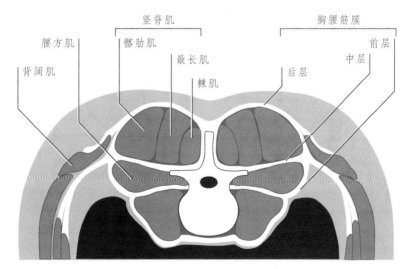

定位腰方肌时，令受试者俯卧，测试者站立在检查床的一侧。把手放在受试者的对侧腰部。也就是说，如果你站在受试者的左边，就用手触摸他的右腰部。在固定的压力下，轻轻地用手指划过软组织。触及的第一个"块状物"是腰方肌，而且也几乎立刻会触摸到竖脊肌群。

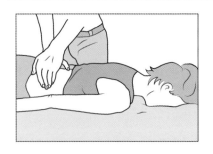

确保找到此肌肉的一种方法，是让患者把髋部向这一边"提起"。腰方肌（包含其他的肌肉）可以提髋，因此它们在动作时将收缩，你会感觉到这一收缩。

问题：为什么我不能让患者侧屈或伸展他们的脊柱，以触诊腰方肌？

向一侧提髋（图 a），比在俯卧位时尝试躯干侧屈（图 b）容易。同时，当尝试侧屈或在做伸展动作时（这两个动作都可以由腰方肌完成），竖脊肌也会收缩，所以不能确定是触及了腰方肌还是竖脊肌。

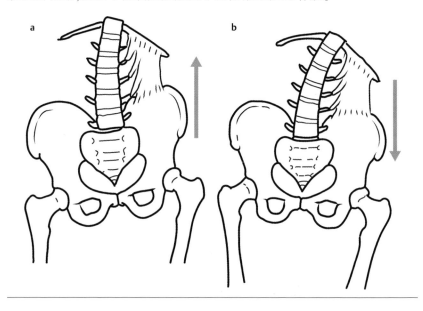

技巧 9：了解竖脊肌的功能

作为治疗师我们应该知道，事物是相互联系的，身体的一个部分可以影响其他部分。你可以做一个非常简单的测试，提醒自己头部移动对于腰椎的重要性。你可以用竖脊肌来证明这一点。(以后可以用这个测试，来帮助患者了解头部对腰椎的影响，尤其是头部姿势的重要性)。

(1)令患者处于脸向下的俯卧位。如果可以，使用按摩床上的 U 形枕或洞。

(2)把手指依次放在腰部脊柱每一侧的竖脊肌上，触诊按压时，力量应坚定而轻柔。重要的是，你要在患者放松且不说话时进行触诊。

(3)保持手上施加的压力，让患者抬起头，把头转到一边。你注意到了什么？当他们一抬起头，腰部的竖脊肌就会收缩。这是因为竖脊肌组(和相关筋膜)收缩，以将头从检查床上抬起，并在它转向一侧时支撑它。

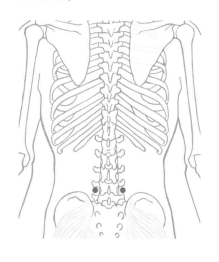

应该掌握的信息：抗重力抬头对腰部的竖脊肌有显著的影响。坐或站时，头部的运动也会影响腰椎的直立姿势，但程度较轻。

技巧：

有一种简便的方法来记忆所有竖脊肌的位置，它们都沿着脊柱垂直向下延伸。

站在被检查者身后，从外（侧）到内（侧），手指沿着背部垂直向下划 3 次，第一次说"I（我）"，第二次说"love（爱）"，第三次说"standing（站立）"（"I Love Standing"，即"我爱站立"）。手的动作与竖脊肌的名称相对应，即：

I = iliocostalis（髂肋肌，图 1）

Love = longissimus spinalis（最长肌，图 2）

Standing = spinalis（棘肌，图 3）

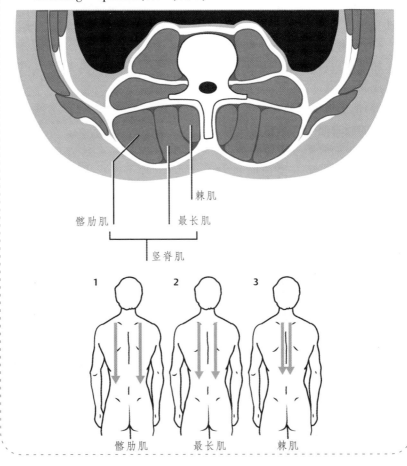

技巧 10：魁北克背痛残疾问卷

除了视诊、关节活动度检查、肌肉长度检查和触诊，有时也使用一些的特殊测试来辅助评估疼痛或残疾程度。魁北克背痛残疾问卷（Quebec Back Pain Disability Scale，QBPDS）就是一种这样的测试，它采取问卷的形式（Kopec 等，1996）。

它是一种用于评估腰痛患者功能残疾程度的问卷，问卷包含了 20 项日常活动，患者根据难度级别对其进行自测：毫不困难、有些困难、较为困难、相当困难、非常困难、无法进行。答案可以用利克特式量表（Likert-type scale）来收集。它的评分从 0 分（毫不困难）到 5 分（无法进行）。得分越高，代表其功能障碍越严重。

问卷已经在下面列出。在问卷后面,有两个填好的问卷示例。第一个示例中,患者的问卷得分为 37 分,对应于低水平的腰痛,不影响患者的日常功能。第二份问卷的得分为 74 分,说明他的残疾程度要高得多(注:评分 0~5 和列总计已经被添加到示例中,这样你可以更好地看到是如何计算分数的)。

残疾问卷	毫不困难	有些困难	较为困难	相当困难	非常困难	无法进行
1　下床	☐	☐	☐	☐	☐	☐
2　安睡整夜	☐	☐	☐	☐	☐	☐
3　床上翻身	☐	☐	☐	☐	☐	☐
4　驾驶汽车	☐	☐	☐	☐	☐	☐
5　站立 20~30 分钟	☐	☐	☐	☐	☐	☐
6　坐在椅子上几个小时	☐	☐	☐	☐	☐	☐
7　爬一层楼梯	☐	☐	☐	☐	☐	☐
8　走几个街区(300~400 米)	☐	☐	☐	☐	☐	☐
9　走几公里	☐	☐	☐	☐	☐	☐
10　够高处的架子	☐	☐	☐	☐	☐	☐
11　扔一个球	☐	☐	☐	☐	☐	☐
12　跑过一个街区(大约 100 米)	☐	☐	☐	☐	☐	☐
13　从冰箱里拿食物	☐	☐	☐	☐	☐	☐
14　铺床	☐	☐	☐	☐	☐	☐
15　穿袜子(连裤袜)	☐	☐	☐	☐	☐	☐
16　弯腰清洁浴缸	☐	☐	☐	☐	☐	☐
17　移动一把椅子	☐	☐	☐	☐	☐	☐
18　推或拉一扇重的门	☐	☐	☐	☐	☐	☐
19　拎两袋杂货	☐	☐	☐	☐	☐	☐
20　搬动并举起一个重的行李箱	☐	☐	☐	☐	☐	☐

来源:Kopec, J.M., Abrahamowicz, M., Abenhaim, L., Wood-Dauphinee, S., Lamping, D. L. and Williams, J.I. 1996. "The Que-bec Back Pain Disability Scale: conceptualization and development." *J Clin Epidemiol.* Feb;49(2):151–61.

无论是通过治疗还是其他方式,随着患者的恢复,问卷总分应该下降。

示例 1	毫不困难	有些困难	较为困难	相当困难	非常困难	无法进行
	0	1	2	3	4	5
1　下床	☒	☐	☐	☐	☐	☐
2　安睡整夜	☐	☒	☐	☐	☐	☐
3　床上翻身	☒	☐	☐	☐	☐	☐
4　驾驶汽车	☐	☒	☐	☐	☐	☐
5　站立 20~30 分钟	☐	☐	☒	☐	☐	☐
6　坐在椅子上几个小时	☐	☐	☒	☐	☐	☐
7　爬一层楼梯	☐	☒	☐	☐	☐	☐
8　走几个街区(300~400 米)	☐	☒	☐	☐	☐	☐
9　走几公里	☐	☐	☒	☐	☐	☐
10　够高处的架子	☐	☐	☒	☐	☐	☐
11　扔一个球	☐	☐	☒	☐	☐	☐
12　跑过一个街区(大约 100 米)	☐	☐	☐	☒	☐	☐
13　从冰箱里拿食物	☐	☒	☐	☐	☐	☐
14　铺床	☐	☐	☒	☐	☐	☐
15　穿袜子(连裤袜)	☐	☐	☒	☐	☐	☐
16　弯腰清洁浴缸	☐	☐	☐	☒	☐	☐
17　移动一把椅子	☐	☐	☐	☒	☐	☐
18　推或拉一扇重的门	☐	☐	☐	☒	☐	☐
19　拎两袋杂货	☐	☐	☐	☒	☐	☐
20　搬动并举起一个重的行李箱	☐	☐	☐	☒	☐	☐
	0	5	14	18	0	0
	总分=37					

示例 2	毫不困难	有些困难	较为困难	相当困难	非常困难	无法进行
	0	1	2	3	4	5
1 下床	☐	☐	☐	☒	☐	☐
2 安睡整夜	☐	☐	☐	☐	☐	☒
3 床上翻身	☐	☐	☐	☒	☐	☐
4 驾驶汽车	☐	☐	☒	☐	☐	☐
5 站立 20~30 分钟	☐	☐	☐	☒	☐	☐
6 坐在椅子上几个小时	☐	☐	☐	☐	☐	☒
7 爬一层楼梯	☐	☐	☒	☐	☐	☐
8 走几个街区 (300~400 米)	☐	☐	☒	☐	☐	☐
9 走几公里	☐	☐	☐	☐	☒	☐
10 够高处的架子	☐	☐	☒	☐	☐	☐
11 扔一个球	☐	☐	☐	☐	☒	☐
12 跑过一个街区 (大约 100 米)	☐	☐	☐	☐	☐	☒
13 从冰箱里拿食物	☐	☐	☒	☐	☐	☐
14 铺床	☐	☐	☐	☐	☒	☐
15 穿袜子 (连裤袜)	☐	☐	☐	☐	☒	☐
16 弯腰清洁浴缸	☐	☐	☐	☐	☐	☒
17 移动一把椅子	☐	☐	☐	☐	☐	☒
18 推或拉一扇重的门	☐	☐	☐	☐	☒	☐
19 拎两袋杂货	☐	☐	☐	☐	☐	☒
20 搬动并举起一个重的行李箱	☐	☐	☐	☐	☐	☒
	0	0	10	9	20	35
			总分=74			

技巧 11:屈髋肌长度与腰椎评估的相关性

屈髋肌会影响腰椎,因为它们可以向前拉动骨盆,这会增加正常的腰椎曲度,增加脊柱的前凸。如果伸髋肌力量不能抵消这种情况,这种失衡可能会导致腰部不适和疼痛。测试屈髋肌长度有几种不同的方法,下面举两个例子:俯卧屈膝试验和托马斯试验。

俯卧屈膝试验

当患者处于俯卧位时,屈曲膝关节测试伸膝肌的长度。伸膝肌包括股直肌,它跨越髋关节前方。抓住患者的脚踝,当患者的膝关节被动屈曲时,观察患者的腰椎。当股直肌特别紧的时候,你会注意到腰椎的运动——腰椎的前倾有轻微增加。腰椎的棘突更紧密地一起运动,腰部的软组织被压缩。请注意,很小的脊柱运动就会加重腰痛。某些有股直肌短缩症状的患者,不仅可以感觉到大腿前部的牵张,而且也会感觉到背部不适。腰椎的运动,是因为股直肌被动延长,牵拉了它起点处的髂前下棘。了解股直肌是否短缩是有用的,因为延长股直肌可有助于减小腰椎前倾角,在某些情况下可以减轻腰部的症状。

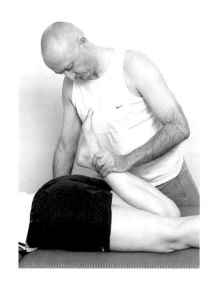

关于此测试的更多信息,可参阅 Kendall 等(1993)的著述。

托马斯试验

以英国骨科医生 Hugh Owen Thomas 名字命名的托马斯试验 (Thomas test)，用于评估屈髋肌的短缩。使患者仰卧在治疗床的边缘——确保床的基座重而稳定，不会翻倒。当患者后仰时，让其握住自己的一侧大腿并拉向胸部，但不要拉得太紧，因这样会给人造成一种测试对侧屈髋肌绷紧的错误印象。在这个姿势下，臀部应该能够平放在治疗床上，甚至可以比治疗床稍低一些(正因如此，被试者位于床的边缘位置很重要。因为如果大腿被床的边缘挡住，你就无法判断髋关节真实的伸展的幅度)。下面的插图说明了一些可能的结果：

图 a，屈髋肌长度略短于正常值。

图 b，股直肌短缩。

图 c，屈髋肌短缩。

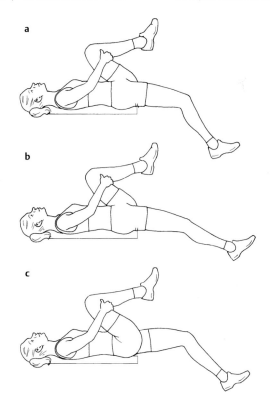

技巧 12：用卷尺测量腰椎活动度

测量腰椎活动度的一种方法是观察皮肤牵张度。将两个标准测量点标记在覆盖腰椎棘突的皮肤上，然后当受试者屈曲或伸展时，测量标记之间的距离。在屈曲时，标记分开；在伸展时，它们相互靠近。你要标记的两个参照点是 L1 和骶骨起始处（S1）。

第 1 步　在受试者身上定位 L1 和 S1，测量这两个点之间的距离并记录。

第 2 步　让受试者屈曲，测量距离并记录。

第 3 步　再次以中立位开始，让受试者伸展，测量距离并记录。

站立位

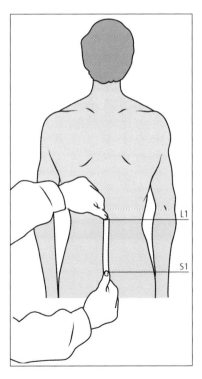
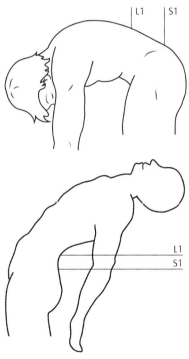

请注意,患者在站立位或坐位时,可能会得到不同的测量结果。但是,应掌握两种体位时的测量方法。因为,你可能会接诊一个因下肢受伤而无法站立的受试者,同时,也可能会接诊一个因为尾骨疼痛而觉得坐姿不舒服的患者。

在站立位和坐位对受试者进行测量时,使用下表比较结果。在 5 个受试者身上进行练习,并在下一页的表格中记录你的发现。

坐位

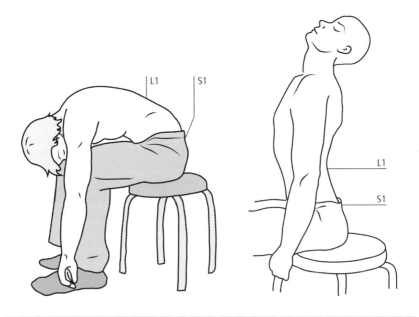

	中立位 L1~S1 的距离	屈曲时 L1~S1 的距离	伸展时 L1~S1 的距离
站立位			
坐位			

患者	中立位 L1~S1 的距离	屈曲时 L1~S1 的距离	伸展时 L1~S1 的距离
A			
B			
C			
D			
E			

技巧 13:正常腰椎活动范围

在临床实践中,测量腰椎活动度是有难度的。下面的插图描述了用 X 线片测量中年受试者的腰椎活动度。这些图片来自美国矫形外科医师学会(Greene 和 Heckman,1994),它们基于 3 项研究:Dvorák 等(1991)和 Pearcy 等(1984,共 2 项研究)。如果你已经对受试者做了测量,就可能发现这些数据与你的结果之间有所差异,因为这里的数据是针对站立位受试者的(坐位时不能完全屈曲腰椎)。

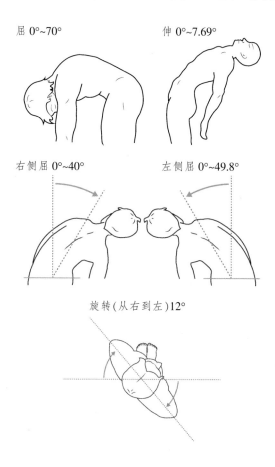

屈 0°~70°　　伸 0°~7.69°

右侧屈 0°~40°　　左侧屈 0°~49.8°

旋转(从右到左)12°

第 **8** 章

腰部治疗

技巧 1：改善骨盆后倾的技巧　　　　　　　　370

技巧 2：使用毛巾被动放松和牵伸腰椎　　　372

技巧 3：腰椎间盘压力最小化　　　　　　　　373

技巧 4：避免潜在有害的腹部运动　　　　　375

技巧 5：仰卧位牵引腰椎的 5 种方法　　　　376

技巧 6：治疗腰肌痉挛　　　　　　　　　　　380

技巧 7：Klapp 爬行　　　　　　　　　　　　388

技巧 8：治疗腰痛患者　　　　　　　　　　　391

技巧 9：腰椎贴扎　　　　　　　　　　　　　396

技巧 10：牵伸屈髋肌　　　　　　　　　　　397

第 **8** 章

腰部治疗

这一章讲解的治疗技巧比其他章节少，不过，本章讲解了在腰椎治疗中一些很重要却常常被忽视，也需要更多解释的方面。这其中包括一些技巧，例如，如何真正去改善骨盆后倾(以及原因分析)，如何缓解腰肌痉挛，以及讲述如何安全牵引腰椎的方法。有一个可以减少轻微脊柱侧凸的训练，我把它称为"Klapp 爬行"。正如我们常说的，这个特例要求我们跳出常规框架去思考。我们的确需要以不同的方式来思考腰椎的治疗，这种治疗师式的职业思考，不仅仅涉及我们使用的各种技术，还要包括在实际治疗过程中对于使用的手法治疗

带来变化的思考。爬行练习没有经过验证，技术的可靠性也未建立。然而多年前(约 1904 年)，有人大胆地设计了这项可能看上去很奇特，但却合理的练习。

帮助患者管理背痛是另一个技巧实例，即我们作为治疗师，该如何更好地用我们的专业知识来帮助患者。我们自己就很容易忘记在专业训练及多年工作经验中获得的知识，因而，尽管在当今社会，患者能获得更多的健康管理信息，多数患者并不能了解这些知识。在下背痛管理中，提供健康教育及预防疾病发作的知识比手法治疗更重要。

技巧 1：改善骨盆后倾的技巧

理想的骨盆姿势，是让骨盆处于一个中立的位置(图 a)，即髂前上棘(anterior superior iliac spines, A-SIS)与耻骨在垂直平面上保持一致。在这个位置上，腰椎呈一条轻微凹向后方的曲线。

然而，有些人的腰部曲度过度增加(凹背)，可能压迫后方软组织结构，引起疼痛。主动重置骨盆位置，即从髂前上棘在耻骨前的前倾位置(图 b)，重置到髂前上棘在耻骨后的骨盆后倾位置(图 c)，这是一项有用的治疗，原因有三：

• 这个练习本身就是一种活动，它增加了这个区域脊柱的活动性，可以改善僵硬。

• 为了实现这个运动，就需要进行腹部收缩练习，收腹在站立位或仰卧位都可以进行，这是一种安全的腹部强化运动，有腰椎问题的患者也可以练习。

• 在后倾位(图 c)时，伸腰肌群开始放松，覆盖其上的筋膜会被轻微拉伸，有时可以减少此部位的不适。

然而，许多患者不知道骨盆后倾的感觉是什么，因此很难主动后倾。治疗师可以用手移动患者的骨盆，易化骨盆后倾的体验。某些整脊师用手放在患者骶骨上来移动骨盆，但按摩治疗师不太合适用这种方式。使用毛巾帮助骨盆后倾是一种柔和的方法。

(1)使患者处于仰卧位，髋膝屈曲，要求其协助治疗师移动背部下面的毛巾。最好的方法是使毛巾从背部胸廓的底部开始向下移动，一直到腰椎上。

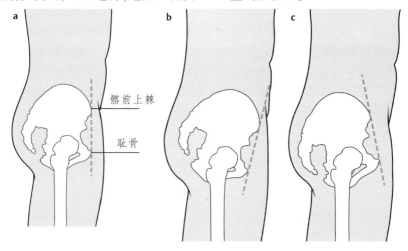

髂前上棘

耻骨

(2)患者依然髋膝屈曲,脚放在床面上,并尽可能放松(不需要像做桥式运动一样抬起臀部)。

(3)用一系列短促的拖动,把毛巾从患者背部下面拖出。这样慢慢地拖拽骨盆,可以重新将它定位于后倾位置。向你的患者寻求反馈:他们应该会感觉后背变直了,一些人可能会说,他们现在能够用背部感受到床面,这可能是他们以前无法感受到的。

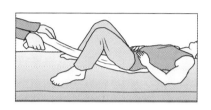

问题:为什么我不能把毛巾从患者身下直接快速地拉出来?为什么我要把它慢慢拖出来?

缓慢的拖拽方法可以产生更大的骨盆后倾。你也可以尝试其他移动毛巾的方式,然后选择出最适合的方法。

温馨提示:

　　如果裤子比较松,患者就可能想要把裤子拉住,因为裤子后部有时会被毛巾拽下去。

技巧 2：使用毛巾被动放松和牵伸腰椎

轻柔的摆动可以产生放松镇静的效果，减少肌肉的张力。本技巧通过用毛巾摇摆身体，可以达到放松效果。

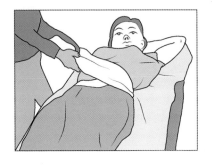

（1）折叠毛巾，使它的宽度近似于患者髂嵴和肋弓之间的宽度。

（2）接着，把毛巾放在治疗床上，让患者以舒适的姿势躺下，使毛巾垫在腰部下面。

（3）站在治疗床的一边，一手抓住毛巾的近身端，一手把毛巾的另一端从对侧提起，轻轻地把毛巾的对侧端拉近到你的身边，注意毛巾会轻轻地把患者的一侧腰部从治疗床上抬起。

使用这种技巧进行温和的、有节奏的摇摆动作，摇摆一侧腰部后，可换另一侧腰部重复相同的动作。

> 技巧：
>
> 注意，如果让患者被毛巾包绕侧的手臂伸过头顶，可以易化同侧身体的牵伸。

问题：我应该在治疗过程中"摇摆"多长时间，应该在治疗的哪个阶段使用这个方法？

患者可能会因为太频繁或者太大幅度的摇摆而产生晕船的感觉，因此不能摇摆太长时间，这个技巧的初衷是放松而非刺激。大多数的患者都不会感觉到有毛巾水平放置在他们的腰部下面，如果你在开始治疗时就放好毛巾，那你就可以在任何需要的时候使用这项技术。

技巧 3：腰椎间盘压力最小化

1970 年，瑞典的研究人员 Nachemson 和 Elfström 发表了一组数据，他们将针压力计插入不同对象的 L3 椎间盘，记录了实验对象在日常活动动作中（如散步、跳跃、站立和搬运）椎间盘压力的变化。结果（见下面的柱状图）显示，某些活动极大地增加了椎间盘压力，这是一个潜在的问题。增加的压力会导致疼痛和神经系统症状，如坐骨神经痛。因此，应将这些信息告知患者，并告诫他们避免这些可能增加腰椎间盘压力的活动。

　　"错误抬举"指的是抬举物体时，呈伸膝、弯腰姿势，并且没有将重物贴近身体。

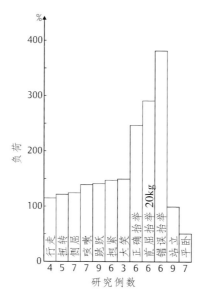

来源：Nachemson, A. and G. Elfström. 1970. "Intravital dynamic pressure measurements in lumbar discs." *Scand J Rehabil Med* 2. suppl 1：1–40.

问题：哪些患者会从这些信息中受益最多？

当患者患有腰痛时，他们并不需要别人告诉自己，以何种方式移动会加重疼痛。比如，他们自己清楚，不太可能向前弯腰来穿鞋，或者是突然的咳嗽会加剧他们的疼痛。这类患者往往会避免疼痛加剧的姿势，自我管理症状。目前没有疼痛症状，但疼痛会频繁发作的患者，通常也学会了如何应对疼痛，并且常常能辨别出严重疼痛出现的前兆，如"劳累过度"或"细微疼痛"。从你的建议中受益最多的患者，可能是那些只经历过一次疼痛的人，这种患者的疼痛可能是由于腰椎间盘或椎间关节压迫，以及腰椎韧带的过度紧张，而尚未复发的情况。这些患者可能没有意识到，某些日常活动是有潜在危害的。

Nachemson 和 Elfström 发现，当他们的研究对象站立时，一个简单的站立姿势(A)即可造成压力显著增加；每只手抓住 10kg 重物的站立姿势(B)使压力继续增加；当试图用屈膝姿势来举起重物(C)时，压力会进一步增加；直膝弯腰举起重物(D)时，压力最大。

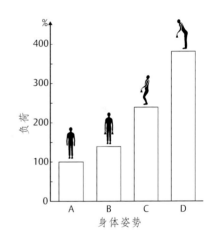

技巧 4：避免潜在有害的腹部运动

许多患者说，他们想要减肥，并希望腹部肌肉更加强健。人们普遍认为，增加腹部肌肉力量有助于保持核心的稳定性，核心的稳定性可以降低背部疼痛的可能性。下面展示的运动对于健康的运动员来说可能是安全的，然而，这些动作在腰椎间盘上施加了很大的压力，因此，有背痛病史或目前处于疼痛中的人，应该避免这些动作。

在技巧 3 中了解到，Elfström 和 Nachemson 在日常生活活动中测量了腰椎间盘的压力。在同一项研究中（1970），他们还测量了受试者在做腹肌肌力练习时的压力。结果显示，无论哪种练习，腰椎间盘压力都显著增加。这些发现表明，这些腹肌练习对于有腰椎问题的患者来说可能是不安全的，他们不适合进行这种早期康复治疗。

Nachemson 和 Elfström 发现，在双侧直腿抬高姿势（图 a）中，腰椎间盘压力比站立位增加了大约 50%，在屈膝（图 b）和伸膝（图 c）仰卧起坐中，腰椎间盘压力比站立位增加了 100%。当在屈髋屈膝卧位（图 d）进行腹肌等长收缩时，压力增加了大约 40%。

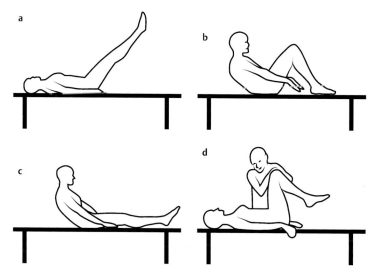

技巧 5:仰卧位牵引腰椎的 5 种方法

牵引可以减轻腰肌痉挛,它可以分离椎骨, 减少神经组织的压力。在坐骨神经痛这样的病症中,牵引可以帮助治疗神经根症状。这里描述的 5 种方法,每一种都有不同的效果。每一种方法都是在仰卧位上进行的,并且在本技巧的末尾提供了一张表格,你可以在使用任一种方法时记录你的发现。

问题:这些技术有什么禁忌证吗?

关节过度松弛的患者和孕妇禁用。怀孕后的 12 个月内应谨慎使用这些技术,因为韧带可能仍然松弛。当患者存在髋、膝、踝、足部问题时,应避免下肢牵引。这些技术不能用于治疗急性损伤。使用这些技术时,需要确定引起背痛的原因是肌肉痉挛,而不是其他的病理情况。这里介绍的技术只是针对腰部肌肉痉挛。

使用床单或毛巾轻柔地牵伸腰椎

使用这种方法可以直接牵伸腰椎。如下图所示,在患者骨盆的周围包裹一张床单,利用你身体的重量后倾,后倾将牵引力柔和地作用于患者骨盆。进行这项操作时,应注意避免自己的脊柱受伤。

> **技巧:**
>
> 你可能会发现,对于患者来说,相较于躺在按摩椅上,躺在地板垫子上的牵伸可能更为合适。

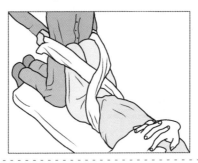

使用安全带温和地牵伸腰椎

使用安全带作为牵伸辅助是另一种牵伸方式。使患者处于仰卧姿势,髋膝屈曲,脚平放于治疗床上,在治疗师自己臀部水平环绕圈式安全带。然后把圈带的另一端,绕在患者的膝上大腿位置,并在患者大腿和圈带之间放一条毛巾,以防滑移。一旦放置就位,你所需要做的就是轻轻向后靠,用你的体重来施加牵引力。

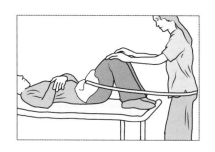

温和重力辅助下牵伸腰椎

这个牵引动作最好在地板上进行,患者同样髋膝屈曲。确保患者无下肢问题后,治疗师下蹲,将患者双腿置于自己大腿上,用自己的大腿支撑患者下肢,当用你的自身力量将患者的臀部从地板上抬起时,就可以轻柔地牵引患者的腰椎。如果你比患者矮很多,那么这个牵伸可能就不会起作用了。另一种选择是使用健身球。

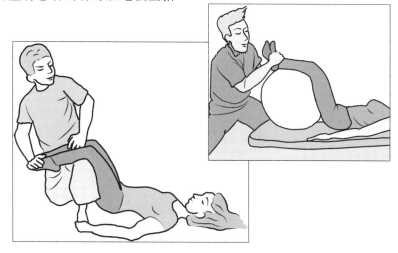

柔和的单侧下肢牵伸

这种间接牵伸,可以在受牵引作用的一侧腰椎上,产生非常轻微的牵引效果。如右图示,用手固定患者脚踝,向后倾斜身体,提供温和持续的牵伸。

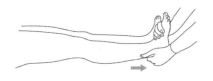

柔和的双侧下肢牵伸

这也是一种间接的牵伸,并对整个腰部区域产生轻微的牵引作用。将患者的双腿并拢,用双手握住患者的双侧脚后跟,然后慢慢地向后倾斜身体。当用这种方式牵伸双侧下肢的时候,很难产生大的牵引力,因此,产生的牵伸也是柔和的。

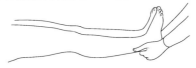

另一种握持方法稍加变动,它可产生稍大的牵引力,即患者平躺于治疗床上,将毛巾水平放置在其脚踝下方(图 a)。然后把它绕过踝部,并在脚背上交叉(图 b)。随后,治疗师身体后倾牵伸,牵拉毛巾的两端(而不是脚踝)。

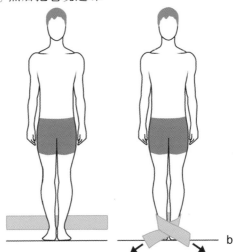

技术	我的发现
使用床单或毛巾牵伸	
使用安全带牵伸	
重力辅助腰椎牵伸	
单侧下肢牵伸	
双侧下肢牵伸(手)	
双侧下肢牵伸(毛巾)	

技巧:

当你使用腿部牵引技术时，你可以让患者同时做骨盆后倾的动作,这样可以更大地降低腰椎肌肉张力。这个动作需要患者收缩腹肌,来对抗竖脊肌,拮抗肌的收缩可以减少痉挛原动肌的张力。

问题:能在其他体位牵引腰椎吗?

可以。在侧卧位,治疗师可以对位于上方的腿使用单侧下肢牵引技术。俯卧位牵伸效果不太明显,因为在俯卧位,腰椎更加倾向自然曲度,甚至曲度变得更大,这会使肌肉处于缩短的位置,容易再次发生痉挛。相反,如在上文描述的仰卧位时,腰椎轻微前屈,减少了腰椎曲度,从而略微延长了腰部软组织的长度,一定程度上可以帮助减轻肌肉张力。

技巧 6：治疗腰肌痉挛

有时,患者腰部的急性疼痛是由肌肉痉挛引起的。痉挛是一种非自愿的、通常为暂时性的肌肉收缩。体检时,可在腰部扪及高张力区域,常为单侧竖脊肌。突发的痉挛在短时间内会自行缓解,但当痉挛时间过长时,可以通过治疗来缓解疼痛。

这里描述的一些技术比其他方法更容易应用。它们不需要按特定的顺序操作,你会发现,可能只需要使用一种方法,就可以缓解痉挛和减轻症状。

仰卧位的下肢摇摆

这种技术模仿了一种被动式机器"chi"的工作原理,这种设备可以在患者仰卧位休息时,轻柔地摆动患者双腿。操作时,治疗师握住患者脚踝做侧向运动,轻柔地左右摆动其双腿。没有必要把患者双腿提得很高, 刚好能摆动就可以了。当然,如果患者的腿很重,你可以不选择这种技术。侧向运动不需要有大的振幅就能奏效。有节奏地来回摆动来放松腰椎组织,可以有效地减轻肌肉痉挛。

当你操作这项技术的时候,要注意自己的姿势,并且要保护好自己的背部,因为你正在同时支持你

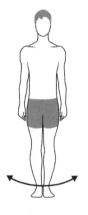

的体重和患者的下肢重量。连续几分钟进行这个动作是很累的,可以把它穿插在你打算在仰卧位使用的其他技术中。

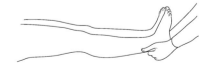

当你在应用这项技术时,可以思考它如何影响脊柱的纵向肌肉。在活动前,患者的脊柱伸肌群是平行的(图 a)。当你把下肢移到一边,骨盆发生倾斜,这时,同侧的软组织受到轻微的压迫,而对侧的软组织则轻微延长(图 b)。

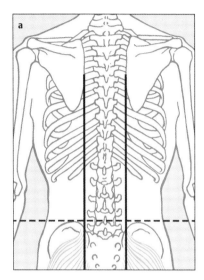
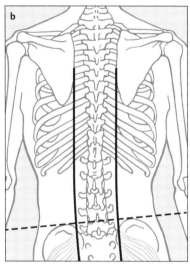

技巧:

当你在摆动患者的下肢时,身体可以稍向后倾斜,这样可以同时轻微地牵伸到腰后部软组织。在某些情况下,牵伸已经提供了足够的缓解,这时摆动可能就并不是非常必要了。

仰卧位的牵伸与摆动

牵伸可以降低肌肉张力。在患者仰卧位时，被动地牵伸患者的腰部伸肌群，屈曲患者的髋膝关节，轻轻地将患者的膝部推向其胸部，增加髋部的屈曲度。

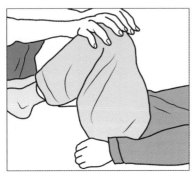
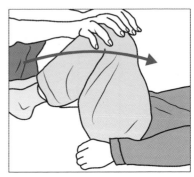

如果患者感到舒适，就可以进一步缓慢地施压（例如，在髋关节已完全屈曲的位置上，进一步屈曲髋关节）。这可以使骨盆后倾，进一步牵伸腰部伸肌及其筋膜。

这种牵伸不能用于腹部下垂和屈髋肌疼痛的患者。单侧或双侧髋关节置换的患者禁用此技术。

促进骨盆后倾的牵伸

如果仰卧位牵伸和摆动的技巧不适用，你也可以让患者置于相同体位，髋关节屈曲 90°，然后让患者做骨盆后倾（关于如何使骨盆后倾，请参见本章技巧 1）。骨盆后倾时，需要收缩腹部肌肉，这样可以减少腰部痉挛肌肉的张力。

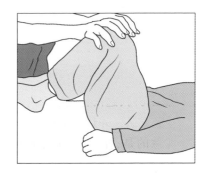

静态加压

在俯卧位时,可通过在患者的腹部下放置一个枕头(图 a),来延伸腰后部软组织。对腰部的痉挛肌肉施加温和的静态压力(图 b)。可以在垂直作用于脊柱一侧的竖脊肌上向下用力,保持压力约 60 秒。在此期间,患者应该会觉得症状有所减轻。在该肌肉的其他位置重复5 次按压。

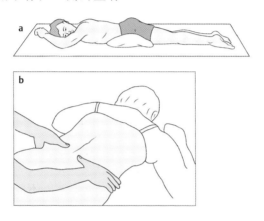

胎儿式静态加压与牵伸

这项技术操作难度较高,但非常有效。让患者保持如胎儿般放松状态, 对痉挛肌施加温柔的压力。保持这样的压力,让你的患者进一步屈曲腰部或将骨盆后倾。当你应用静态压力时,这两种运动都可以延长腰竖脊肌,并达到牵伸效果。需要注意的是,操作时,治疗师可以选择站在患者头部一端,也可以站在患者的后方。应用这项技术时, 治疗师要注意自己的姿势,避免过度牵拉自己的脊柱。

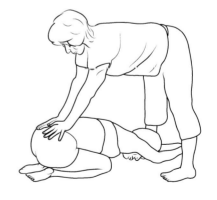

坐位静态加压与牵伸

　　另一种施压体位,是让患者坐在治疗床上,治疗师站在患者的后面。坐位的缺点是,施加压力时,会产生一个将患者往前推的力。为了抵抗这种力,患者就会收缩原本要放松的竖脊肌。当你向痉挛肌施加压力时,嘱咐患者腰部顺势"向下倾倒",或进行骨盆后倾的动作,两种方式都可以拉伸腰部伸肌群。如果你的拇指过度松弛或疼痛,就应避免使用拇指加压。

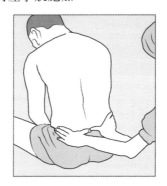

拮抗肌群的等长或向心收缩

　　拮抗肌的收缩是一种减少痉挛肌张力的常用方法。然而,用这种方法治疗竖脊肌紧张存在难度。腹肌收缩发生在骨盆后倾的运动中,这可能是减少痉挛的必要条件。另一种选择是尝试做仰卧起坐,抬起头和肩,离地只要数厘米(图 a 和图 b),这样的运动需要较强地收缩腹肌。你需要确定努力做出的仰卧起坐是否会产生相反的效果。就像虚弱的患者进行不恰当的仰卧起坐,会引起全身肌肉紧张,并不会减轻腰肌痉挛。

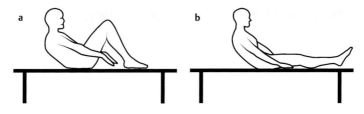

摆位放松技术

摆位放松是另一种减少痉挛肌肉张力的技术。在这个技术中，患者肌肉处于一个比现在更短的位置。试图在腰椎上使用摆位放松技术有些棘手，多数患者较难舒适地缩短腰椎肌肉，因为这需要较大范围的脊柱伸展。

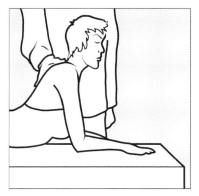 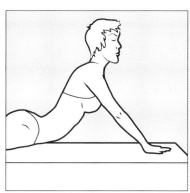

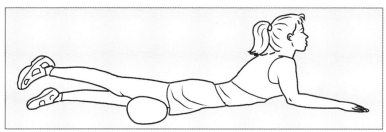

一种方法是让患者在俯卧位放松时，用肘支撑，将上半身抬起。患者应尽可能地放松，使受累肌肉的长度尽可能缩短，以达到疼痛最小化。你可以在患者俯卧位时，将一个枕头放在其大腿下，来帮助完成此过程。这样，髋部和脊柱可以得到轻微的伸展。

牵引

轻柔地牵伸肌肉。关于牵引的示例及细节,请参见本章技巧 5。

俯卧位摇摆

另一种摇摆的方法是让患者俯卧,治疗师站在治疗床的一边,把手放在患者的一侧骨盆,轻轻地将骨盆往远离你的方向晃动。在这样的情况下,下胸椎是静止的,腰部的软组织会有轻微的旋转伸展,腰椎由于骨盆的运动而缓慢地旋转。这个技巧的详细描述,可参见技巧 13。

按摩

按摩对减少肌肉张力有帮助。在腹部下面放一个枕头,可以减少腰椎曲度,并稍微延长腰部的组织。在大范围内施展宽阔、缓慢、稳定的手法,容易减轻症状,而对特定区域轻快的敲击手法,可能会增加张力。

对可避免情况的建议

如果患者容易发生腰肌痉挛,就应该评估他们每天采用的姿势。当肌肉被保持在短缩位置持续收缩时,很容易发生痉挛。因此,有必要知道患者是否采取了某种姿势,而这种姿势需要长时间保持腰椎伸展、侧屈、旋转,或这些姿势的任意组合。常见的引起腰肌缩短的姿势示例如下:

• 没有端坐在电脑显示器前(旋转)。

• 跷二郎腿坐着(侧屈)。

• 身体后仰,就像给天花板刷漆一样(后伸)。

• 向后倾斜及扭转,就像坐车时,将手搭在副驾驶座椅上,扭转身体向后窗外眺望(旋转和后伸)。

减少肌肉痉挛技术的汇总

技术	体会
仰卧位的下肢摇摆	
仰卧位的牵伸和摆动	
促进骨盆后倾的牵伸	
静态加压	
胎儿式静态加压与牵伸	
坐位静态加压与牵伸	
拮抗肌群的等长或向心收缩	
摆位放松技术	
牵引	
俯卧位摇摆	
按摩	
姿势观察与建议	

问题：减轻腰部肌肉痉挛有何不利之处？

　　肌肉可能会通过痉挛来保护潜在的问题。例如，存在椎间关节损伤相关的关节挤压或韧带损害，或在有腰椎间盘突出的部位出现痉挛。在这种情况下，减少受累肌肉的高张力只提供了极短暂的疼痛缓解。当患者试图活动的时候，痉挛就会复发。判断这种痉挛时，可以类推夹板疗法，就像骨折时会用夹板固定。受伤时，腰部伸肌可能会发生痉挛，以减少腰椎的运动。

技巧 7：Klapp 爬行

你可能已经注意到，某些患者的腰椎有轻微的侧方弧度，这在脊柱侧弯中常较为明显。脊柱侧弯造成的棘手问题之一，是腰椎伸肌力量的减小，而这会影响体育运动和日常活动。

骨科医生 Rudolf Klapp 设计了一系列练习，包括非对称的牵伸姿势和肌力练习。此法来源于他对四足动物的观察，这些动物不会发生脊柱侧弯。匍匐爬行被称为 Klapp 爬行，不过后来被禁止用于儿童，因为这会引起膝关节问题。尽管如此，此法仍然值得考虑在成人中应用。

Iunes 等（2010）对 16 名特发性脊柱侧弯的受试者进行了拍摄记录，用这个运动治疗前后的对比得出以下结论：Klapp 爬行是一种针对特发性脊柱侧弯的有效治疗技术。

目前，尚不清楚此法起效所需的运动量和运动频率。Iunes 等在他们的研究中采用了 20 组运动训练。

尽管 Klapp 尝试过大量不同的运动，他仍然选择了简单的爬行运动。极少有患者会觉得这项运动不安全，这项运动唯一的缺点是会对膝关节和上肢产生压力。因此，有膝关节问题和上肢关节炎的患者不应使用。考虑这两个可变因素之后，你可以自己尝试一下。

简单的手膝位直线爬行

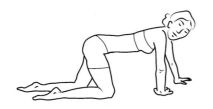

为了完成这个动作，当下肢交替前进时，脊柱需要配合骨盆的倾斜摆动，交替地从一边侧屈到另一边，这个动作是在免除躯干上部重量后达成的。该运动的效果是使腰椎变得对称。

你自己练习时可以发现，当一侧腿和膝前进时，由于这一侧骨盆的抬高，腰部会在同侧被轻微挤压，但幅度不会很大。尽管以今天的标准来看，这是一个非正统的方法，但重新审视 Klapp 提出的这个纠正性练习，确有其必要性。

简单的肘膝低位直线爬行

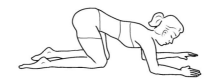

这个爬行方法的变化之处在于，用前臂支撑更多的体重，这个姿势需要较少的肌肉力量和较多的组织伸展性。

当你自己练习这个动作时，会发现颈部有不适感，因为这时为了支撑头部重量，颈后部肌肉会收缩伸展颈椎。爬行时应保持颈部与脊柱在一条直线上，面部朝向地面，不要抬头，这样就可以减轻不适。

用爬行来纠正腰椎弧度

Klapp 认为通过圆圈爬行可以减少腰椎弧度。爬行时，将脊柱凸侧位于圆圈内侧，凹侧位于圆圈外侧，位于内侧的肌肉便会收缩，从而使弧度减小。举例来说，如果患者是左凸右凹型的脊柱侧弯，那么你应该让他做逆时针方向的爬行。

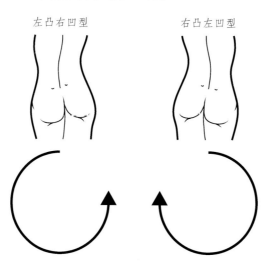

左凸右凹型　　　　　　　　右凸左凹型

使用下面的表格来练习这 4 种技巧,并注意感受脊柱的变化。

技术	体会
手膝位直线爬行	
肘膝位直线爬行	
手膝位圆圈爬行	
肘膝位圆圈爬行	

技巧 8:治疗腰痛患者

高明的治疗师不应只会技术操作，而是还能给患者传授信息，这对腰痛患者尤其重要。许多腰痛患者会感到恐惧、焦虑、沮丧，有时候变得情绪低落，这并不奇怪。患者通常会有很多无从知晓的疑惑。

问题:腰痛患者可能会问什么问题?

- 我为什么会腰痛?
- 是什么导致了我的疼痛?
- 为什么我没有得到诊断?
- 如果诊断是坏消息怎么办?
- 如果我有严重的腰部问题怎么办?
- 为什么我的疼痛会持续?
- 它会持续多久?
- 如果它不消失怎么办?
- 我能做些什么来阻止疼痛再次发生?

本技巧提供了一些信息，可能对消除腰痛患者的疑惑有帮助。技巧的重点是解释、保证和自我治疗的相关教育:

- 解释腰痛的原因。
- 保证大部分腰痛并不是身体严重损伤的迹象。
- 教育鼓励患者控制疼痛，并尽早开始行动。

这个技巧中提供的信息，已被划入可管理的部分，你可以从中创建自己的重点列表。可以将这样一份表格给到你认为合适的患者，或者你可以简单地将其当作治疗腰痛患者的备忘录。

由于目前有很多关于腰痛的治疗信息，在此只提供了一些常规信息。你会在第 9 章中发现一些关于练习和应对日常活动的具体信息。

腰痛的原因

在解释与腰痛有关的身体结构时，可使用图片或解剖模型。

- 脊椎由骨(椎骨)组成，骨可以引起背部疼痛，但这是极其罕见的(骨痛可能源于骨折或骨癌。与其他导致背痛的原因相比,癌症是最不常见的。向你的患者重点强调,因癌症而导致的背痛是极其罕见的。对那些听到"癌症"这个词便感到恐惧的患者,不建议解释这些细节)。

• 骨由韧带连接在一起,韧带是可以被扭伤的致密结缔组织。韧带损伤称为扭伤。你可以告诉患者,背部的韧带就像脚踝的韧带一样,也会扭伤。你可以进一步向他们解释,虽然扭伤极其疼痛,但并不严重。

• 脊柱包含椎间小面关节。这些小面关节将椎骨间彼此连接。碾压或挤压椎间关节,会将两个关节的关节面挤一起,引起疼痛。同样,这并不严重。

• 每个椎骨之间都有一个软骨盘,它们很坚固。在某些情况下,

软骨突出的流行术语是"椎间盘突出"。椎间盘实际上并没有"滑出"。它们就像太妃糖,可以被挤出到椎骨间的一边。当被挤压的椎间盘压到神经时,就会导致极度的疼痛。由于神经下行控制腿,因此会有腿部疼痛。通常情况下,当椎间盘恢复到一个相对正常的位置时,任何腿部症状都会消失。

• 除了有非常强壮的肌肉支撑着腰部外,腰部还有叫作筋膜的强韧组织支持。肌肉和筋膜都会被撕裂。同样,这会导致疼痛,但并不严重。

• 有时腰痛会因为焦虑和抑郁而恶化。腰痛所涉及的结构可能受损并不严重,但是患者的恐惧和焦虑会产生极度痛苦的感觉。因此要向患者解释,减少他们焦虑的同时,也可以减轻他们的腰痛症状。

• 有一些腰痛的原因是未知的。

诊断腰部疼痛

• 腰部疼痛可源于不同的解剖结构。甚至一个轻微的损伤,可能同时源于几种不同的结构(如韧带和肌肉),这会使诊断变得困难。

• X 线片和 CT 扫描有时会显示出严重的病理结果,但并不是特别有助于识别轻微损伤,即使这个损伤使患者非常疼痛。大多数腰

痛是轻微损伤的造成的, 被称为"机械性"腰痛,意味着其与腰部力学有关,而不是严重的病理变化。

• X 线片和 CT 扫描有时会显示退化。退化是正常现象,我们所有人都存在日常关节磨损,都存在退化。研究表明,X 线片显示高度退化的受试者并不一定有疼痛,

而有些觉得非常疼痛的人,却并没有显示出脊柱的退行性改变。因此,X线片显示出了退化,并不意味着这是疼痛的原因。

- 但我们不得不承认,在很多情况下,我们无法确定疼痛的原因。

保证

- 大多数腰痛并不严重。虽然疼痛非常剧烈,但这并不意味着会有严重的损害。
- 腰部问题是常见的,很多人都可能经历过这种痛苦。
- 很多人都经历过腰痛的复发。然而,这一情况可能会相隔数月或数年。
- 急性疼痛通常只持续数天。
- 疼痛是损伤的结果,同时伴随着正常的愈合过程。关于治疗和修复过程的详细描述,你可以阅读Tim Watson教授的文章,叫作《软组织修复和治疗回顾》(*Soft tissue repair and healing review*, http://www.electrotherapy.org/assets/Downloads/tissue% 20repair% 202014% 20Final.pdf)。他的文章描述了在愈合过程中发生的一系列复杂的改变,并给出了每个过程所需的时间跨度的指示。文章指出,在不同的阶段存在很多重叠,并且个体之间存在差异。

自我治疗

向患者解释,现代医疗治疗腰痛的方式同过去相比已经发生了变化,这种解释很重要。在过去,医生通常建议患者休息。而现在我们知道,休息1~2天不但没有帮助,反而可能会加重疼痛,导致更多的疾病。现在的治疗重点是,患者需要自我治疗。这是因为,当患者主动去控制疼痛,而不是依靠医学专家来被动"修复"他们的疼痛时,结果会更加有利。

问题:为什么不再推荐腰痛患者去卧床休息?

卧床休息会对身体造成不利的影响,并且会延缓恢复。

- 骨骼强度下降。
- 关节僵硬。
- 肌肉力量下降。

- 体质下降。
- 常见抑郁。
- 疼痛通常会加剧。
- 对止痛药的需求通常会增加。

导致患者回到正常的生活方式变得越来越困难。

你可以给出以下这些建议：

- 只有当疼痛影响到你完成任何日常活动时，才选择躺下休息。

- 你不需要等疼痛完全消失后再回到正常的活动。肌肉在不活动的时候会降低活力，这可能导致更多的疼痛。

- 数周内，疼痛通常会降低到你可以继续进行日常活动的水平，但进行此类活动时，还是需要注意。

- 背部喜爱活动，越早活动起来越利于恢复。

问题：为什么体育活动对腰痛的人有好处？

体育活动可以促进身体和心理的健康，因此有助于康复。人们在体育活动后：

- 骨骼变得更加强壮。
- 关节变得更加灵活。
- 肌肉被强化。
- 健康状况有所改善。
- 天然的止痛物质被释放到血液中。
- 通常能提高人的幸福感。
- 主动运动可能比治疗师提供的任何药物或治疗更有效。因此，控制自己，有必要尽早开始少量温和的体育锻炼。最初你可能会感到疼痛和不适，但渐渐地，这种情况会减轻，会比你躺在床上恢复得更快。
- 相比于那些屈服于疼痛的人，决定面对疼痛继续生活的人，能更好地应对腰痛。

问题:对于腰痛的人来说,什么样的体育活动是安全的?

温和的、非撞击式的运动可以加速恢复,并且不会损伤腰部,如游泳、骑自行车或步行。

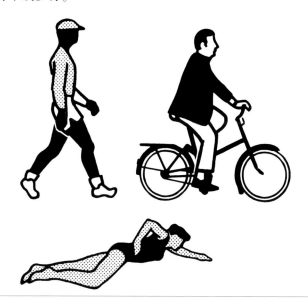

技巧 9：腰椎贴扎

像 Kinesiotape (Kinesio Holding Corporation) 这样的运动贴扎，已经在腰痛患者中得到推广。作为一种相对廉价且易于执行的手段，人们对这一治疗领域的研究越来越感兴趣。在延长的肌肉上贴扎时，贴布可以在许可的关节活动范围内，增强肌肉的功能。一种贴扎理论认为，贴扎是通过刺激皮肤感觉而改善运动的，因为贴布本身有弹性，拉长后会产生一个反向的弹力。另一种理论认为，由于贴布将肌肉固定在一个延长的位置，此时皮肤被拉伸，当肌肉回到中立位置时，贴布下方会出现褶皱，此时皮肤被"抬起"，会加速浅表的血液和淋巴的流动。制造商正在对这些理论进行研究。例如，Lemos 等 (2014) 的一项研究发现，将贴布纵向平行贴于健康年轻女性腰背部，可增加脊柱前屈的角度。然而，对 4 项随机对照试验进行的系统回顾 (Vanti 等，2015) 得出，关于使用贴布的有效性研究太少，无法得出任何最终的结论。

作者发现，使用纵向贴条法治疗腰痛，个体之间治疗结果存在很大差异。一些非特异性腰痛患者在用贴布治疗时疼痛减轻，在除去贴布 3 天左右疼痛增加。但是无法确定，这是贴布的作用，还是安慰剂效应。

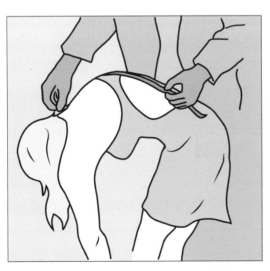

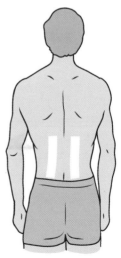

技巧 10：牵伸屈髋肌

在这一章中可以了解到，屈髋肌缩短会拉动骨盆前倾，增加腰椎曲度，并导致腰部疼痛。牵伸屈髋肌可以减少这一拉力，帮助骨盆调整到较中立的位置，理论上可以减少腰部疼痛。

牵伸屈髋肌有很多方法，下面展示了一些最简单的方法。首先，测量屈髋肌的长度，并记录。然后，被动牵伸屈髋肌至少 30 秒后，重新测量屈髋肌长度。一段时间后，重新评估你的患者，看看这种治疗对他们的症状是否有影响。

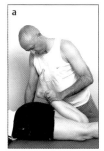
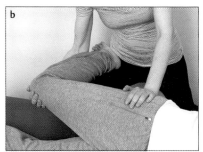

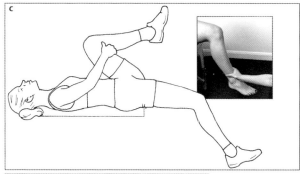

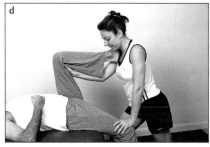

（图 a）在俯卧位，被动牵伸股四头肌，包括屈髋肌和股直肌。（图 b）在侧卧位，牵伸屈髋肌。（图 c）在仰卧位，牵伸股直肌。（图 d）在仰卧位，牵伸屈髋肌。

第 **9** 章
腰部养护

技巧 1：沐浴练习   402

技巧 2：自我牵引   408

技巧 3：促进腰椎运动的一般建议   413

技巧 4：促进腰椎运动——侧卧   416

技巧 5：促进腰椎运动——仰卧   418

技巧 6：促进腰椎运动——跪或坐   421

技巧 7：促进腰椎运动——站立   426

技巧 8：改善背痛患者的日常生活活动能力   430

技巧 9："香蕉式"腰椎牵伸   439

技巧 10：腰椎旋转牵伸   448

技巧 11：摇摆和主动摆腿以减轻腰痛   453

第 **9** 章

腰部养护

正如你在本章中所看到的,这些建议是基于我多年来作为物理治疗师和按摩治疗师,为普通人群和肌肉骨骼疾病患者治疗的经验。我得出的一个结论是,腰部(以及颈部和胸部)疼痛和僵硬的加剧,可能是长期保持静态姿势导致的。因此,本章旨在针对下背痛患者进行自我管理,其重点是鼓励腰椎的运动。有 5 条专门针对这个主题的建议,这些建议应该会为你提供足够的思路,来鼓励每一位腰痛患者在不同的情况下,经常安全地进行背部活动。虽然在舒缓效果上,自我管理永远不能替代按摩治疗,也不能替代某组特定的牵伸,并且在治疗背痛患者时,总是需要进行手法治疗,但是,既往研究仍鼓励腰痛患者对症状进行自我管理。这里提供的后续养护建议,是对现有治疗方法的补充,你会发现这些方法是有效的,它提供关于腰痛管理方面完整的、支持性的技能。

技巧 1：沐浴练习

许多腰痛的人在温暖的浴缸中休息时会感到轻松。大多数人经过一天腰痛的折磨，而最后终于在浴缸中得到一些缓解时，可能会躺着不动。你可以使用这个技巧来向患者解释如何定期执行简单的，可能有助于减少疼痛的运动。本技巧中描述的 7 个练习是在浴缸中进行的，并适用于下列情况：

• 当患者背部的情况处于急性期，而无法进行治疗时。

• 当患者从制动中恢复，他们的背部感觉僵硬，或者出现背部活动度下降的时候。

• 你可以在没有进一步的治疗时，提供这种缓解疼痛的方法。

• 在受伤后康复的早期阶段，前提是患者已获得医疗许可。

练习的目的是轻轻地活动腰椎，利用热水沐浴缓解疼痛，浴缸的尺寸可能限制活动的程度。

活动可能会产生以下的结果：

• 减少水温引起的肌肉痉挛（如果存在）。

• 温和地拉长腰部肌肉。

• 轻缓地活动腰椎节段。

这里所描述的练习对无症状的人群几乎没有影响，但会使有症状的患者安全地活动他们的腰椎，这可能是他们只有在浴缸里沐浴时才能做到的。所有练习都在卧位进行，可以按任意顺序执行。练习不需要刻意进行，也不需要任何勉强，而应该是可以控制的。比如一开始，你可以建议患者每个动作只做几次。

练习 1:部分腰椎伸展

双手放在水中,手掌触摸浴缸底部,腿部张开,借助水的浮力使臀部从浴缸中抬起,但仍保持臀部浸没在水中。请注意,这个练习的目的并不是把臀部从水中抬出来,抬出水面可能是有害的。本练习只是把臀部从浴缸底部抬起,同时保持脚跟踩在浴缸底。这个动作只需要很少的伸髋肌力量就能完成。

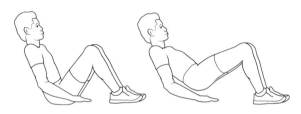

效果:部分腰椎伸展产生非常轻微的伸展效果,这对于腰椎曲度减小的患者可能有用。当与骨盆后倾动作相结合时, 效果是腰椎在前–后方向上稍许松动。

练习 2:骨盆后倾

双手放在水中,手掌触摸浴缸底部, 或者舒适地放在浴缸两侧,身体放松,臀部和膝关节舒适地屈曲,用腹肌使骨盆后倾。

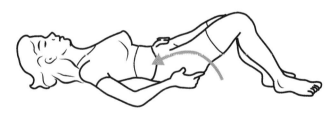

不熟悉骨盆运动的患者,可以参考第 8 章技巧 1 提供的建议,其中有帮助促进骨盆后倾的技巧。在洗澡时用温水进行放松,这种温和的运动可能有益于腰背疼痛和僵硬的患者。

效果:骨盆后倾引起腰椎轻微屈曲,使腰椎曲度减小,使两侧腰部伸肌拉长。

练习 3：单侧髋关节屈曲

双手放在水中，手掌触摸浴缸底部，或者舒适地放在浴缸两侧，患者只需要一侧下肢同时屈髋屈膝，并将脚跟滑动到臀部，然后慢慢地恢复到中立位。

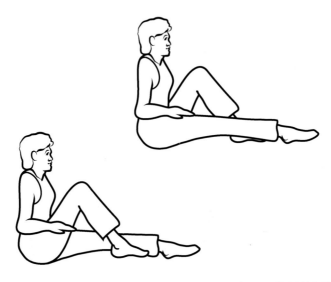

效果：单侧髋关节屈曲会产生轻微的骨盆后倾，减少腰椎前凸，并牵伸髋关节屈曲侧的腰部伸肌。

练习 4：双侧髋关节屈曲

双手放在水中，手掌接触浴缸的底部完成此动作时通常较为容易，但将手臂放在浴缸的侧面完成此动作效果更佳。让患者同时轻轻地屈曲双侧髋关节，将脚跟向臀部滑动，然后恢复到中立位。

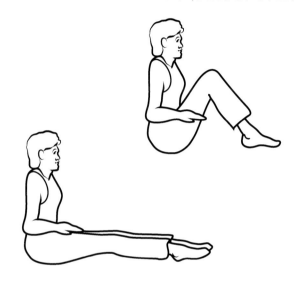

效果：双侧髋关节屈曲会产生轻微的骨盆后倾，减少腰椎前凸，牵伸腰椎伸肌。

练习 5：提髋

把手臂放在浴缸的两侧。患者在保持腿伸直的同时，通过移动右脚远离浴缸末端的方式来收缩腰方肌，即"提起"他们的右髋关节。然后，患者试着用脚趾触摸浴缸末端来"放下"右髋，这样重复几次之后，再换左侧。

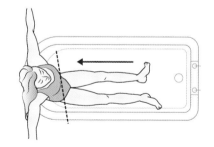

效果：提髋可以强化腰方肌；"放下"髋关节的时候对腰方肌进行了牵伸。

练习 6: 摆腿

把手臂放在浴缸的两侧。保持腿伸直和并拢,尝试把双腿从一边摆动到另一边,直至右踝的侧面触及浴缸右侧壁，然后再一起摆动腿,直至左踝的侧面触及浴缸左侧壁。

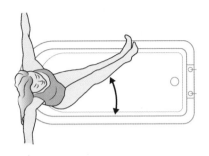

效果:摆腿可增强腰部前后方侧屈肌的力量,使脊柱侧向屈曲。

练习 7: 部分腰椎旋转

把手臂放在浴缸的两侧。最简单的练习是,保持脚踝并拢,髋部和膝部屈曲， 只让膝部向右摆动,然后向左摆动。浴缸侧壁会阻碍完整的旋转。然而,腿较短的患者,或者在屈膝角度较小的情况下练习时,每侧都能实现更充分的旋转。

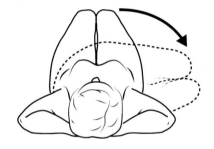

效果:这种练习可稍稍拉长腰部肌肉,使腰椎产生旋转运动。

技巧：

　　在教导患者做这些练习之前，先自己进行练习，然后记下完成这些动作的难易程度，以及其他可以帮助指导患者的心得体会。注意，水的浮力会使这些练习比通常"干燥"的练习容易很多。考虑这些练习是否适合你的患者。

练习	体会
1.部分腰椎伸展	
2.骨盆后倾	
3.单侧髋关节屈曲	
4.双侧髋关节屈曲	
5.提髋	
6.摆腿	
7.部分腰椎旋转	

技巧 2：自我牵引

几个世纪前,牵引术就已被用于治疗腰痛。本节提供了 4 个安全和简单的体位,让患者可以自行牵引他们的腰椎。自我练习一下,然后思考其中哪一个或哪几个适合你的患者。使用本节末尾提供的表格("我的心得"),记下笔记,并记录可优化这些体位的备选方案的任何想法,以及使用这些体位时给患者的各种建议。

如何自我调整体位

- 你可以建议患者使用不同的体位练习一段时间,然后判断这些体位是否能够缓解他们的症状。患者很可能有自己的偏好。例如,悬挂式牵引可能较适合于经常举重物并希望对脊柱"减压"的患者。
- 最有效的牵伸动作持续时长约 30 秒,并需要定期进行。如果患者可以在这里提供的任何体位下放松,那么牵伸时长就可能是可变的。
- 只要不会加重症状,可以在急性期使用体位 A。
- 每天可以进行两次:早上一次,晚上一次。
- 患者感觉越轻松,就说明牵引越有利;因此,在下面讨论的牵引体位 A 和体位 B 可能是最有效的。

体位 A

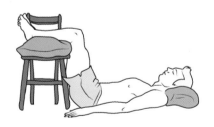

经过调试,使椅子的高度可以令患者处于腿部抬高、臀部"悬垂",从而牵引腰椎的适宜体位。有症状的受试者可能需要他人帮助,将椅子或垫子调整到正确的高度。一张沙发、一张床或一张长凳也同样可以很好地代替椅子使用。

体位 B

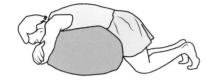

这个体位是在一个健身球上完成的,但也可以使用一个小凳或麻袋来代替健身球。在图中,受试者的膝部接触地板。但是,理想情况下,膝部不应该接触地板,因为臀部应该处于"悬吊"状态,使用膝部支撑会适得其反。

体位 C

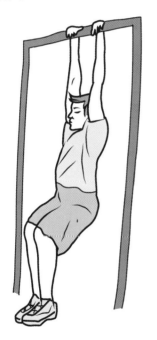

如图,患者简单悬挂,让臀部和下肢的重量产生牵引力。这个体位的牵引需要良好的上肢力量。很多固定物都可以用来进行悬挂,只要它坚固而不可移动, 比如树干、上拉杆或球门架的水平杆。如果患者有肩、肘脱位或半脱位等情况,则不宜使用这一体位。

体位 D

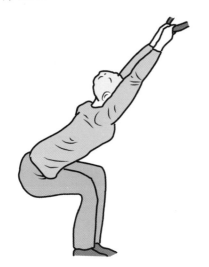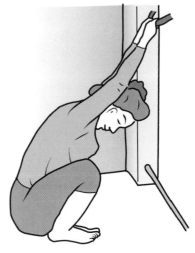

体位 D 与体位 C 类似，但稍有不同。体位 D 在牵引时，需要一条悬吊绳。可以看到，由于身体不是处于手臂正下方，而下肢支撑了较多的体重，因此腰椎的牵引幅度较小（练习体位 C 和体位 D，你会发现它们的区别）。另一个不同之处在于，在体位 D 时，髋关节屈曲程度较大，髋关节屈曲产生后骨盆倾斜，因此腰椎曲度比体位 C 减少。与体位 C 一样，如果患者有肩、肘脱位或半脱位的情况，那么就不应该使用这种需要上肢参与的牵引。

我的心得

体位	笔记、思考、要点
A	
B	
C	
D	

牵引减轻症状的机制和有效牵引强度尚不明确。有学者提出一些可能的相关机制,请参见 Krause 等(2000)的报告。持续牵引在急性腰痛患者中可能有益,但没有证据表明牵引比其他治疗方法能更好地减轻非特异性腰痛的症状(Bursern 等,1997)。在这个技巧中提供的仅仅是建议而已,这些建议是基于本人治疗姿势紧张性腰痛患者的经验,而不是椎间盘源性或骨关节炎腰痛患者的经验。使用这些方法的原因是,它们有助于牵伸腰椎的软组织,而这些软组织可能由于缺乏活动而被压缩。注意,除了这里提到的两个研究,还有许多关于牵引的研究。

技巧 3：促进腰椎运动的一般建议

腰部疼痛的人常常向医生以外的人寻求帮助，这可能是因为患者已有的处方药不再有效，或者是因为他们不想服用止痛药。如果你是一位按摩治疗师，你可能已经多次接触到希望通过按摩减轻症状的患者。当按摩可以减轻疼痛时，保持运动是有益的，因为这种肌肉骨骼疼痛往往会由于保持静态姿势而加重——无论是躺卧、坐姿还是站立。治疗师的一部分工作，是帮助患者找到自我管理症状的方法。然而，背痛患者大多会避免运动。或许是因为他们最初发现这加重了他们的症状，也可能是因为他们担心运动会使自己的症状进一步恶化。因此，背痛患者往往会陷入持续痛苦的循环中：

（1）他们背痛。

（2）他们躲避运动。

（3）由于缺乏运动，导致肌力下降，关节僵硬，有时还会出现肌肉痉挛，这些会导致疼痛加剧（1）。因此，患者更加躲避运动（2）。所以恶性循环得以继续。

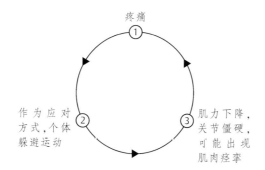

在大多数情况下，运动减少会使得疼痛加重，而适当的运动会使疼痛逐渐减轻。我们可以加强健康宣教方面发挥重要作用，在患者小心地开始进行背部运动的时候，给他们鼓励和安慰。你无须成为健身专家或运动专家，却仍可鼓励背部疼痛的患者增加运动。这里展示的练习是安全和温和的。当然，有些患者会有禁忌，你可以在下文问题框中找到相关信息。

在治疗患者时,将背部活动融入日常生活中的一般建议

• 患者选择哪种运动并不重要。他们应该从最容易执行的那个开始。

• 开始以患者每天运动 3~5 次为宜。

• 每天进行练习可能会带来最佳效果。这些都是一般的活动性练习,它们不同于健身房里做的那些需要肌肉休息 1~2 天再做的练习。

• 运动时可能会有不适感,但不应加重疼痛或坐骨神经痛等各种症状。

• 如果症状加重,应停止运动。

• 若每天进行运动,通常症状会在 3~5 天内得到改善。因此,应该鼓励患者坚持锻炼,除非症状恶化。

• 通过记日记来记录:哪些练习已经完成,注意到的任何改善,以及任何一种有用的挑战方式。

接下来的内容中,你会看到多种简单、安全的练习方式,它们可以在侧卧、仰卧、跪坐、坐姿和站立姿势中进行。这些练习被分配在不同的技巧里,因为患者很可能只对某一组练习感到满意,所以你应该首先关注这组练习。练习没有固定的起始姿势:有些患者觉得站着比躺着容易,同样可能遇到那些有站或坐困难的患者。因此,重要的是,询问患者喜欢的休息体位,这一体位可以使症状达到一定程度的缓解,并从最接近那个体位的组别中选择练习方式。

问题:有没有患者禁忌这些运动?

是的,以下这些患者不适合:

• 在腰椎手术后立即进行练习的患者。这样的练习通常是康复的一部分,并仅限于住院患者,并且在康复团队的照护下,已签署特定协议。

• 外伤后,如腰椎或骨盆骨折后,应暂时避免活动,以促进愈合。

• 腰部有未愈合的伤口。

• 未被诊断的且可能不是机械性的腰痛,例如,由脊椎肿瘤引起的腰痛。

这些运动通常适合于手术后或从严重的创伤中恢复的患者,但如果你有任何疑问,那么就不要使用它们。

请参见 Verbunt 等 (2003)对于慢性腰痛患者失用问题的详细综述。关于腰痛患者的活动的建议, Abenhaim 等 (2000)的文章是非常有帮助的。我们倾向于认为急性腰痛患者需要绝对卧床休息。然而, 一些研究是建议活动的。如 Malmivaara 等 (1995)表示, "在急性腰痛患者中, 比起卧床休息或仅作背部活动性练习, 在疼痛允许的范围内继续常规活动, 可以令患者恢复得较快"。

技巧 4：促进腰椎运动——侧卧

这里所展示的运动可以促进脊柱屈曲。脊柱屈曲可以由主动屈曲脊柱造成，也可以由髋关节屈曲引发。当进行练习时，患者不需要同时屈髋和屈膝。

请在指导患者使用这些运动之前，参阅技巧 3。

这个练习的一个改动是，只屈曲上面的腿，然后转换成另一侧卧位，再屈曲另一条腿。然而，从一侧到另一侧卧位的转变过程，对许多患者来说存在困难和痛苦。

练习 1

在最舒适的一侧侧卧，可以在大腿、膝部或脚踝(图 a)之间垫一个垫子，髋部和膝部慢慢屈曲(图 b)直到找到舒适的体位，然后返回起始位置(图 c)。

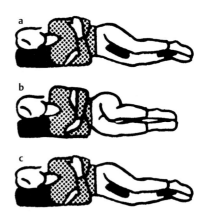

练习 2

　　另一种方法是，让患者用手轻轻地将膝部拉向胸部，促进腰椎屈曲（图 a）（或者，患者可以将他们的躯干靠向膝部）。练习目的是带来更大的髋关节屈曲，以促进腰椎屈曲（图 b）。在这两个练习之后，患者轻轻屈曲脊柱后返回起始位置（图 c）。

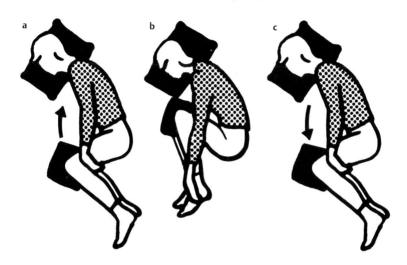

练习 3

　　如果患者处于焦虑状态或者他们的腿无法运动时，他们可以保持侧卧位（图 a），同时进行骨盆后倾（图 b）。这是通过收缩腹部造成的腰椎曲度变平。你可以在第 8 章的技巧 1 和技巧 2 中找到更多关于骨盆后倾的信息。

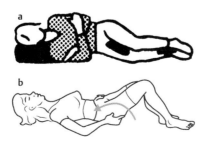

技巧 5：促进腰椎运动——仰卧

在仰卧位，腰椎从屈曲到伸展位的变化，取决于骨盆的位置。当髋关节屈曲时，脊柱屈曲；当髋关节恢复中立位时，脊柱轻微伸展，并恢复正常前凸。某些患者在仰卧位伸直腿时会倍感不适。因此，最好一次只伸直一条腿。

请在使用这些技术前，阅读技巧 3。

练习 1

从髋部和膝部稍屈曲位(图 a)开始，令患者慢慢地伸右膝，直至伸直右腿(图 b)。一旦腿伸直，就返回起始位置(图 c)，并且换左腿(图 d)重复这一运动。

练习 2

从髋部和膝部稍屈曲位(图 a)开始，右腿轻轻地靠近胸部(图 b)，增加髋关节和腰椎的屈曲。然后返回起始位置（图 c），并且换左腿(图 d)重复这一运动。

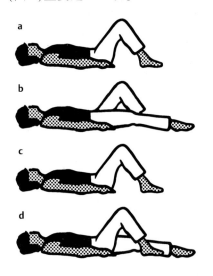

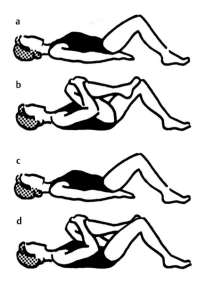

练习 3

从髋关节和膝关节稍屈曲位(图 a)开始,首先屈曲髋关节和膝关节(图 b)。在这个位置上,患者先做顺时针的膝部画圈运动(图c),再逆时针运动(图 d),然后返回起始位置。

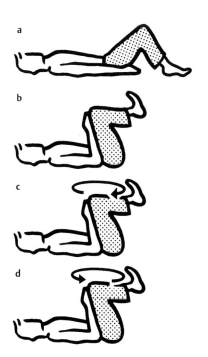

练习 4

髋部和膝部稍微屈曲(图 a),患者屈曲右膝并用手抱住大腿,同时左腿伸直(图 b)。一旦处于右膝屈曲和伸左膝的姿势,手即放开右腿,并将手臂轻举到头部之上,贴在耳旁的位置(图 c)。然后,返回起始位置(图 d),再换另一侧重复此运动。

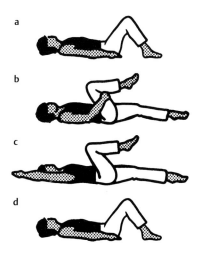

练习 5

这个练习是促进腰椎伸展的,可能并不是所有患者都会感觉舒适。开始时,髋部和膝部稍微屈曲(图 a),再慢慢伸直右腿(图 b),然后换左腿(图 c),之后将手臂抬起到头部上方,停留在耳旁(图 d)。接着,做相反的运动:手臂回到身体的一侧,左腿屈曲,再右腿屈曲,然后回到起始位置。

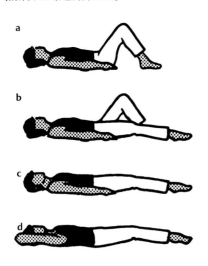

练习 6

如果患者不愿意用腿进行运动,也可以通过增加骨盆后倾来增加腰椎屈曲。先将髋部和膝部保持在屈曲位,尝试用腹肌将腰部压向地板,把腰部放平。其他相关信息,请参阅技巧 1 和技巧 2。

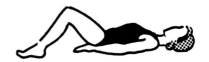

练习 7

提髋动作是常用的脊柱侧屈肌力练习方式,它也可以作为一种温和的活动性练习。该动作常在伸膝时完成,但如果患者伸膝提髋时感到不适,也可以尝试在屈膝时提髋。患者"提起"髋关节,收缩左边的腰方肌(图 a),然后对侧运动,收缩右边的腰方肌(图 b)。

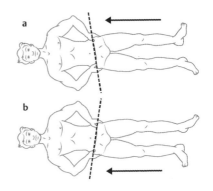

技巧 6:促进腰椎运动——跪或坐

这里所示的练习涉及腰椎非常轻微的运动,可能有助于缓解疼痛和僵硬,并帮助背痛患者恢复正常的活动。练习可以按任何顺序进行,从患者觉得最舒服的体位开始即可。

指导患者使用这些练习之前,请阅读技巧 3。

那些使用膝部或上肢承重有困难的患者,可能不适合这些练习。

练习 1:促进屈曲

在这个非常简单的练习中,患者开始处于四点跪位(图 a),然后坐在脚踝上(图 b),尽可能伏低躯干。通过这样做,脊柱从中立位变为轻微屈曲。

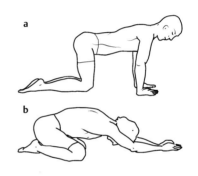

练习 2:四点跪弓背

在四点跪位时,背部向上弓起(图 a),然后向下压(图 b),使腰椎产生屈曲/伸展运动。

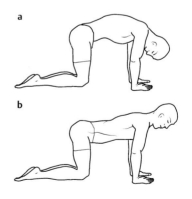

练习 3: "走"圈

在四点跪位下,想象膝部处于圆的中心,手在圆圈的边缘(图a)。让手向右"走",使手沿着圆周向右移动(图 b),腰椎则开始向侧方屈曲。手"走"得越远,侧屈的程度越大。这一动作涉及旋转。患者的手需要"走"数厘米,再"走"回来,然后换左侧重复这一动作。

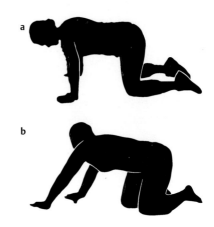

练习 4:单侧髋关节屈曲

从四点跪位(图 a)开始。将重量转移到左膝。慢慢屈曲右髋,将右膝从地板上移开,并将其靠向胸部(图 b)。返回起始位置并换左腿重复这一过程。这就产生了腰椎从中立位到轻微屈曲的变化。

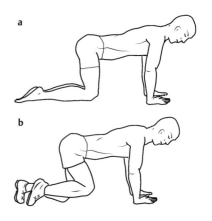

练习 5：四点跪转

从四点跪位(图 a)开始，把右臂伸到胸部下方，尝试触摸左侧的地板(图 b)。为了完成这个运动，脊柱会轻微旋转。在另一侧重复同样的运动。

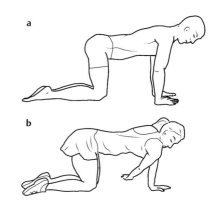

练习 6：坐位抬膝

从坐位开始，从椅子上抬起一侧膝部，然后把它放回原处，再换另一侧，交替进行这种温和的运动。膝部不一定要抬得很高，抬得越高，腰椎屈曲程度越大。

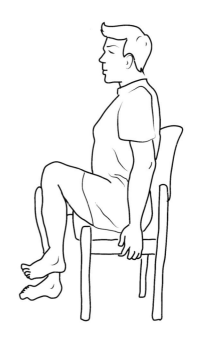

练习 7:促进伸展

为了促进腰椎伸展，将拳头 (图 a)或双手(图 b)放在背后，并 轻轻向后靠。显然，当坐在靠背椅 上时更容易做出此动作，因为此时 手臂的位置更容易摆放。

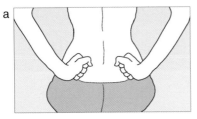

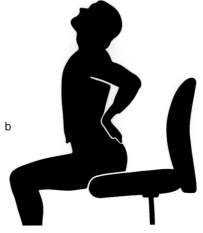

练习 8:促进侧屈

做这个练习时，最好坐在没有 扶手的椅子或凳子上。保持手臂贴 近身体两侧，躯干向一侧倾斜，从 而造成脊柱侧向屈曲，再换另一侧 重复该动作。

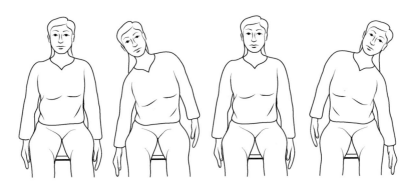

练习 9:促进旋转

　　当背痛患者试图进行坐位旋转(图 a 和图 b)时,通常伴有疼痛,这里图示的动作常用于牵伸腰椎。促进旋转不一定需要进行牵伸,也可以只是运动。促进旋转的另一种方法是使用转椅,比如五轮办公椅,利用它来促进转动。还有一种方法是握住桌子的边缘,用脚转动椅子,慢慢地转动座椅和骨盆,从而令腰椎转动。或者保持脚静止,用手推开书桌,顺时针轻轻旋转椅子,然后再换逆时针进行旋转。

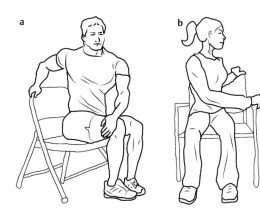

技巧 7:促进腰椎运动——站立

在站立位，腰椎必须支撑头部、躯干和上肢的重量。当我们行走时，腰椎会自然地从屈曲到伸展来改变形状，骨盆根据每个相关的步骤进行运动。当我们从地面抬起一只脚时，脊柱也进行侧屈和旋转。由于害怕疼痛而制动的患者会出现脊柱僵硬，最终减缓康复速度。

这里所示的练习非常巧妙，它利用负重的变化或骨盆位置的改变带来腰部姿势的改变。这些活动并不需要按照一定顺序执行，患者可能更喜欢从那些简单的运动开始。每种动作重复 2~5 次，可能有利于增加腰椎运动，减少疼痛，并防止僵硬。

在指导患者之前，请阅读本章技巧 3。

练习 1:左右摇摆

双脚与髋部同宽站立，重心居中，慢慢地将重心转移到右脚上（图中 a 处），然后回到中点。再把重心从中点转移到左脚上（图中 b 处），并再次回到中点。不要把脚从地面上抬起来。这种摆动可促进脊柱的侧屈。

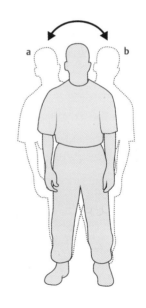

练习 2:重心转移

双脚与髋部同宽(图 a),将重心转移到右脚。但与练习 1 中不同,这一次要将左脚从地板上稍稍抬起(图 b)。回到中心,双脚站在地面上(图 c)。再将重心转移到左脚,轻轻地从地面上抬起右脚(图 d),回到中心。

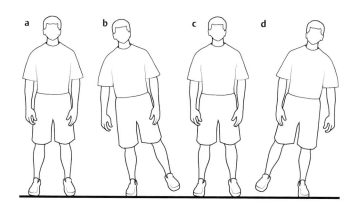

练习 3:交叉腿,脚尖点地

可以使用栏杆、平台或桌子等来支撑保护,从双脚与髋部同宽站立开始(图 a)。如练习 2(图 b)中,患者将重心转移到左腿并抬起右脚(图 b);而这一次,右腿交叉稍稍越过身体中线,然后将右脚尖点地(图 c)。返回起始位置(图 d),再换另一侧重复相同动作。

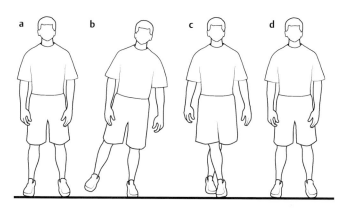

练习 4 : 交叉腿摆动

当可以轻松完成练习 3 时,试着将重心落在支撑腿上,不再用脚尖点地,而是轻轻地来回摆动那条腿。再换另一侧重复同样动作。这个练习可使腰椎轻微侧屈。

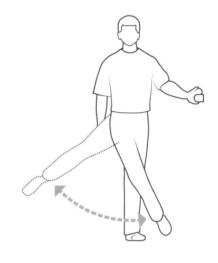

练习 5 : 支撑相重心转移

与练习 1 相似,只须改成重心前后移动,即重心从一条腿移动到另一条腿,试图保持脚跟或脚尖接触地板,而不是把脚完全从地板上抬起。诀窍是双脚前后分开(图 a),双腿稍微侧分,而不是试图将双脚站在一条线上。抬后脚脚跟(图 b),重心向前移动到前腿(图 c),再将前腿上的重心后撤,抬起脚尖(图 d),并将重心转移到后腿,放下脚跟(图 e)。交换前后腿,在另一侧重复此动作。

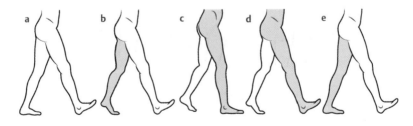

练习 6：摆腿

如患者能轻松完成练习 5，即可以在辅助保持平衡的情况下，练习平缓地将腿向前和向后摆动，先摆动一侧腿，然后再换另一侧。腿部摆动会产生腰椎屈曲。

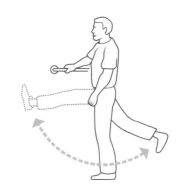

练习 7：立位降髋

做这个练习时，患者需要至少 5cm 高的稳固体作为脚垫。一只脚站立在稳固体上时，另一只脚离开地面（图 a），接着把这只悬空的脚放回地板（图 b），即降低了一侧髋部来完成此动作，不要用脚尖点地的方式来完成。然后从地板上抬起脚（图 c），换另一条腿重复此动作。这会产生腰椎的侧向屈曲。

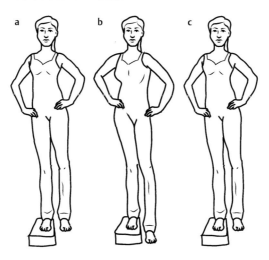

技巧 8：改善背痛患者的日常生活活动能力

如物理治疗方面定义的一样，"日常生活活动能力（activities of daily life, ADL）"是指洗漱、穿衣、清洁和购物等日常活动的能力。背痛患者会发现完成这些活动很困难，但研究表明，那些较早恢复正常 ADL 患者的预后，比那些没有恢复正常 ADL 的患者好得多。本技巧提供了一些关于背痛患者如何更好应对 ADL 的建议，你会发现这些技巧在治疗此类患者时是有用的。

信息有多种来源，包括 Bigos 等（1994），关节炎研究委员会（2015, www.arthritisresear-chukorg），以及 Roland 等（2011），所有这些信息都有助于进一步的研究。

本技巧中的内容没有特定的顺序。其涵盖了睡觉、洗漱、穿衣、驾驶、购物、家务琐事和园艺等日常生活活动。你可以从这些类别中选择最合适的部分，为每个患者定制方案。要鼓励患者在每一个活动中尽力完成，逐渐增加他们的日常活动。完成的进展存在个体差异，可能需要数天、数周或数月，患者不必把自己和其他背痛患者进行比较。

> 技巧：
> 学习 ADL 应对机制的最佳方法之一是记录背痛患者的自我陈述，他们用什么技巧来度过一天，他们如何自我调整，以及他们依靠什么设备。

睡觉

那些在早晨出现下背痛或僵硬的患者，可考虑使用不同的下床方式。例如：

A.从侧卧位开始（图 a），然后移动到床边，通过肘部和手臂支撑并上推，让一条腿在床上前移（图 b）。使用手臂支撑起躯干（图 c），直到能够坐在床的边缘（图 d）。

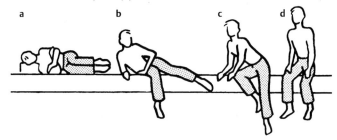

B.从侧卧位开始(图 a)，移动
到床尾，转为肘膝位(图 b)，下肢
从床尾着地，用手撑起躯干(图 c)。

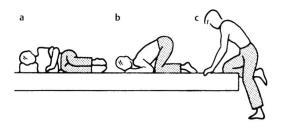

洗漱

患者可能会在洗澡时伸手拧
水龙头、站在水槽边刷牙，或弯腰
在浴室捡肥皂时加重腰痛。解决这
些问题的方法包括：

- 在入浴前检查浴缸温度，以
避免再次调整水温。

- 淋浴时，把沐浴露或肥皂先
挂在齐胸高度的绳索上。

- 选择跪姿转动水龙头或插
上浴缸塞，而不是俯身在浴缸上做
这些动作。

- 选择小毛巾，因为即使是提
起过大的毛巾，也会加重急性背痛
患者的痛苦。

- 使用超细纤维手套代替毛
巾擦干身体。

- 把脚放在凳子上擦干，减少
躯干弯曲。

- 在浴室里放把椅子。

- 在使用坐便器时，用凳子垫
脚。

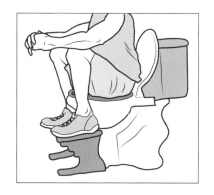

穿衣

背痛患者往往主诉穿鞋袜时非常困难，此时可以使用辅助设备，如长柄抓钩(图 a)或鞋拔，并暂时避免穿需要系带的鞋。

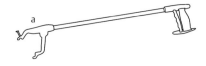

其他辅助着装的窍门包括将脚稍微抬高，放到凳子、台阶或楼梯上，以便穿上鞋或袜子。然而，当站着穿鞋袜时要小心。可在椅子前放一个脚凳，然后坐在椅子上穿上鞋袜。此外，如果必要，可仰卧在床上，在起床前先穿上部分衣服。当把手臂穿入外套或大衣时要小心，因为这常常牵涉到脊柱轻微旋转。

驾驶

长时间保持静止姿势通常会加重背痛，因此许多背痛的人会发现开车时非常不舒服，即使在到达目的地一段时间后，他们仍会感到疼痛。实用的建议如下：

- 如果必须开车，就应当定时休息。
- 尽量减少日常驾驶。
- 在旅程中短暂休息，在休息时下车并来回走动。
- 驾驶时，将一个小靠垫放在

背后，随时调整背部的姿势。
- 考虑调整座椅的位置。
- 在靠背上使用头枕以缓解疼痛。

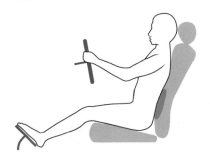

购物

- 尽量网上购物，并要求送货上门。
- 找朋友或家人帮忙搬东西，并把东西收拾好。
- 如果需要去超市购物，请找

同伴一起去。
- 大多数超市都有员工提供帮助，尤其是可以帮着把物品装进汽车里，寻求员工的帮助。
- 避免搬重物。如果确实有必

要,抬起时保持物品靠近身体。把东西抬进车里时要小心翼翼。抬重物的姿势会使脊柱承受很大的负荷,往往会引起背痛发作。

• 任何时候都要尽量减少搬运物品的数量。

• 如果在本地购物,尽可能使用轮式手推车来运输物品。对于背痛的人来说,最好的方法是站在车后面推车,而不是站在车前面拉车,因为拉动手推车会涉及脊柱向一侧的旋转,这可能会加剧背痛。

• 避免或减少搬运物品。搬运时保持物品贴近身体或将货物分成两袋,每只手一袋。

• 当使用双肩背包时,一定要放在双肩上,而不是在一侧肩上,这样重量才是均衡的。把背包位置调整到上背部,而不是下背部。

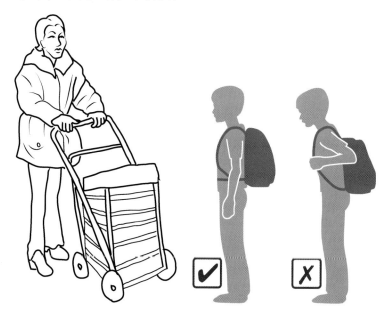

洗衣和熨烫

每个人都需要洗衣服,大多数人需要熨烫,这些日常活动对背痛的人来说是有危险的。一些患者在面对大量需洗衣和熨烫任务时,会变得越来越焦虑。以下是一些有用的建议:

• 避免长时间保持静态姿势。将静态的工作(如熨烫、折叠、清洗)和需要运动的工作(如轻微的除尘)交叉进行。

- 避免扭转运动,因为当背部受伤时,扭转也是有害的。例如,把衣物放进或移出洗衣机。
- 跪下或借助手持辅助设备,从洗衣机中取回洗涤物。
- 开始熨烫前,请别人把洗衣篮拿出来。
- 请伴侣或其他家庭成员安设熨衣板。
- 用重量较轻的熨斗。
- 调整熨衣板的高度以避免弯腰。
- 如果坐着熨烫会感到疼痛,考虑站着(或相应地增加熨衣板的高度)。
- 收纳时,避免一次搬运大量的熨烫物品。
- 使用轮式篮子移动湿洗涤物,而不要提起或搬运。另外,不要一次性搬运所有的湿洗涤物,分开搬运。
- 在较高的晾衣绳上挂衣服不妥。可以先把晾衣绳放低,挂上衣服后再升高晾衣绳。伸手够高处会使脊柱伸展,某些背痛患者会因此严重加剧疼痛。

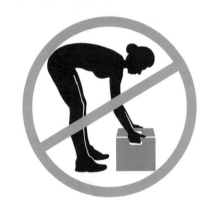

打扫

打扫时常需要在弯腰时做重复的动作,例如,刷地板、拖地板、吸尘、擦拭等,所有这些都有可能加重背痛。建议是:

- 分解任务,有规律地休息以牵伸背部。
- 使用长柄刷子和拖把,并尝试在保持直立时打扫。
- 当要插吸尘器插头时,应选择一个中等高度的插座,而不是弯腰使用靠近地面的插座。

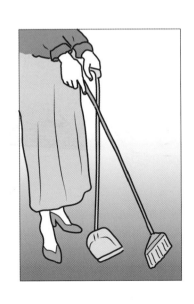

●同样，在吸尘时保持直立，慢慢地将吸头从一个区域移动到另一个区域，而不是向前和向后大幅度摆动。

●不要弯腰清洁地板，可以用双膝和一只手支撑身体，这样可以使脊柱保持在较中立的位置。可以先清洁一个小区域，然后移动到下一个区域，不要用手臂大范围地移动。保持清洁设备紧贴身体，避免旋转着把布拧干。

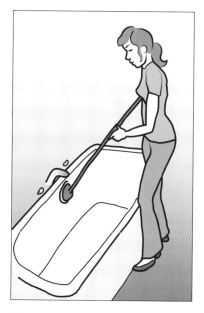

●铺床时，应避免提起沉重的床垫来塞床单。可以考虑在普通床垫上加用轻质泡沫床垫作为临时措施，这样在铺床单时就只需要抬起轻型床垫的一角。铺床中的受伤情况，常发生在患者抖开床单或被子时，所以进行这些活动时需要注意。

●用较小的袋子收集家庭垃圾，避免将沉重的垃圾袋从垃圾桶中提出来。

●使用水槽洗蔬菜或盘子时，在水槽边缘和腹部之间放一条折叠的毛巾，然后靠在这里作为支撑。如果空间允许，可把一只脚放在凳子上，然后经常换脚。把垫高物放在洗碗机的下面，以垫高洗碗机。

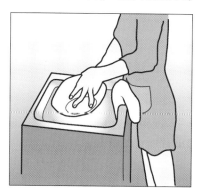

烹饪

●避免搬动沉重的物品，如一大锅水或烤肉。考虑使用蒸锅，用较少的水烹饪，从而减轻炊具的重量。

●尽可能避免弯腰使用低处的烤箱。如果烤箱位于低处，则可考虑使用炖锅替代烤箱。

●让家人帮你从高架子或橱

柜上拿盘子，无论是用盘子上菜，还是收盘子的时候，都要避免一次端多个盘子。

• 将食物从厨房送上餐桌时可以考虑使用推车。

工作

有力的证据表明，一个因背痛已经 1~2 年不工作的患者，即使接受进一步治疗，也不太可能再次从事任何形式的工作（Waddell 和 Burton，2001）。因此，患者采用分阶段的方式重返工作岗位，和（或）在短期内调整工种，可能较为恰当。久坐工作的患者，可能会遇到与从事体力劳动的患者相同的问题。现在，大多数大型单位都设有职业健康部门，或许应当问一问患者，是否愿意向职业健康从业者寻求建议。职业健康从业者最适合与患者及其雇主进行沟通，并就工作的调整（如工作时长的修改、设备的临时使用或工种的临时调整）提出建议。

运动

运动至关重要，它可防止体重增加，保持骨骼、肌肉和关节强壮，保持心血管健康及改善情绪状态。在大多数情况下，背痛患者应该保持运动，不过疼痛会限制患者参加运动。

• 考虑暂时更换对腰痛影响不大的运动，如游泳或骑自行车。

• 仰泳可能会加重病情，所以可以考虑水上有氧运动，或在泳池里行走或跑步，以及其他在泳池里进行的运动。

• 考虑更改现有的体育活动计划——降低运动频率或减少运动时长。

• 尝试少量步行，并循序渐进。

• 考虑一些温和的运动，如太极拳。

• 暂时避免需要在长时间保持静止姿势的运动，如自行车比赛。

• 暂时避免格斗运动或涉及撞击的运动，如橄榄球。

• 习惯参加运动的腰痛患者不能像平时那样运动的时候会感到沮丧。通过写一本锻炼日记，把注意力集中在那些能够进行的活动中，能够帮助一个人更加积极地看待自己的能力，并保持士气。

伏案工作

我们都需要不时地坐在桌前，如核对账单、阅读，或在台式电脑或笔记本电脑前工作，建议如下：

- 定时休息。
- 确保座椅与桌子的高度协调。
- 考虑使用座椅楔形垫或腰垫来改变腰部的姿势，并不时地移动它，使腰部处于不同的姿势。
- 使用可调节靠背的椅子。

- 确保你正对着桌子坐着，而不是需要旋转到一边。即使是轻微的旋转，也会对腰痛患者不利。
- 坐着时做一些轻柔的活动。这些动作可以是简单的骨盆前后倾，或者是平缓地旋转。注意，以这种方式进行旋转训练，与保持固定的旋转坐姿不同。变换腰椎的姿势可能有益，而保持一个静态的腰椎姿势可能有害。

园艺

- 尽可能使用长柄园艺工具。
- 避免提起或搬运物品，尽可能地将必须携带的东西分成小份。例如，挖出较少的堆肥，而不是试图提起一整袋。
- 如果可能，可以用轮式手推

车在花园或露台上移动东西。

- 保持工具和设备靠近身体。
- 避免长时间保持静态姿势。
- 跪下除草而不是弯腰操作。
- 有规律地休息来牵伸背部。
- 避免携带沉重的花园垃

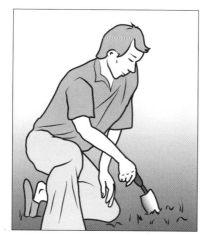
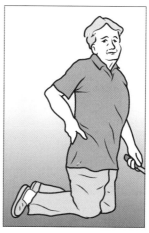

圾袋。

• 尽可能避免使用铲子,因为这相当于提重物。

• 避免手举过头顶修剪树木,因为这会造成脊柱的伸展,并可能加重疼痛。在背部屈曲活动之间,插入少量伸展活动是有益的,但不应在不休息的情况下,长时间进行这些活动。

• 使用软管浇水,而不是用水罐来浇水,并注意避免提起卷曲的软管,因为它可能比较沉重。

• 避免隔着物体进行劳作。举个例子,如隔着篱笆修剪玫瑰,隔着种子箱取回工具。

• 尽可能使用重量轻的工具。

• 携带物品时,尽量减少物品的重量,并使它靠近身体。

• 有条件时,把种子放在齐腰高度的容器里,而不是弯腰从地上拾取。

• 举起和悬挂篮子时要小心。

• 即使是塑料桶,装满土也很重,所以不要移动它们。如果必须移动,且必须在保持满装的情况下,利用桶的底边滚动,而不是试图把它们抬起来。

技巧 9:"香蕉式"腰椎牵伸

有很多方法可以牵伸腰椎的侧屈肌,但是一些最简单有效的牵伸往往被忽视。这里介绍的牵伸基于侧屈运动。

当你学习这些牵伸技巧时,请记住,最有效的牵伸位置是患者可以放松地进行牵伸的位置。当完成动作费力时,肌张力就会增加。因此,执行牵伸越费力,效率就越低。每天坚持至少 30 秒的牵伸运动才会有效(美国运动医学会,2011)。

这里介绍的牵伸方式,可以使患者选择舒适的拉长(牵伸)程度,并轻松地掌握自己的进度。如果你正在接诊一位腰部僵硬,或侧屈肌受伤(劳损)的患者,你应该给出最温和的牵伸建议,这也是为什么这些技巧和本章的其他技巧一样,可以自己练习这些牵伸,体验它们的感觉,并使用末尾的表格记录你的发现。你也可以使用表格作为患者的记录单,让他们可以每周选择使用不同的牵伸动作,或者从较容易的姿势进展到更具挑战性的姿势。

让我们从一个非常简单的概念开始:如果把一块肌肉的两端分开,肌肉就需要延长。腰方肌是主要的侧屈肌,其附着点位于下肋骨和髂嵴(当然还有腰椎)。因此,如果肋骨和骨盆分开,腰方肌就会延长。

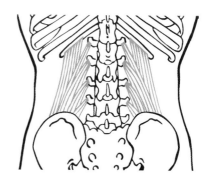

当躯干保持在一个平面上时,肋骨从骨盆移开,就会产生类似"香蕉"的形状。当你做这些动作时,问问自己,肋骨是否在远离骨盆或骨盆是否在远离肋骨,或者两者兼有。

在这组技巧中,你会看到一系列的牵伸,其中包括以下几个体位:仰卧位、下蹲位、俯卧位、坐位、跪位和站立位。

香蕉仰卧式

仰卧，手臂外展，膝部和髋部轻微屈曲，保持躯干静止，用脚带动下肢移动到一侧，使身体呈"香蕉"状。做这个动作时需要伸膝并放松髋部，双腿并拢伸直，然后移向一侧，骨盆就已经在远离肋骨了。

为了增加牵伸力，患者只需要在身体凸起的一侧抬起手臂。这个动作会使肋骨远离骨盆。

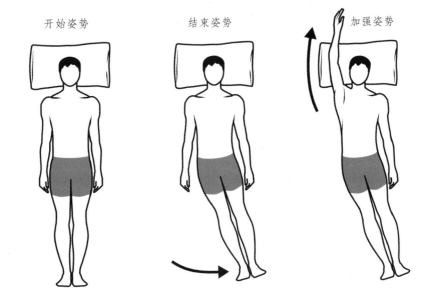

开始姿势　　　　　　　结束姿势　　　　　　　加强姿势

技巧：
　　用腿把躯干下部拖曳到一侧比抬起躯干移动到一侧更为容易。

香蕉俯卧式

这个动作要稍微难一些,它并不是用腿带动髋部移开肋骨,而是依靠肘部"爬着"移动躯干上部,使肋骨远离骨盆,形成香蕉形状。

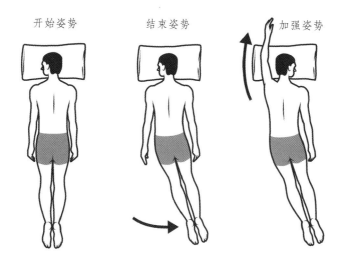

开始姿势　　　　结束姿势　　　　加强姿势

为了增加牵伸力,患者需要使骨盆离开肋骨, 但为了做到这一点,他们需要用脚把下肢拖曳到一边,这在俯卧位是比较困难的。

香蕉四点跪式

在四点跪位,患者在保持膝部不动的同时,用手"走"到一侧。

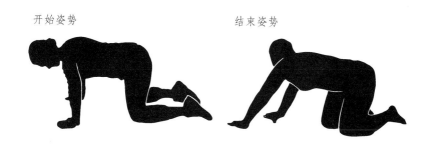

开始姿势　　　　　　　　　结束姿势

香蕉蹲式

这里变为日式的跪坐,然后用
手"走"到一侧。

结束姿势(向左或向右移动)

开始姿势

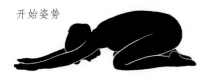

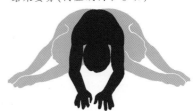

侧坐腰方肌牵伸

牵伸侧屈肌最简单的方法之
一,就是在侧卧位用手掌支撑,抬
起躯干(使肋骨远离骨盆)。

如果你把下图旋转 90°,使腿
呈垂直位,就可以看到在侧卧位脊
柱是如何向侧面屈曲的。患者可以
进行调整,用屈曲的肘部支撑,而
不是通过完全伸肘将躯干向上抬
起。

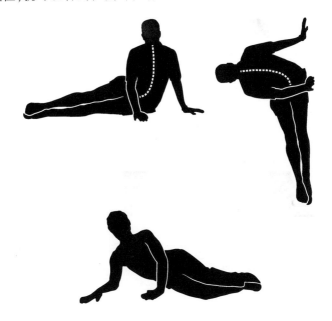

侧卧腰方肌牵伸

这个动作需要利用床或坚固的支撑,使骨盆远离肋骨。

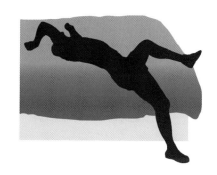

站立位腰方肌牵伸

在初次牵伸时,患者可以利用墙面作为支撑, 使骨盆离开肋骨。在第二种姿势中,患者通过抬高牵伸侧的手臂来增强牵伸力,并用手臂"悬挂"在栅栏上。

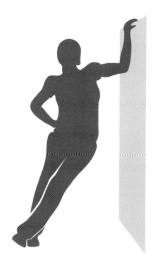

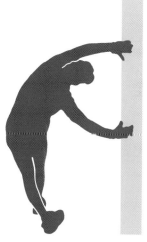

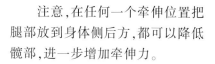

注意,在任何一个牵伸位置把腿部放到身体侧后方,都可以降低髋部,进一步增加牵伸力。

下面的牵伸常被描述为腰方肌牵伸,它们是否有效? 腰方肌是脊柱的侧屈肌,因此,如果这种方式有效，则除非在患者放松时，维持牵伸位姿势的肌肉是腰方肌，而被牵伸的肌肉处于等长收缩(甚至离心收缩)的状态。

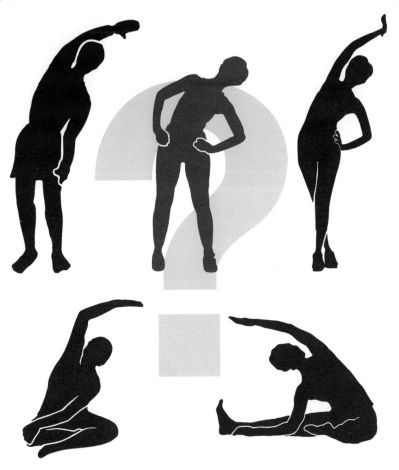

牵伸姿势	体会
香蕉仰卧式	
香蕉仰卧式(加强)	
香蕉俯卧式	
香蕉俯卧式(加强)	

（待续）

（续表）

牵伸姿势	体会
香蕉四点跪式 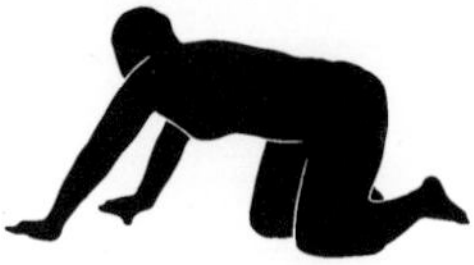	
香蕉蹲式 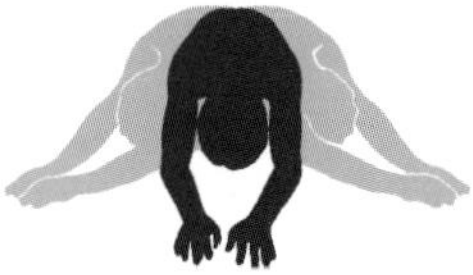	
侧坐腰方肌牵伸 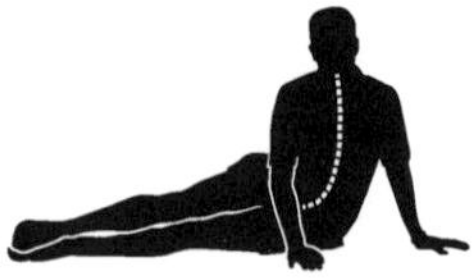	
侧坐腰方肌牵伸(调整后的) 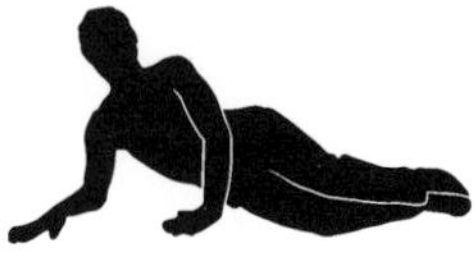	

（待续）

（续表）

牵伸姿势	体会
侧卧腰方肌牵伸	
站立位腰方肌牵伸(1)	
站立位腰方肌牵伸(2)	
其他腰方肌牵伸	

技巧 10：腰椎旋转牵伸

技巧9讲述了基于侧屈活动的腰椎牵伸方法，而本技巧中的牵伸方法都是基于旋转的。它们包括各种姿势下的牵伸：坐位、仰卧位、侧卧位、跪位和站立位。

与侧屈牵伸一样，最有效的牵伸是患者可以在牵伸位置保持放松的牵伸，而每次牵伸保持至少30秒并每天重复时最有效。完成动作越费力，效率就越低。

这里用到的牵伸理念和本章技巧9一样，如果把一块肌肉的两端分开，肌肉就需要延长。技巧9描述了如何通过侧屈脊柱移动腰方肌的附着点而牵伸肌肉。这些附着点——下肋骨和髂嵴，也可以通过移动到不同的平面上而分开，旋转躯干或骨盆，或同时旋转两者，均可以做到这一点。旋转动作需要缓慢而小心地进行。

在本节的末尾，同样有一张表格，你可以用它来记录自己练习这些牵伸方法时的发现。

单纯坐位旋转

只要把胸廓向一个方向旋转，就可以通过肋骨对骨盆产生的相对位移来牵伸腰椎（图a）。这一姿势（以及使用改良版姿势时）的缺点是，它需要用力旋转身体，因此，本练习作为一种加强活动能力的锻炼，可能比对腰椎的牵伸更有好处。

有些患者表示，当他们坐着把手臂搭在扫帚柄上（图b）进行旋转时（图c），会感受到更大范围的牵伸。

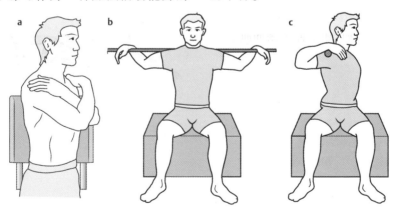

坐位旋转牵伸

患者把脚牢牢地踩在地面上，只转动胸部。他们可以抓住椅子的扶手或椅背，以便于牵伸(图 a)。这时,肋骨在相对于骨盆旋转。当试图越过一侧肩部向后看(与牵伸相同的方向)时(图 b),牵伸会进一步增强。

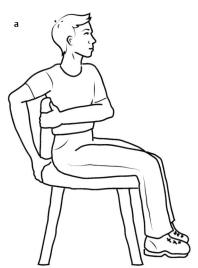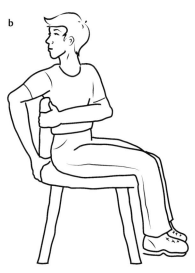

如右图所示，为了增强牵伸，患者可以前倾，然后旋转，这可以增加牵伸力。由于它不仅需要脊柱的旋转，还需要屈伸，因此不仅牵伸了侧屈肌,还牵伸了腰伸肌。

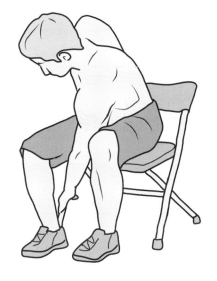

单纯仰卧旋髋

这是一个相对容易进行的运动，但即便如此，也会使某些腰椎活动度减小的患者感到不适。需要鼓励患者在他们觉得舒适的范围内，尽可能将膝部放倒，但患者不必担心他们能否把双膝倒向一侧。在这个牵伸练习中，髋部相对于肋骨旋转。

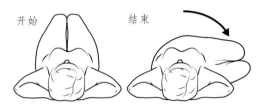

开始　　　　结束

侧卧旋转牵伸

另一种使肋骨相对于骨盆移动的方法是以侧卧位开始，髋和膝自然屈曲，然后转动躯干到仰卧位，并外展一侧手臂。这种牵伸力量较强，可能令许多患者感到不适，特别是那些腰椎活动度减小的患者。在这个牵伸练习中，肋骨相对于骨盆旋转。

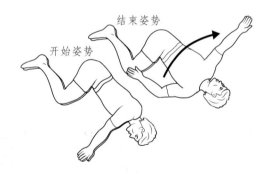

结束姿势

开始姿势

技巧:

　　将一个小的、柔软的球或者枕头放在膝盖下面可以减少牵伸的程度,伸展支撑腿也可能有所帮助。

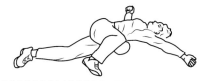

站立位旋转牵伸

　　另一种牵伸方法是,在站立位背对着墙,患者尽可能地转身,并尝试把手放在墙上。这个动作要求膝踝旋转,有些患者可能会感到不适。然而,这种牵伸姿势中的部分力会被下肢吸收,因此,一些患者可能会更喜欢这个姿势。

跪位旋转牵伸

　　这种牵伸实际上是为了牵伸肩背部,但从图中可以看到,它也需要一定程度的腰椎旋转。

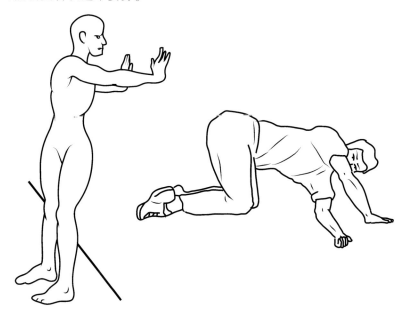

牵伸姿势	体会
无靠椅支持(坐位)	
利用扫帚柄(坐位)	
利用椅背支持(坐位)	
侧坐支持(坐位)	
屈曲旋转(坐位)	
单纯旋髋	
侧卧旋转牵伸	
立位旋转	
跪位旋转	

技巧 11:摇摆和主动摆腿以减轻腰痛

摇摆

坐位时持续被动运动是一种古老的治疗腰痛的疗法。摇椅曾是一种在许多家庭中很常见的家具,但它现在往往被视为古董,而不是功能性家具。摇椅可以产生脊柱的屈曲和伸展运动。

患者可以把脚放在地面上或者放在凳子上,用他们的腿而不是背部肌肉轻轻地前后摇动自己。

虽然没有使用摇椅来治疗腰痛的指南,但是,在芬兰进行的一项针对体弱老年人的研究(Niemelä等,2011)发现,使用居家摇椅运动计划,能使身体活动得到量化的改善。这项研究提供了一些所使用的练习类型的说明,虽然这些练习可能不适合背痛的患者,但他们仍可以考虑使用摇椅作为训练的一部分。

在对于 60 名腰痛患者的研究中,van Deursen 等(1999)发现,坐位的旋转可以减少疼痛。他们注意到研究中使用的被动动作是小振幅的,但这样的动作为什么可以减少疼痛仍不为人知。

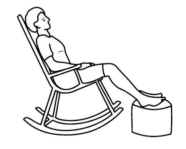

主动摆腿

利用秋千产生的动能是否可以像摇椅一样用于腰痛治疗？摆动时需要屈伸膝关节，在伸膝并向上摆动时，往往还有腹部肌肉的收缩。这些对减轻疼痛有作用吗？

或者，当坐在固定的椅子上，简单地摆动腿部时，能在脊柱中产生足够的轻微运动来减轻症状吗？摆动是物理摆的一种形式（Post等，2007），没有人研究过静态下腿的摆动和全身摆动对于腰痛的影响，但这两者与使用摇椅时，都涉及相同类型的屈曲和伸展运动。说明这些运动有成为康复手段的潜力。

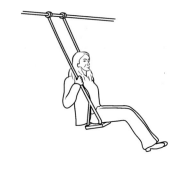

参 考 文 献

Abenhaim L, Rossignol M, Valat JP, et al. The role of activity in the therapeutic management of back pain: report of the International Paris Task Force on Back Pain. Spine 2000;25(Suppl 4):1S–33S

Adams MA, Hutton WC. The effect of posture on the lumbar spine. J Bone Joint Surg Br 1985;67(4):625–629

American Academy of Orthopaedic Surgeons. Joint Motion, Method of Measuring and Recording. Chicago, IL: American Academy of Orthopaedic Surgeons; 1965

American College of Sports Medicine. Quantity and quality of exercise for developing and maintaining cardiorespiratory, musculoskeletal, and neuromuscular fitness in apparently healthy adults: guidance for prescribing exercise. Med Sci Sports Exerc 2011;43(7):1334–1359

American Orthopaedic Association Web site. http://www.aoassn.org/

Arthritis Research UK. Keep Moving. [Leaflet], 2014.

Berry FB. Material on Thoracic Exercises Given to Patients at Thoracic Surgery Center, 160th General Hospital, European Theater of Operations, Surgery in World War II. Vol. I. Washington, DC: Medical Department, Office of the Surgeon General, Department of the Army; 1963

Beurskens AJ, de Vet HC, Köke AJ, et al. Efficacy of traction for nonspecific low back pain: 12 week and 6 month results of a randomized clinical trial. Spine 1997;22(23):2756–2762

Bigos S, Bowyer O, Braen G, et al. Acute Low Back Problems in Adults. Clinical Practice Guideline No. 14. AHCPR Publication No. 95-0642. Rockville, MD: Agency for Health Care Policy and Research, Public Health Service, US Department of Health and Human Services; 1994

Bockenhauer SE, Chen H., Julliard KN, Weedon J. Measuring thoracic excursion: reliability of the cloth tape measure technique. J Am Osteopath Assoc. 2007;107(5): 191–196

Braune W, Fischer O. Ueber den Schwerpunkt des Menschlichen Korpers mit Rücksicht auf die Ausrüstung des Deutschen Infanteristen. Abh. D. Kgl. Sächs. Ges. D. Wissensch. Math. Phys. Klasse 1889;26:562

British Orthopaedic Association Web site. http://www.boa.ac.uk/

Brunnstrom S. Clinical Kinesiology. Philadelphia, PA: F.A. Davis Company; 1972

Cloward RB. Cervical diskography: a contribution to the etiology and mechanism of neck, shoulder and arm pain. Ann Surg 1959;150(6):1052–1064

Davies C. The Trigger Point Therapy Workbook. Oakland, CA: New Harbinger; 2004

Duncan R. Integrated Myofascial Therapy Level 3 Workbook Notes & Technique Manual. Glasgow, UK: Myofascial Release; 2012

Dvorák J, Panjabi MM, Chang DG, Theiler R, Grob D. Functional radiographic diagnosis of the lumbar spine: flexion-extension and lateral bending. Spine 1991;16(5): 562–571

Earls J, Myers T. Fascial Release for Structural Balance. Berkley, CA: North Atlantic Books; 2010

Ezzo J, Haraldsson BG, Gross AR, et al. Massage for mechanical neck disorders: a systematic review. Spine (Philadelphia, PA, 1976) 2007;32:353–362

Fairbank JC, Couper J, Davies JB, O'Brien JP. The Oswestry low back pain disability questionnaire. Physiotherapy 1980;66:271–273

Fairbank JCT. William Adams and the Spine of Gideon Algernon Mantell. Ann R Coll Surg Engl 2004;86(5):349–352

Fallon S, Walsh M. Positional Release Technique: a valid technique for use by physical therapy practitioners. IPTAS Conference (2012), Wordpress.com

Fedorak C, Ashworth N, Marshall J, Paull H. Reliability of the visual assessment of cervical and lumbar lordosis: how good are we? Spine 2003;28(16):1857–1859

Franklin ME, Conner-Kerr T. An analysis of posture and back pain in the first and third trimesters of pregnancy. J Orthop Sports Phys Ther 1998;28(3)133–138

Fritz S. Sports & Exercise Massage. Philadelphia, PA: Elsevier; 2005

Furlan AD, Brosseau L, Imamura M, Irvin E. Massage for low-back pain: a systematic review within the framework of the Cochrane Collaboration Back Review Group. Spine 2002;27(17):1896–1910

Greene WB, Heckman JD, eds. The Clinical Measurement of Joint Motion. Rosemont, IL: American Academy of Orthopaedic Surgeons; 1994

Hertling D, Kessler RM. Management of Common Musculoskeletal Disorders. 3rd ed. Philadelphia, PA: Lippincott Williams & Wilkins; 1996

Hoving JL, O'Leary EF, Niere KR, Green S, Buchbinder R. Validity of the neck disability index, Northwick Park neck pain questionnaire, and problem elicitation technique for measuring disability associated with whiplash-associated disorders. Pain 2003;102(3):273–281

Iceton J, Harris WR. Treatment of winged scapula by pectoralis major transfer. J. Bone Joint Surg Br 1987;69(1):108–110

Iunes DH, Cecílio MBB, Dozza MA, Almeida PR. Quantitative photogrammetric analysis of the Klapp method for treating idiopathic scoliosis. Rev Bras Fisioter 2010;14(2): 133–140

Johnson J. Soft Tissue Release. Champaign, IL: Human Kinetics; 2009

Johnson J. Postural Assessment. Champaign, IL: Human Kinetics; 2012

Kapandji AI. The Physiology of the Joints. Vol. 3. The Spinal Column, Pelvic Girdle and Head. London: Churchill Livingstone; 2008

Kendall FP, McCreary EK, Provance PG. Muscles: Testing and function. 4th ed. Baltimore, MD: Lippincott Williams and Wilkins; 1993

Kopec JA, Esdaile JM, Abrahamowicz M, et al. The Quebec back pain disability scale: conceptualization and development. J Clin Epidemiol. 1996;49(2):151–161

Krause M, Refshauge KM, Dessen M., Boland R. Lumbar spine traction: evaluation of effects and recommended application for treatment. Man Ther 2000;5(2):72–81

Leak AM, Cooper J, Dyer S, Williams KA, Turner-Stokes L, Frank AO. The Northwick Park Neck Pain Questionnaire, devised to measure neck pain and disability. Br J Rheumatol 1994;33:469–474

Lee LJ. Is it possible to be too stable? Ortho Div Rev 2006;(Nov/Dec):19–23

Lee LJ. Is it time for a closer look at the thorax? In Touch 2008; (1):13–16

Lemos TV, Albino AC, Matheus JP, Barbosa Ade M. The effect of kinesio taping in forward bending of the lumbar spine. J Phys Ther Sci. 2014;26(9):1371–1375

Lord MJ, Small JM, Dinsay JM, Watkins RG. Lumbar lordosis: effects of sitting and standing. Spine 1997;22(21): 2571–2574

Maigne R. Origine dorso-lombaire de certaines lombalgies basses. Rôle des articulations interapophysaires et des branches postérieures des nerfs rachidiens. Rev Rhum 1974;41(12):781–789

Maitland J. Spinal Manipulation Made Simple: A Manual of Soft Tissue Techniques. Berkeley, CA: North Atlantic Books; 2001

Malmivaara A, Häkkinen U, Aro T, et al. The treatment of acute low back pain—bed rest, exercises, or ordinary activity? N Engl J Med. 1995; 332(6):351–355

Manheim CJ, Lavett DK. The Myofascial Release Manual. Thorofare, NJ: Slack Incorporated; 1989

Martin RM, Fish DE. Scapular winging: anatomical review, diagnosis, and treatments. Curr Rev Musculoskelet Med 2008;1(1): 1–11

McKenzie AM, Taylor NF. Can physiotherapists locate lumbar spinal levels by palpation? Physiother 1997;83(5):235–239

McPartland JM, Brodeur RR, Hallgren RC. Chronic neck pain, standing balance, and suboccipital muscle atrophy–a pilot study. J Manipulative Physiol Ther 1997;20(1): 24–29

Mears R. Bushcraft Survival, Series 1 [DVD], BBC; 1996

Min SH, Chang S-H, Jeon SK, Yoon SZ, Park J-Y, Shin HW. Posterior auricular pain caused by the trigger points in the sternocleidomastoid muscle aggravated by psychological factors—a case report. Korean J Anesthesiol 2010; 59:S229–S232

Moll JMH, Wright V. Normal range of spinal mobility. Ann Rheum Dis 1971;30:3 81–386

Moll JMH, Wright V. Measurement of spinal movement. In: Jayson M., ed. The Lumbar Spine and Back Pain. New York: Grune & Stratton; 1981:93–112

Moseley GL. Impaired trunk muscle function in patients with sub-acute neck pain: etiologic in the subsequent development of low-back pain. Man Ther. 2004;9:157–163

Mulligan BR. Manual Therapy: NAGS, SNAGS, MWMS, etc. Wellington, New Zealand: Plane View Services Ltd; 2010

Nachemson A, Elfström G. Intravital dynamic pressure measurements in lumbar discs: a study of common movements, maneuvers and exercises. Scand J Rehabil Med 1970;2(Suppl 1):1–40

Niemelä K, Väänänen I, Leinonen R, Laukkanen P. Benefits of home-based rocking-chair exercise for physical performance in community-dwelling elderly women: a randomized controlled trial–a pilot study. Aging Clin Exp Res 2011;23(4):279–287

Nissen H. Practical Massage and Corrective Exercises. Philadelphia, PA: F.A. Davis Company; 1905

Norkin CC, White DC. Measurement of Joint Motion: A Guide to Goniometry. Philadelphia, PA: F.A. Davis Company; 1985

Ohashi W. Do-It-Yourself Shiatsu. London: Unwin Paperbacks; 1977

Paulin E, Brunetto AF, Carvalho CRF. Effects of a physical exercise program designed to increase thoracic expansion in chronic obstructive pulmonary disease patients. J Pneumologia 2003;29(5):287–294

Pavelka K. Rotations - messung der Wirbelsaule. Z Rheumaforsch 1970;29:366–370

Pearcy M, Portek I, Shepherd J. Three-dimensional x-ray analysis of normal movement in the lumbar spine. Spine 1984a;9(3):294–297

Pearcy MJ, Tibrewal SB. Axial rotation and lateral bending in the normal lumbar spine measured by three-dimensional radiography. Spine 1984b;9(6):582–587

Petias P, Grivas TB, Kaspiris A, Aggouris C, Evangelos D. Review of the trunk surface metrics used as scoliosis and other deformities evaluation indices, Scoliosis 2010;5:12

Post AA, de Groot G, Daffertshofer A, Beek PJ. Pumping a playground swing. Motor Control 2007;11(2):136–50

Proctor D, Dupuis P, Cassidy JD. Thoracolumbar syndrome as a cause of low back pain: a report of two cases. J Can Chiropr Assoc 1985;29(2):71–73

Quebec Back Pain Disability Scale. http://www.backpainscale.ca/. Accessed July 19, 2015

Roland M, Waddell G, Moffett JK, Burton K, Main C. The Back Book: The Best Way to Deal with Back Pain; Get Back Active. Norwich, UK: Stationary Office (STO); 2011

Rose J. Upper back: osteopathic lesions in the thoracic spine. http://www.holistic-doc-pain support.com/ thoracic-spine.html. 2008

Sahrmann SA. Does postural assessment contribute to patient care? J Orthop Sports Phys Ther 2002;32(8):376–379

Sherman KJ, Cherkin DC, Hawkes RJ, Miglioretti DL, Deyo RA. Randomized trial of therapeutic massage for chronic neck pain. Clin J Pain, 2009;25:233–238

Shin S, Yoon DM, York KB. Identification of the correct cervical level by palpation of spinous processes. Anesth. Analog 2011;112(5):1232–1235

Solberg G. Postural Disorders and Musculoskeletal Dysfunction: Diagnosis, Prevention and Treatment. Edinburgh, UK: Churchill Livingstone; 2008

Struyf F, Nijs J, De Coninck K, Giunta M, Mottram S, Meesen R. Clinical assessment of scapula positioning in musicians: an intertester reliability study. J Athl Train 2009;44(5):519–526

van Deursen, LL, Patijn J, Durinck JR, Brouwer R, van Erven-Sommers JR, Vortman BJ. Sitting and low back pain: the positive effect of rotatory dynamic stimuli during prolonged sitting. Eur Spine J 1999;8(3):187–193

Vanti C, Bertozzi L, Gardenghi I, Turoni F, Guccioni AA, PIllastrini P. Effect of taping on spinal pain and disability: systematic review and meta-analysis of randomized trials. Phys Ther 2015;95(4):493–506

Verbunt JA, Seelen HA, Vlaeyen JW, et al. Disuse and deconditioning in chronic low back pain: concepts and hypotheses on contributing mechanisms. Eur J Pain 2003;7(1):9–21

Vernon H, Mior S. The Neck Disability Index: a study of reliability and validity. J Manipulative Physiol Ther 1991;14:409–415

Waddell G, Burton AK. Occupational health guidelines for the management of low back pain at work: evidence review. Occup Med 2001;51(2):124–135

Wall P. Pain: The Science of Suffering. London: Weidenfeld & Nicolson; 1999

Watson AHD, William C, James BV. Activity patterns in latissimus dorsi and sternocleidomastoid in classical singers. J Voice 2012;26(3):e95–e105

Yin P, Gao N, Wu J, Litscher G, Xu S. Adverse events of massage therapy in pain-related conditions: a systematic review. Evid Based Complement Alternat Med 2014;1–11

索　引

B

摆位放松技术　385

扳机点　32,106

背阔肌　279

被动牵伸　261

D

多裂肌　200

G

骨盆后倾　370

关节活动度　6

H

横突　156

呼吸训练　312

挥鞭伤　22

挥鞭伤综合征　42

J

肌肉痉挛　245

肌肉能量技术　110

棘突　29

脊柱侧凸　167

脊柱后凸　232

肩胛提肌　99

颈部残疾指数　43

颈部后缩　135

颈部牵伸　132

痉挛　318

静态加压　383

K

魁北克背痛残疾问卷　357

P

平背　165

Q

髂嵴　154

牵伸　302

屈髋肌　361

R

日常生活活动能力　430

软组织松解技术　104

S

十字手技术　251

竖脊肌　355

T

贴扎　113

托马斯试验　362

X

小室痛　159

斜角肌　32

胸廓摆动　200

胸廓出口综合征　32

胸廓扩张度　196

胸锁乳突肌　34

胸腰椎综合征（Maigne 综合征）　158

胸椎半脱位　201

Y

压缩技术　252

腰方肌　353

摇摆　287

翼状肩胛　166

Z

枕下肌群　95

自我牵引　408

其他

Adams 试验　168

Cloward 点　211

Klapp 爬行　388

共同交流探讨
提升诊疗技能

为了帮助你更好地阅读本书，我们提供了以下线上服务

下载资源　下载实用躯干评估表格
方便快速评估患者

交流社群　与书友交流分享
躯干诊疗的心得体会

微信扫码

相关图书推荐

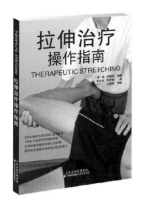

拉伸治疗操作指南

（英）简·约翰逊　编 著
林永佳　陈方灿　　译
四色　16开　定价：55.00元

　　本书涵盖了健康人群、身体有损伤人群和特殊人群的所有拉伸方式。书中包括230余幅彩色图片，直观展示了患者体位及实施拉伸时的不同关节和软组织的最有效作用点。全书版式设计得非常人性化，大量图片的直观引导及对拉伸技巧的详细阐述可以帮助相关专业的学生和治疗师能够快速地与自己的实际工作相结合。本书可为从事按摩治疗、整骨疗法、物理治疗、职业疗法、康复训练的专业治疗师和学生，以及个人体能训练者提供全方位的指导。

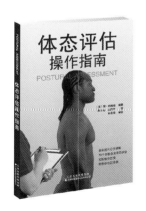

体态评估操作指南

（英）简·约翰逊　编 著
陈方灿　江昊妍　　译
四色　16开　定价：55.00元

　　本书不仅给手法治疗师们提供了评估和治疗的特定工具，对于如整脊师、健身教练等健康工作者也都颇具指导意义。本书通过分步讲解的方式展开，将繁杂的体态评估过程分解为易于理解和操作的一系列步骤，并附有全彩线条图和真人实拍照片来详细说明各项操作技法。本书可作为按摩师用来进行体态评估和治疗的工具书，帮助所有按摩疗法相关从业者实现从理论到实践的完美过渡。

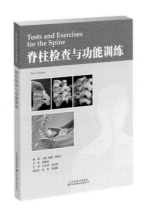

脊柱检查与功能训练

（德）彼得·费舍尔 编 著

庄志强 金冬梅 主 译

四色 16开 定价：128.00元

本书是一部可以帮助物理治疗师快速筛查患者脊柱症状及挑选合适训练方法的工具书，可以很好地指导物理治疗师进行专业检查，以便在治疗患者时根据特定情况确定哪种训练方法更为合适。本书是一本简明、实用的手册。其中，评估（检查）、治疗（训练）和家庭训练计划一目了然，可在节约物理治疗师和患者时间的同时提高治疗的可持续性。

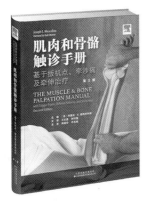

肌肉和骨骼触诊手册：基于扳机点、牵涉痛及牵伸治疗（第2版）

（美）约瑟夫·E.穆斯科利诺 主 编

王红星 刘守国 主 译

四色 16开 定价：320.00元

本书是一本关于骨骼肌肉系统触诊技术的专业书籍，同时也涵盖了扳机点、牵涉痛、牵伸等理论。本书主要包括三个部分，第一部分概要性讲述了评估和治疗技术，阐述了触诊技术的科学性和艺术性，同时也介绍了扳机点理论及其治疗技术；第二部分主要讲述了骨性标志、关节和韧带的触诊技术；第三部分是全书的重点部分，非常详尽地介绍了全身不同部位骨骼肌的触诊技术，该部分按照人体的不同节段进行介绍。

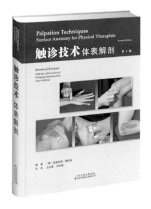

触诊技术：体表解剖

（德）伯恩哈德·赖歇特 编著

王红星 刘守国 主译

四色 16开 定价：198.00元

本书是一本关于触诊技术的专业书籍，非常系统地按照人体的各个节段（外周：肩关节、肘关节、腕关节及手、髋关节、膝关节、踝关节及足；中轴：骨盆、腰椎、胸椎、颈椎、头）详细地阐述了骨性标志、肌肉、肌腱、韧带、关节囊、血管、外周神经的触诊技巧。该书是物理治疗专业、手法医学专业重要的参考书。全书的各个章节提供了大量的表面解剖图，能够生动地帮助初学者掌握人体不同部位的触诊技巧。

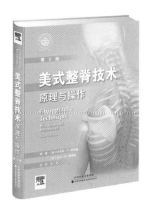

美式整脊技术：原理与操作

（美）托马斯·F.伯格曼

（美）大卫·H.彼得森 编著

王 平 主译

单色 16开 定价：180.00元

本书的原版在美国整脊行业影响力较大，被美国国家整脊考试委员会列为整脊实践考试的重要参考书，本书中文版是目前我国第一本系统介绍美式整脊技术的专业类图书，它综合展示了成熟的美式手法矫正技术，既有解剖学和生物力学的基础理论，也有可操作性的实践展示，同时配图1300余幅，使内容更加清晰直观。

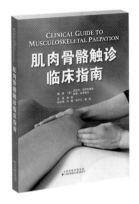

肌肉骨骼触诊临床指南

（美）迈克尔·马萨拉基奥
（美）查娜·弗罗梅尔 　编　著

李　哲　主译

四色　16开　定价：138.00元

本书共分为10章，内容包括触诊技术概述、颅骨和面部、背表和肩关节复合体、胸腋部、肘部、腕部和手、颈椎和胸椎、腰椎和骶骨、髋和腹股沟、膝和腿、小腿、足踝和足部等。每个解剖部位都配有相应的图片、操作指南及注意事项。书中收录多幅各种体表标志触诊图片，能帮助医学生和理疗师迅速掌握触诊技术，深入理解人体的结构。

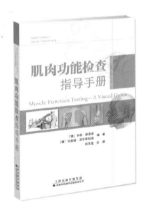

肌肉功能检查指导手册

（德）卡琳·维恩本
（德）贝恩德·法尔肯伯格 　编　著

白玉龙　主译

四色　32开　定价：98.00元

本书从手法肌肉评级的基础展开，详细介绍了总体评价肌肉功能的快速评价方法，分别从头面部、脊柱、上肢、下肢肌肉功能评价方法展开介绍，提供了逐步对肌肉功能进行评价的操作方法。

有赞商城
扫描二维码购买